AF468261

FORMULAIRE

DE

GYNÉCOLOGIE

(DEUXIÈME ÉDITION)

FORMULAIRE

DE

GYNÉCOLOGIE

THÉRAPEUTIQUE — TRAITEMENTS

DES

MALADIES DES FEMMES

PAR

Le Dr R. VAUCAIRE

Deuxième édition

REVUE, CORRIGÉE ET AUGMENTÉE

PARIS

A. MALOINE, ÉDITEUR

23-25, RUE DE L'ÉCOLE DE MÉDECINE, 23-25

—

1901

PRÉFACE

DE LA DEUXIÈME ÉDITION

La deuxième édition du *Formulaire de gynécologie* que j'offre au public médical est plutôt un traité de thérapeutique gynécologique, suite d'interviews de médecins spécialistes et de notes recueillies dans les hôpitaux.

L'étude de la gynécologie depuis quelques années a pris une importance considérable. Mais les succès de l'antisepsie et l'adresse de quelques chirurgiens ont malheureusement entraîné bien des gynécologues à se hâter de pratiquer l'hystérectomie vaginale ou abdominale en des cas où un traitement méthodique eût donné d'excellents résultats.

Combien de malades ai-je vu opérer dans les quarante-huit heures, sans aucun bénéfice, et que des soins assidus et prolongés eussent certainement guéries. Massacre d'ovaires plus ou moins kystiques, ablations de trompes plus ou moins salpingitiques, laparotomies exploratrices bien souvent inutiles, hystéropexies fixatrices... Quelles décevantes interventions !

Ne supprimons pas, tant qu'il restera un peu d'espoir, essayons du drainage, de l'écouvillonnage, du curettage... Ne négligeons pas les soins médicaux : le séjour dans certaines stations thermales, l'hydrothérapie, le massage gynécologique, la gymnastique suédoise, l'électrothérapie sont d'excellents moyens qui donnent des résultats inespérés. Il faut être fidèle à l'antisepsie surtout, et ne se décider à opérer que si l'on n'a point obtenu d'amélioration.

Dr VAUCAIRE.

1901. 52, rue la Boétie.

PRATIQUE GYNÉCOLOGIQUE

EXPLORATION

Pour bien examiner une femme, pratiquer le palper abdominal et le toucher, examiner l'utérus et les annexes, il y a plusieurs modes d'exploration.

Position de la malade.

Verticale. — (Tumeurs abdominales, prolapsus, antéversion, rétroversion, ballottement de la grossesse.)

Décubitus dorso-sacré (position française). Les cuisses sont fléchies sur le bassin et modérément écartées. C'est la meilleure position et la plus simple. Les porte-jambes, gouttières ou pédales soutiennent les membres inférieurs. Les croissants porte-cuisses, avec étaux pouvant s'adapter à une

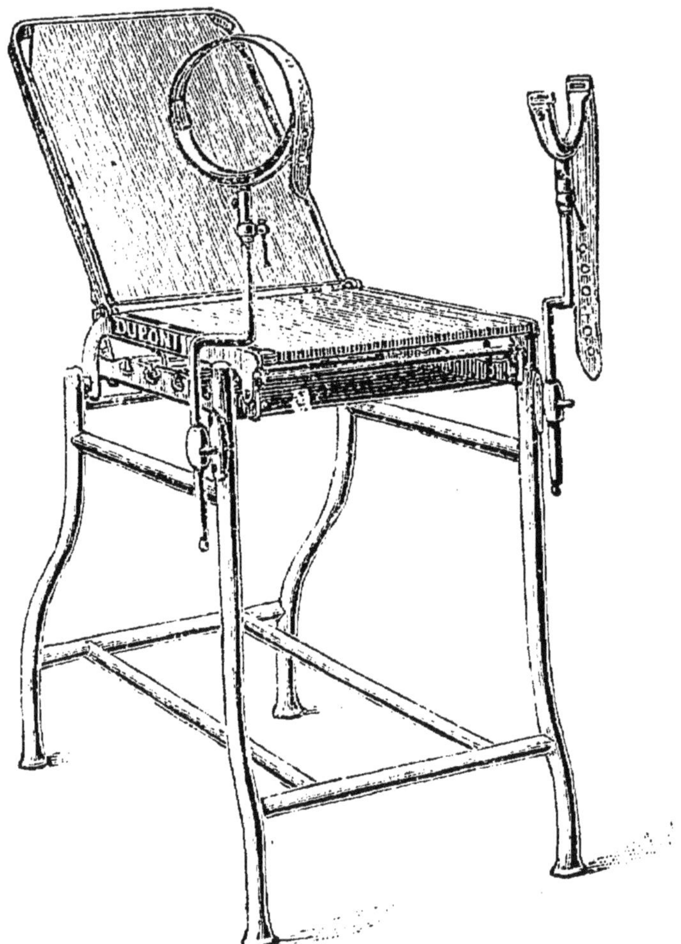

Fig. 1. — Table en métal pour le spéculum, avec croissants porte-cuisses.

table quelconque, sont très recommandables (fig. 1).

Décubitus latéral (position latérale gauche, position de Sims), très usité en Angleterre et en Amérique. — La malade est couchée sur le côté gauche, reposant sur la poitrine, les genoux bien relevés ; la cuisse droite, plus fléchie que la gauche, repose sur la table.

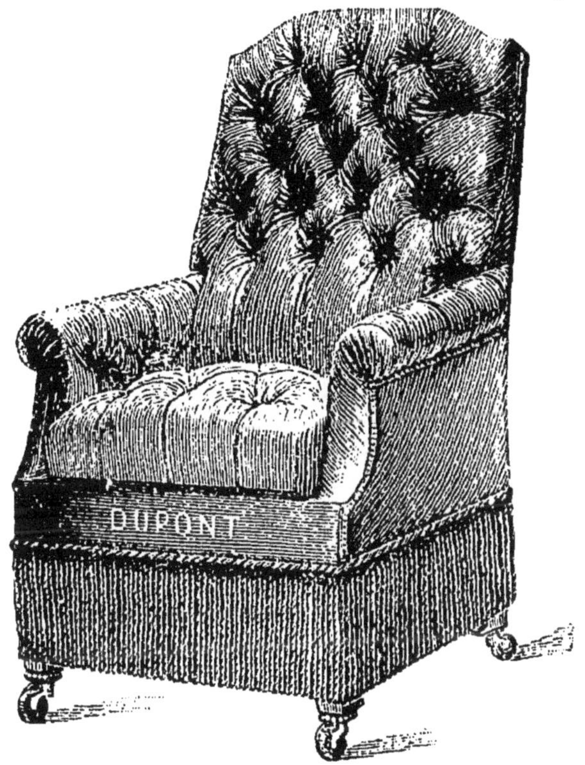

Fig. 2. — Fauteuil à spéculum fermé.

Position génu-pectorale, rarement nécessaire et fatigante, très utile dans certains cas et surtout pour le redressement de l'utérus en rétroflexion. La femme se met à genoux, les cuisses écartées perpendiculaires à la table d'exploration, la poitrine

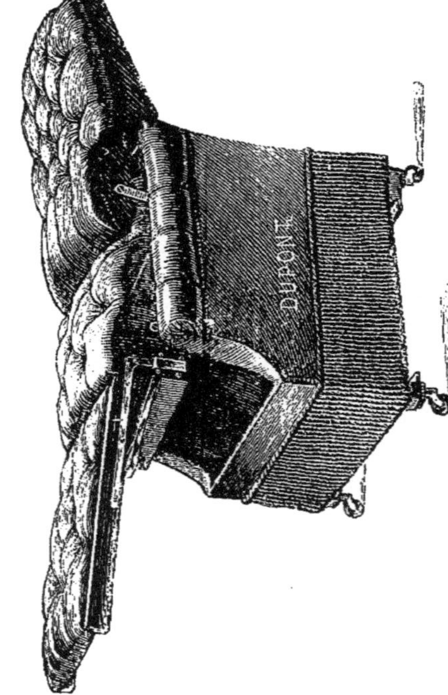

Fig. 3. — Fauteuil à spéculum avec rallonge pour l'auscultation.

reposant sur la table, ainsi que les coudes ou les avant-bras. Dès que les lèvres sont écartées, l'air pénètre dans la vulve et dilate le vagin, ce qui permet d'examiner facilement le vagin et les culs-de-sac vaginaux, en appliquant une valve contre la fourchette.

Position de la taille. — (Opérations sur le périnée, le col et l'utérus.)

PROCÉDÉS D'EXPLORATION

Sans instruments :

Palpation abdominale (debout ou couchée). — Prescrire, si possible, à la malade un purgatif la veille de l'examen, et le matin même un lavement additionné d'une à deux cuillerées de *glycérine neutre* ou d'*huile d'olives*. Vider la vessie.

La malade étendue sur une chaise longue ou mieux, sur la table à spéculum, est placée dans le décubitus dorsal, les cuisses fléchies sur l'abdomen. On lui recommande de bien respirer sans faire d'efforts, cela facilite l'examen et permet une exploration profonde.

Inspection. — On constate l'état convexe ou concave de l'abdomen, le développement du système circulatoire, la forme de l'hypogastre, son état de tension ou de flaccidité, les vergetures, les mouvement du fœtus, etc.

En écartant les lèvres, on voit l'état de la muqueuse, des caroncules myrtiformes, de la vulve enfin.

Examiner aussi l'anus, le périnée et le pubis.

Percussion. — Elle permet de délimiter, de mesurer le volume d'une tumeur et de faire le diagnostic de grossesse, d'ascite, de tumeurs kystiques ou de fibrômes.

Auscultation. — Rend de grands services dans le diagnostic différentiel des tumeurs utérines ou ovariques (souffle vasculaire), et des bruits du cœur du fœtus.

Toucher vaginal (debout ou couchée). — Pour pratiquer le toucher debout, la femme s'appuiera contre un mur, le pied droit reposant sur un tabouret, les cuisses suffisamment écartées ; on peut alors se rendre compte de la position de l'utérus (prolapsus, tumeur).

Pour pratiquer le toucher vaginal, on procède de la manière suivante : l'index étant bien enduit de *vaseline boriquée*, dirigé de préférence, de l'anus vers la commissure postérieure, qu'il déprime en bas et le doigt peut glisser dans le vagin ; le pouce est porté fortement dans l'abduction, les autres doigts sont fléchis dans la main ou bien étendus et reposent sur la région périnéale. Le toucher avec deux doigts est moins bon, cependant il peut être nécessaire pour explorer des points très élevés ; si le médecin a des doigts courts, il doit employer ce dernier procédé. Il est nécessaire d'exercer les deux mains au toucher vaginal, car si on est placé du côté droit du bassin, on pratique plus facilement le toucher vaginal avec la main droite et si on est placé du côté gauche, avec la main gauche.

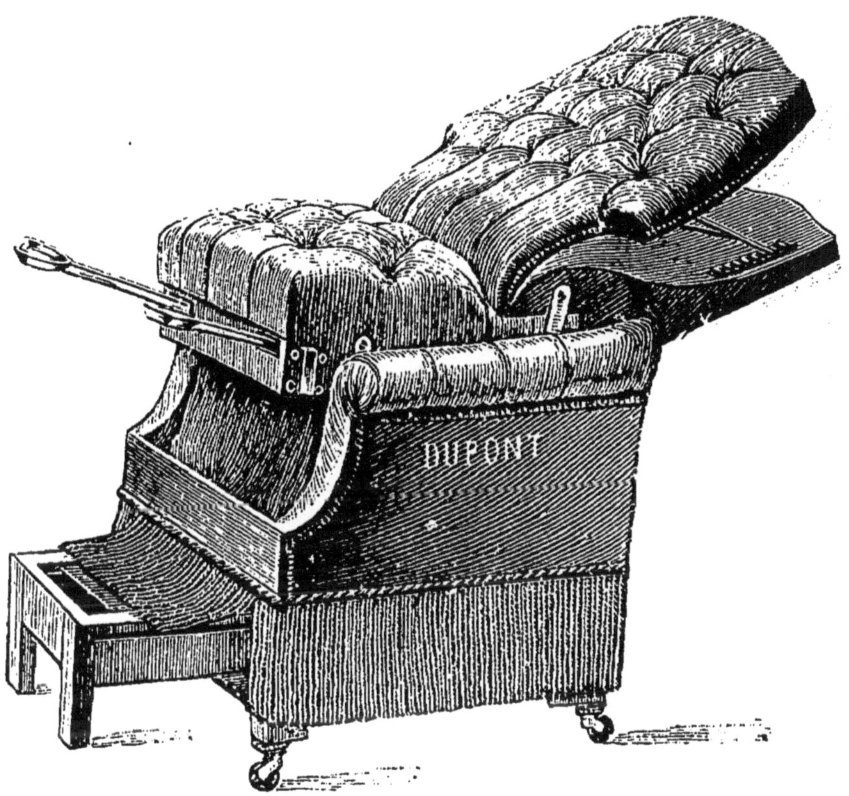

Fig. 4. — Fauteuil avec élévation du dossier.

Pendant que le doigt pénètre dans le vagin, on reconnait la situation de l'orifice vaginal, son degré de sensibilité, son diamètre, le degré de tension ou de mollesse des tissus, la turgescence *de la vulve* et *du vagin*, la nature des produits de sécrétion.

Introduit plus profondément, le doigt renseigne sur la température et l'existence de pulsations au niveau de la *portion vaginale*, dès qu'il atteint cet organe, dont il peut reconnaître la position. Ici, on

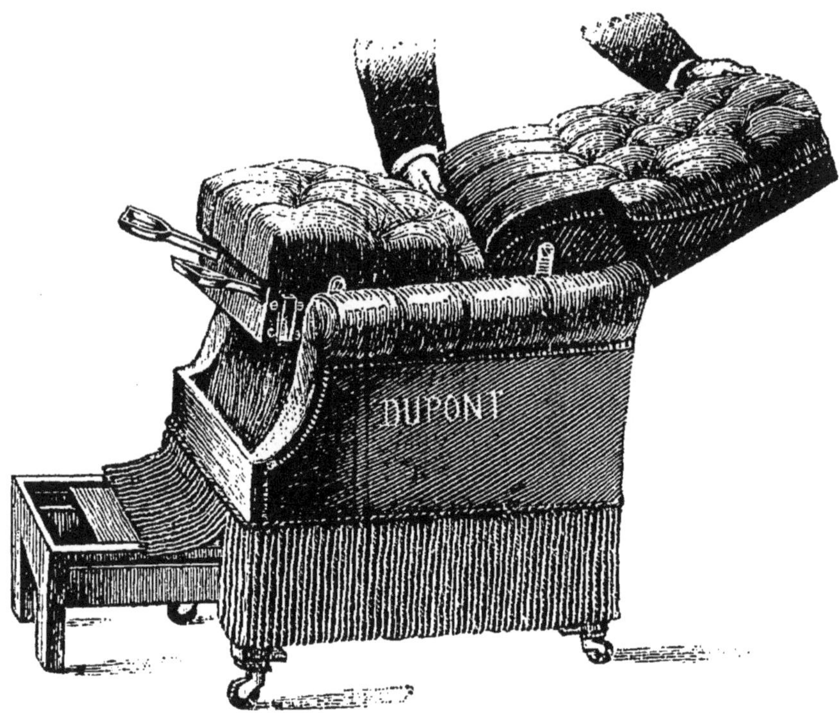

Fig. 5. — Fauteuil à spéculum. — Pour l'ouvrir.

prend comme point de repère la ligne donnée par Holst, ligne qui unit les deux épines ischiatiques ; il est généralement facile d'atteindre une de ces deux dernières. Quand la portion vaginale s'écarte manifestement de cette ligne en haut, en bas, en avant ou en arrière, on doit penser à une anomalie, pourvu qu'il n'y ait pas une distension excessive de la vessie ou du rectum. Il faut également tenir compte des déplacements latéraux, pour peu qu'ils

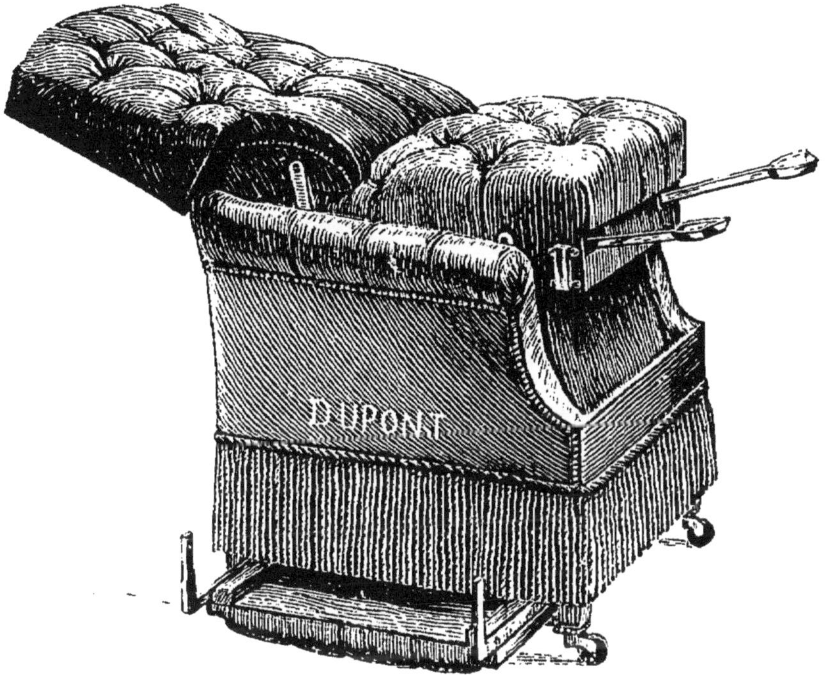

Fig. 6. — Ouvert.

soient marqués. On examine ensuite la longueur, la largeur, l'épaisseur, la forme de la portion vaginale ; la largeur, la forme, la direction de l'orifice externe, l'état des lèvres de cet orifice.

On se renseigne sur la *mobilité et le poids de l'utérus*, on cherche à soulever cet organe avec l'extrémité des doigts, à déplacer le col vers les côtés, en arrière, en avant, et à percevoir le mouvement en sens inverse exécuté par le corps de cet organe. Enfin,

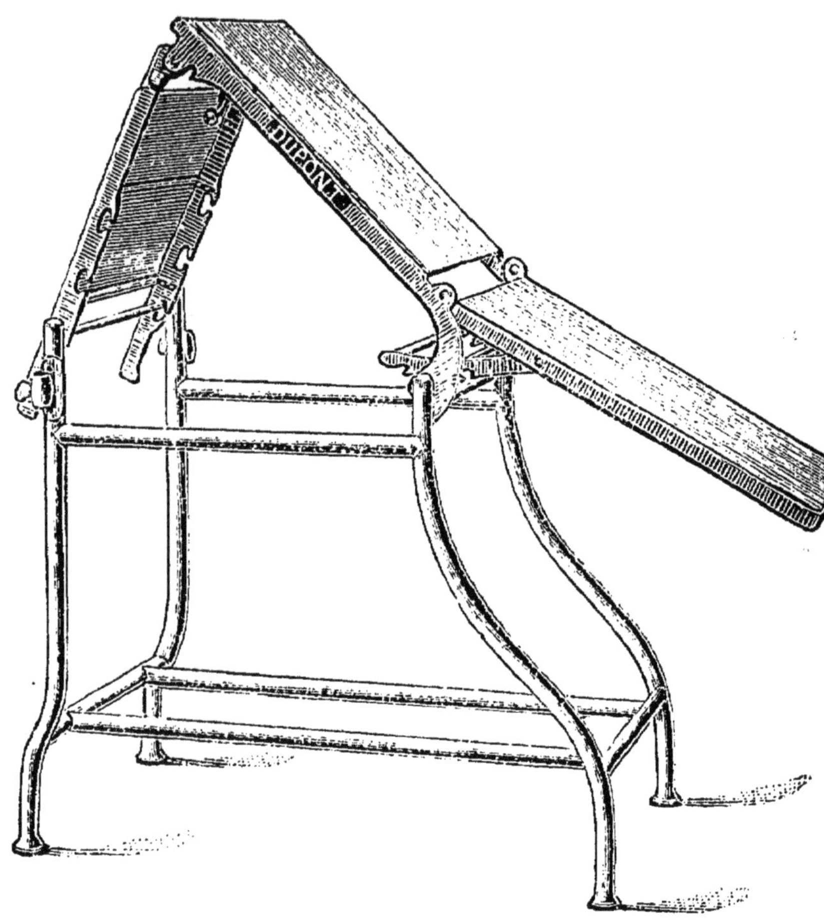

Fig. 7. — Table métal (plan incliné).

on étudie avec soin la sensibilité de ces organes.

Cela fait, on procède à l'exploration des culs-de-sac vaginaux.

On a déjà noté l'état des parties qui sont voisines du col (épaisseur, dureté, résistance) ; on examine successivement les quatre culs-de-sac vaginaux, en

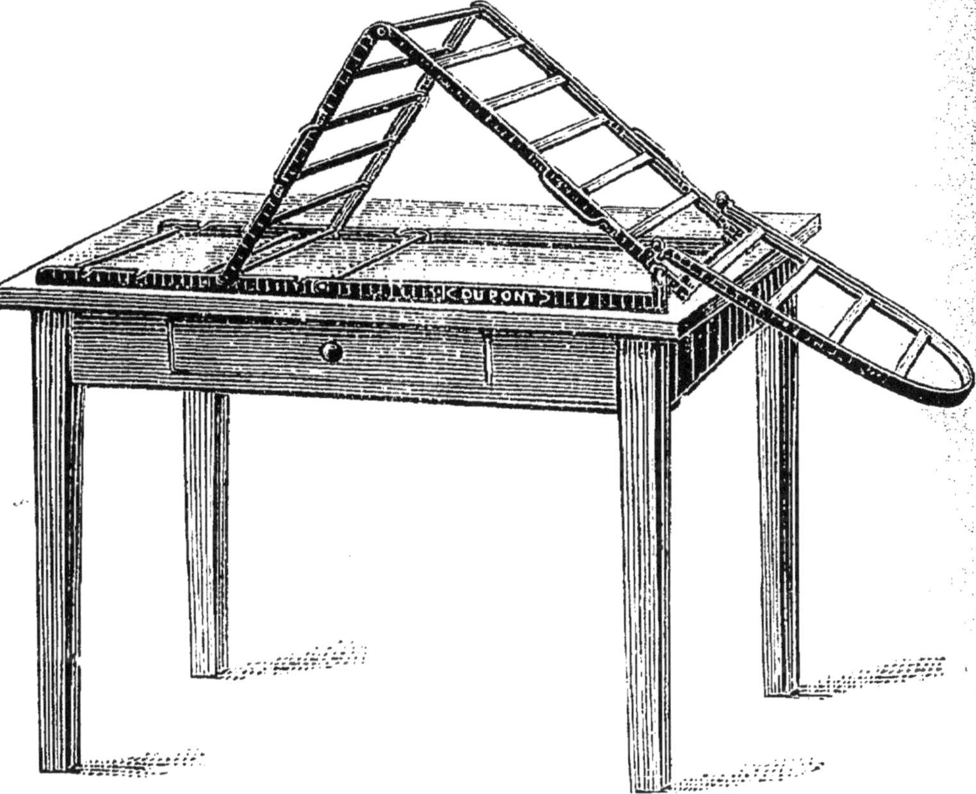

Fig. 8. — Plan incliné portatif (développé)

commençant de préférence par l'antérieur et le postérieur, et en terminant par les latéraux ; on détermine leur profondeur et leurs dimensions ; on compare l'un avec l'autre les deux culs-de-sac latéraux ; on reconnaît l'état de la muqueuse, sa sensibilité. On essaie, enfin, de suivre aussi loin que possible la paroi utérine en avant, en arrière et sur les côtés, on sent ainsi quelles sont la consistance, la forme, la sensibilité de cet organe. En avant, on examine d'une manière spéciale le bas-fond de la vessie. Il ne faut pas négliger de chercher si la paroi vésico-vaginale, l'extrémité des uretères ne sont pas épaissies et si la sensibilité n'est pas augmentée en ces points.

L'inspection du bassin se complète par l'exploration combinée. En sortant du vagin, le doigt retient des sécrétions, du sang ; on en constate l'odeur et l'aspect.

Il ne faut jamais négliger, même si on ne fait pas un examen obstétrical, d'étudier les anomalies que pourrait présenter le bassin osseux (Hégar).

Toucher rectal. — Il permet d'examiner le cul-de-sac de Douglas et de se renseigner sur la position du col et du corps de l'utérus et sur l'état de la face postérieure de l'utérus et des annexes.

Toucher vésical. — Rarement employé (anesthésie sous le chloroforme) : *corps étrangers, calculs, tumeurs de la face antérieure de l'utérus, sténose du vagin, inversion utérine.*

Exploration bimanuelle. — Toucher vaginal ou rectal combiné avec la palpation abdominale (très utile).

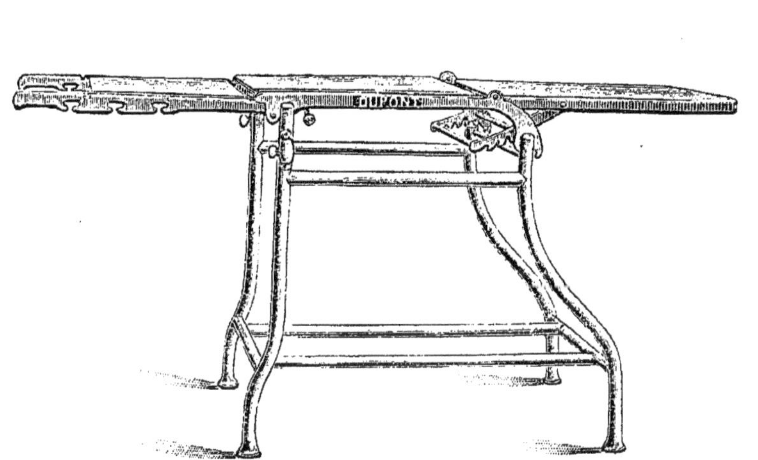

Fig. 9. — Table en métal (étendue).

Examen avec instruments :

Examen au spéculum. — (Voir *Antisepsie gynécologique.*)

Le spéculum permet de *compléter* l'examen, en

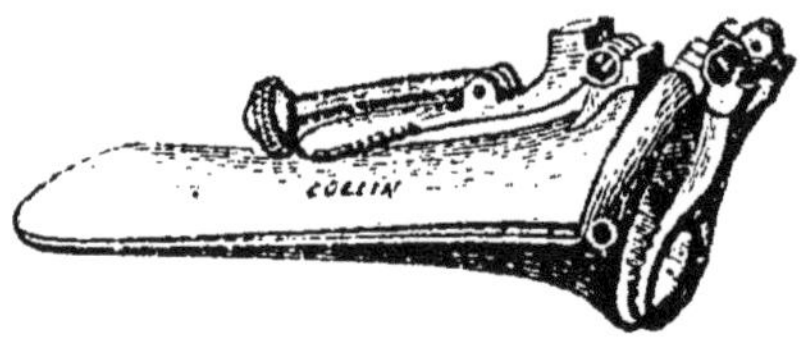

Fig. 10. — Spéculum de Cusco.

éclairant le col de l'utérus et les parois du vagin.

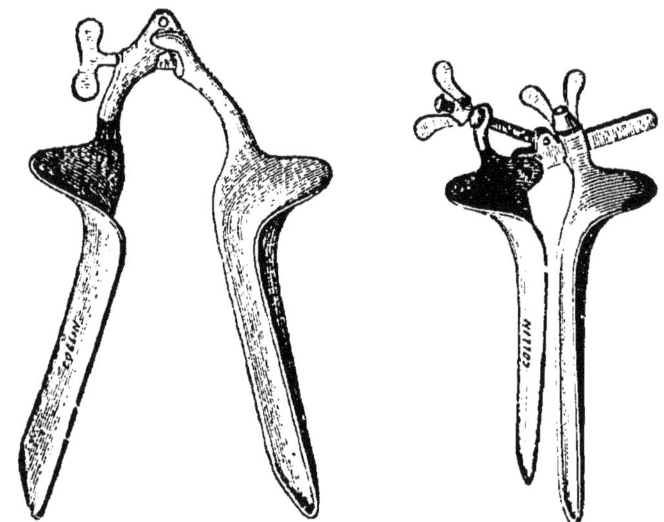

Fig. 11. — Spéculum de Collin à deux mouvements.

Fig. 12. — Spéculum à crémaillère.

Il facilite l'introduction de l'hystéromètre, des porte-topiques et des pinces chargées de porter sur

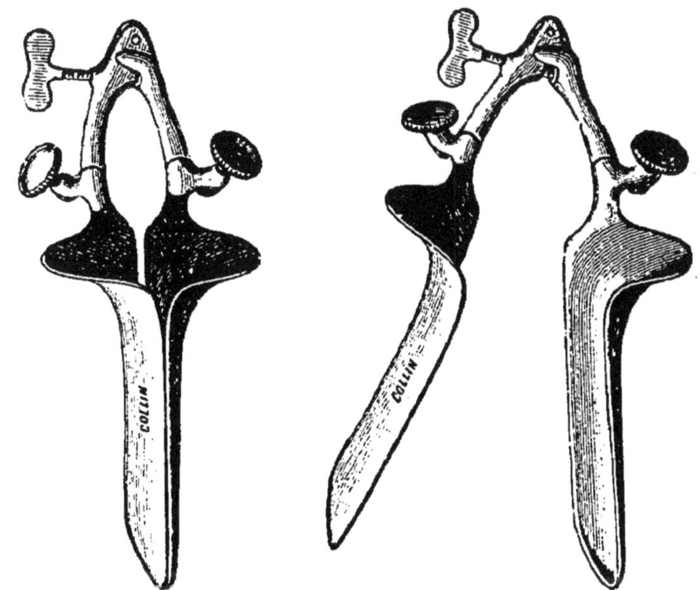

Fig. 13. — Spéculum à trois mouvements.

Fig. 14. — Le même, vu ouvert.

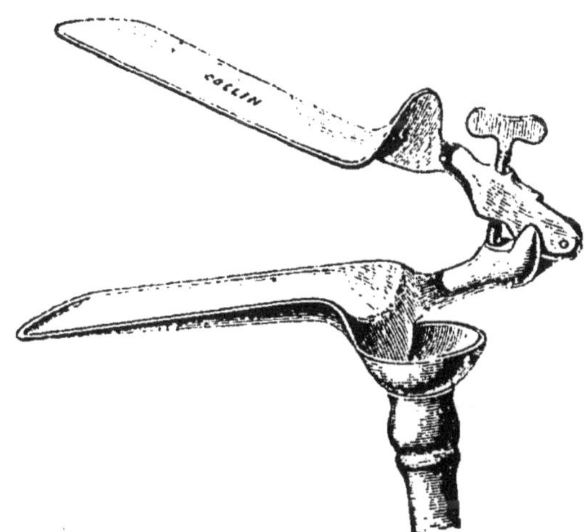

Fig. 15. — Spéculum à cuvette, du Dr Vaucaire (modèle breveté Collin).

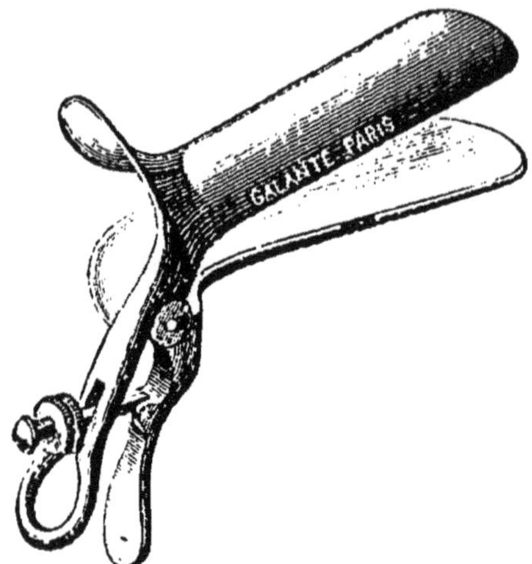

Fig. 16. — Spéculum de Galante.

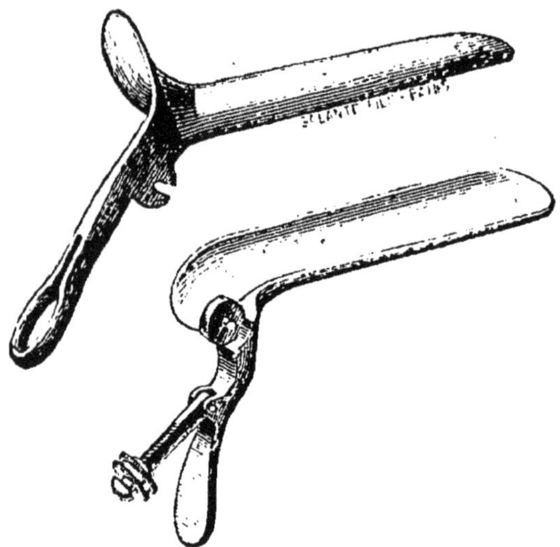

Fig. 17. — Spéculum de Galante, démonté.

le col et dans la cavité utérine les pansements nécessaires.

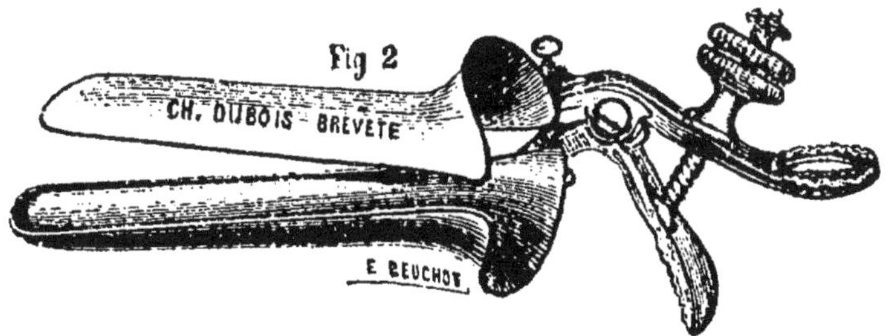

Fig. 18. — Spéculum de Chazal.

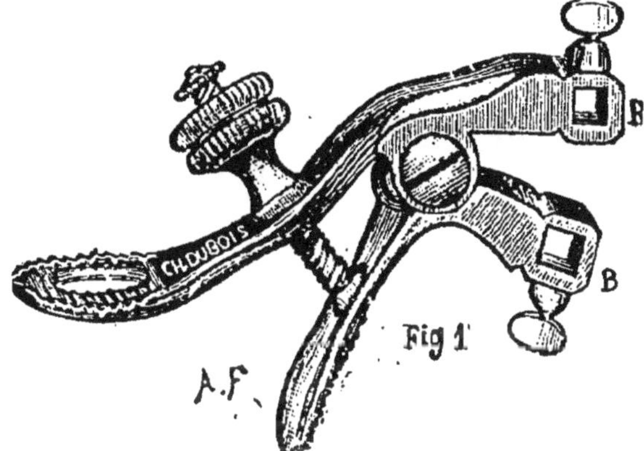

Fig. 19. — Son articulation (Chazal).

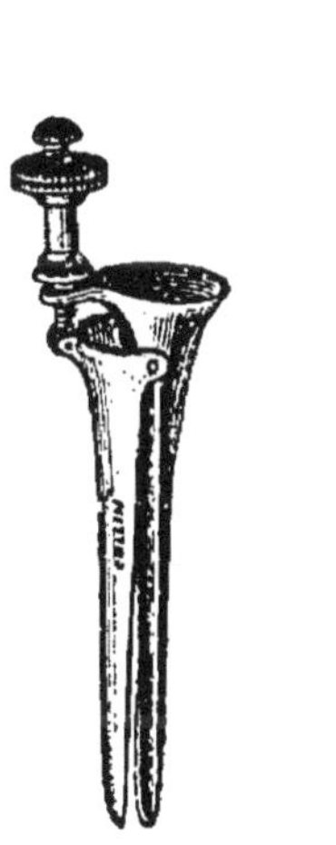

Fig. 20. — Spéculum pour vierge.

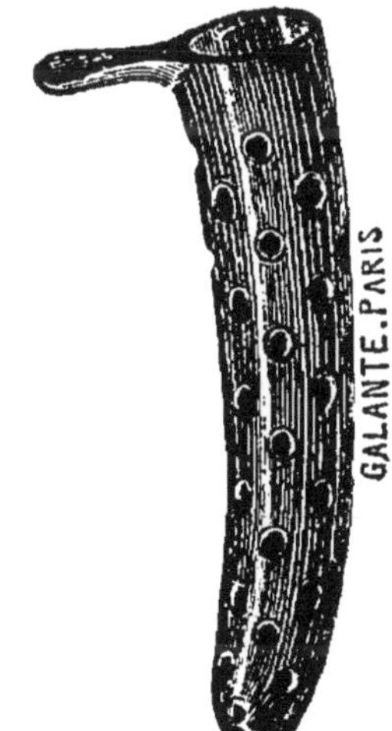

Fig. 21. — Spéculum pour bains.

Les *spéculums cylindriques* tubulaires (en verre

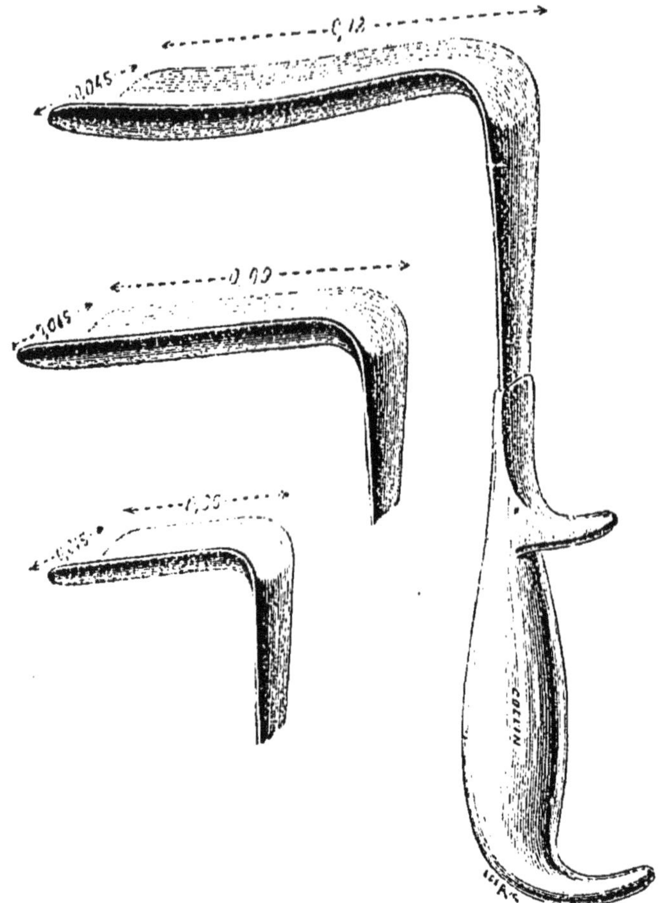

Fig. 22. — Spéculums univalves.

de *Fergusson* ou en bois) ne sont plus guère employés.

On se sert ordinairement des *spéculums à valves* (bivalves et multivalves) :

Spéculum de *Cusco*, pliant (fig. 10).

Spéculum de *Collin*, à deux mouvements combinés (fig. 11).

Spéculum à crémaillère (fig. 12).

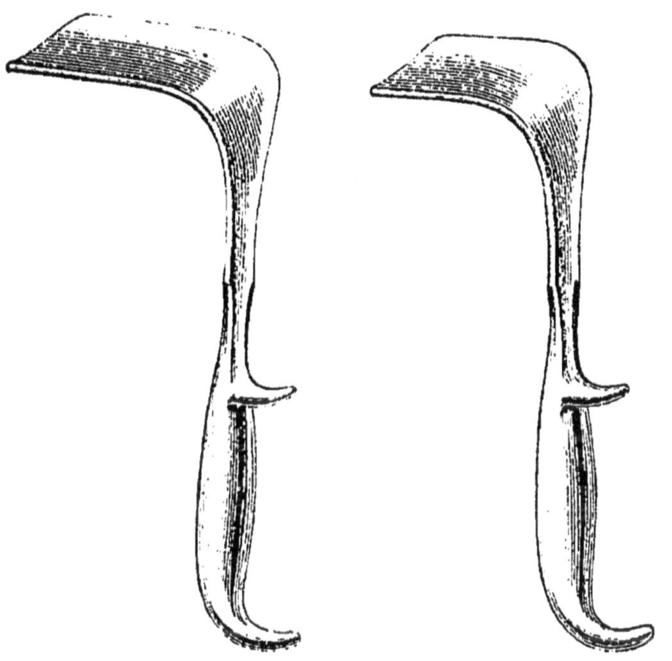

Fig. 23. — Spéculums univalves.

Spéculum à trois mouvements (fig. 13, 14).

Spéculum du Dr *Vaucaire*, à cuvette, très employé pour les pansements, irrigations, scarifications, curettage, etc. (fig. 15).

Spéculum à valves démontables (fig. 18, 19).

Trois calibres différents de spéculums doivent se trouver dans la trousse d'un gynécologue, ainsi qu'un spéculum pour vierges (fig. 20).

Spéculums uni valves. — Les valves sont surtout employées dans les opérations (curettage, hystérectomie vaginale) (fig. 22, 23, 24, 27).

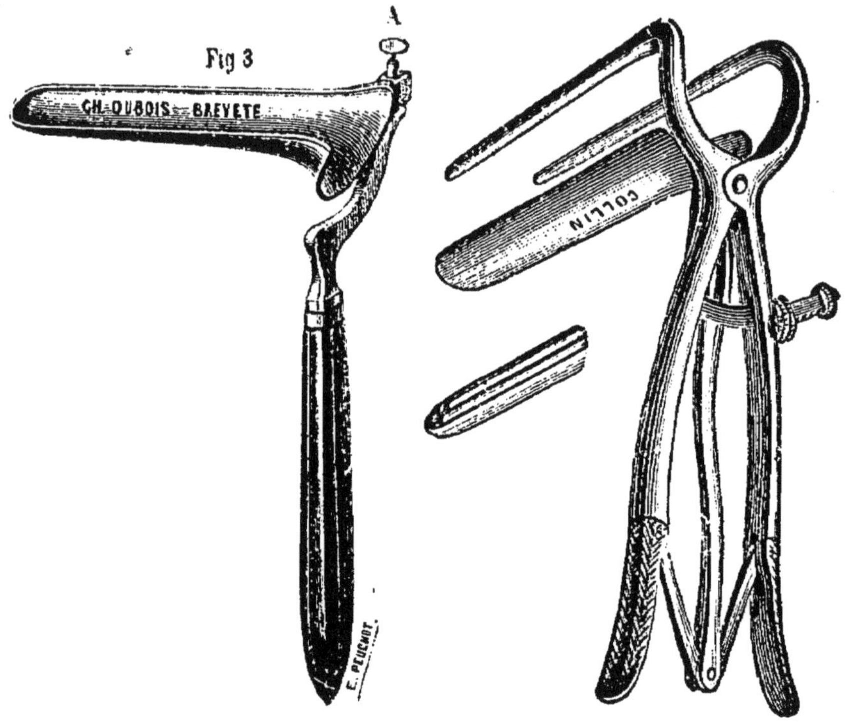

Fig. 24. — Valve-spéculum.

Fig. 25. — Spéculum dilatateur pour l'anus.

Valves concaves ou plates, de Simon, de Segond, de Sims, de Doyen, de Pozzi.

Spéculums intra-utérins. — Peu employés (fig. 28).

Spéculums dilatateurs pour l'anus (fig. 26).

Spéculums pour bains (fig. 21)

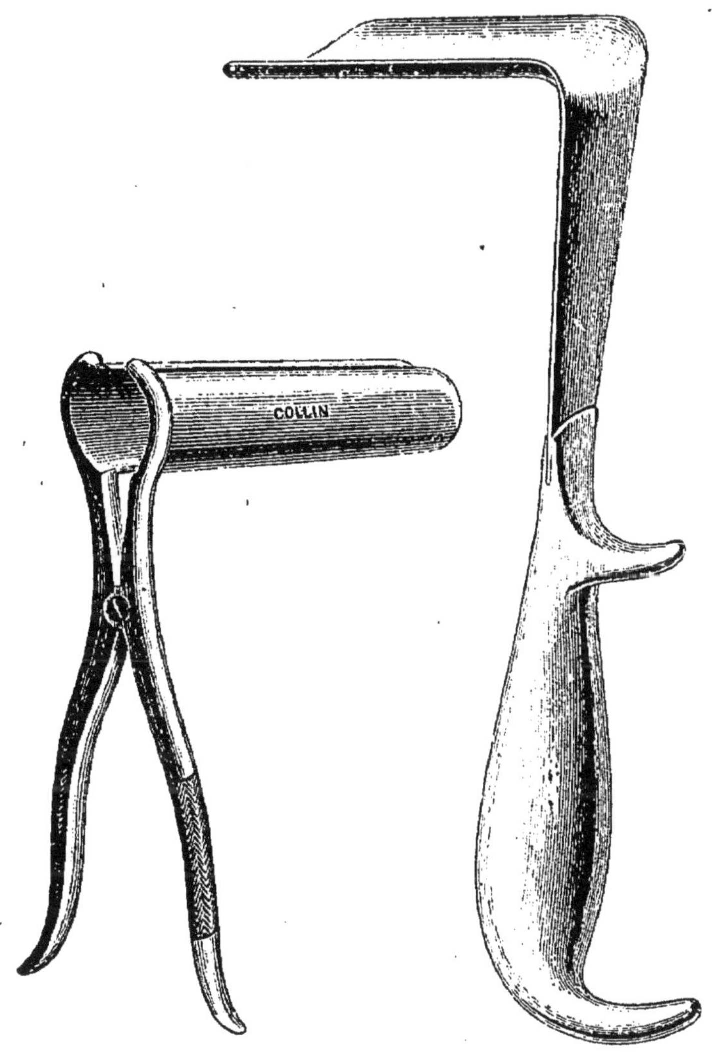

Fig. 26. — Spéculum dilatateur pour l'anus.

Fig. 27. — Spéculum univalve.

Cathétérisme utérin. — Tout examen de l'utérus sera complété par le cathétérisme, à l'aide d'une simple tige métallique, *hystéromètre*, en argent ou en cuivre argenté, se terminant à l'extrémité supérieure par un renflement de 3 à 4 millimètres (fig. 29). La sonde est divisée en centimètres et garnie à l'extrémité inférieure d'une sorte de raquette aplatie, ce qui permet de lui imprimer certains mouvements très doux pour mesurer, explorer l'utérus et se renseigner sur ses déplacements et sur l'existence de fibromes ou de polypes.

S'assurer que la malade est bien réglée et que l'utérus est vide.

Il faut toujours introduire le spéculum et faire une irrigation antiseptique (voir *Antisepsie gynécologique*) avant de pratiquer le cathétérisme et *flamber* l'hystéromètre à la flamme d'une lampe à alcool.

Nettoyer le col de l'utérus à l'aide d'un badigeon avec la solution de *résorcine* à 10/200.

Après l'examen, pansement à la gaze *iodoformée* ou *salolée*.

Dilatation du col.

Dilatation lente à l'aide des tiges de laminaire ou d'éponges préparées (fig. 37).

Injection antiseptique après introduction du spéculum à cuvette. Employer une tige de laminaire ayant séjourné au moins huit jours dans l'*éther iodoformé* (voir *Antisepsie gynécologique*).

Fixer l'utérus en saisissant la lèvre antérieure

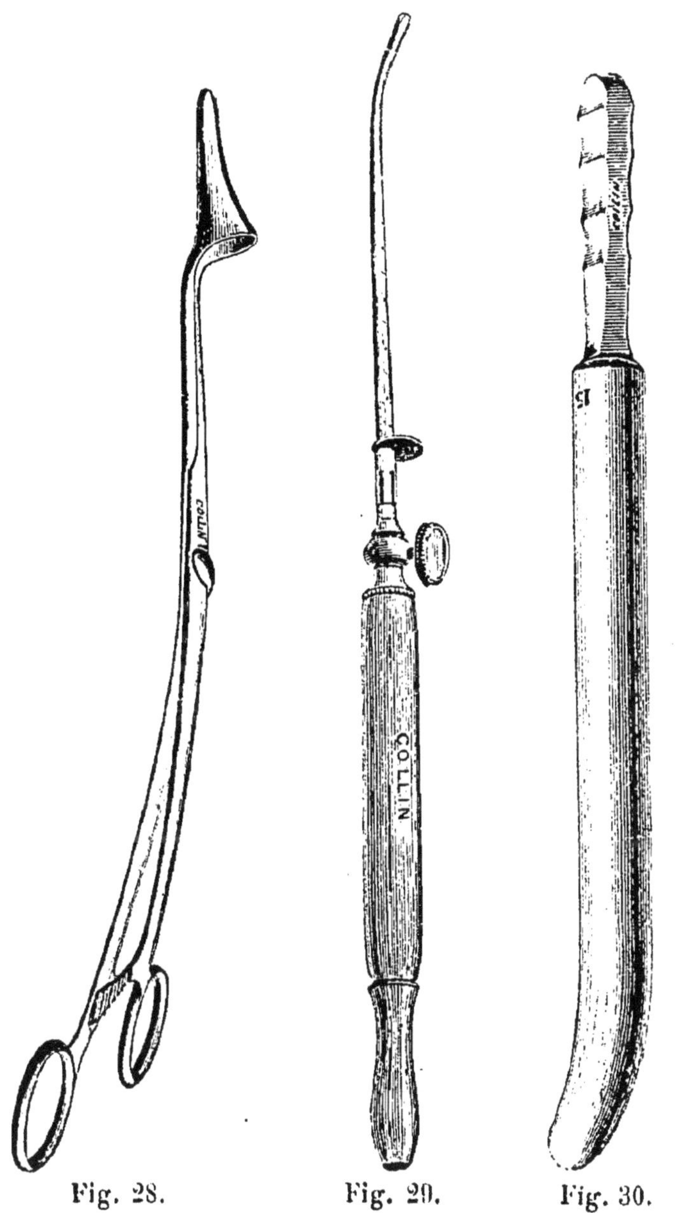

Fig. 28.
Spéculum intra-utérin

Fig. 29.
Hystéromètre.

Fig. 30.
Bougie de Hégar.

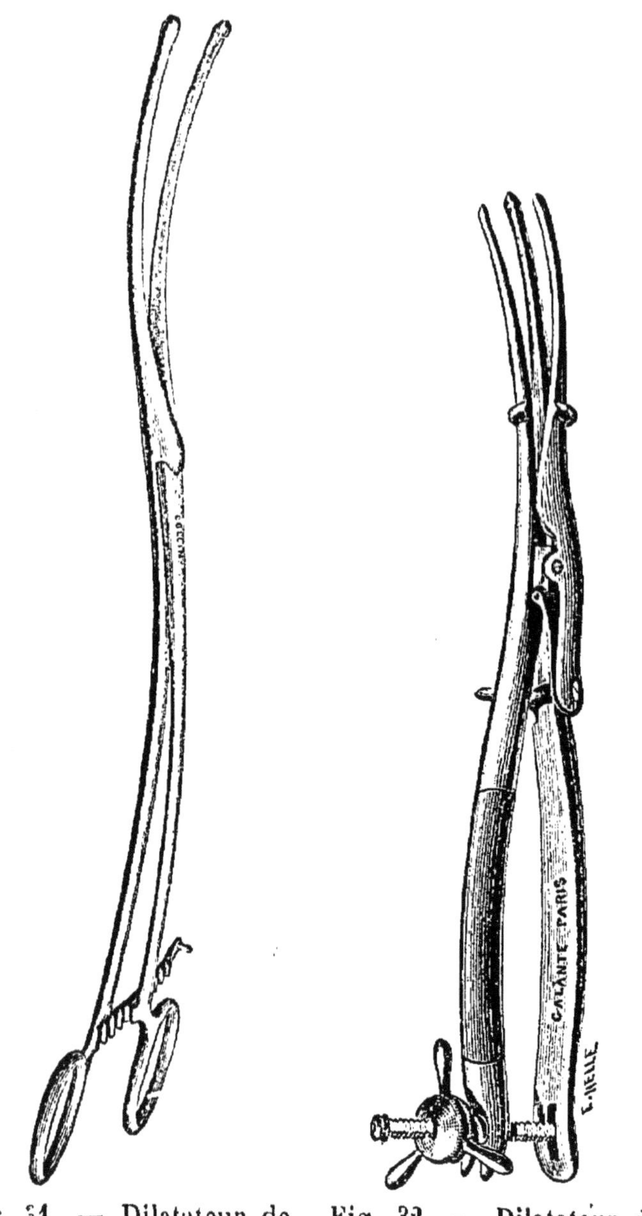

Fig. 31. — Dilatateur de Doléris.

Fig. 32. — Dilatateur de Sims.

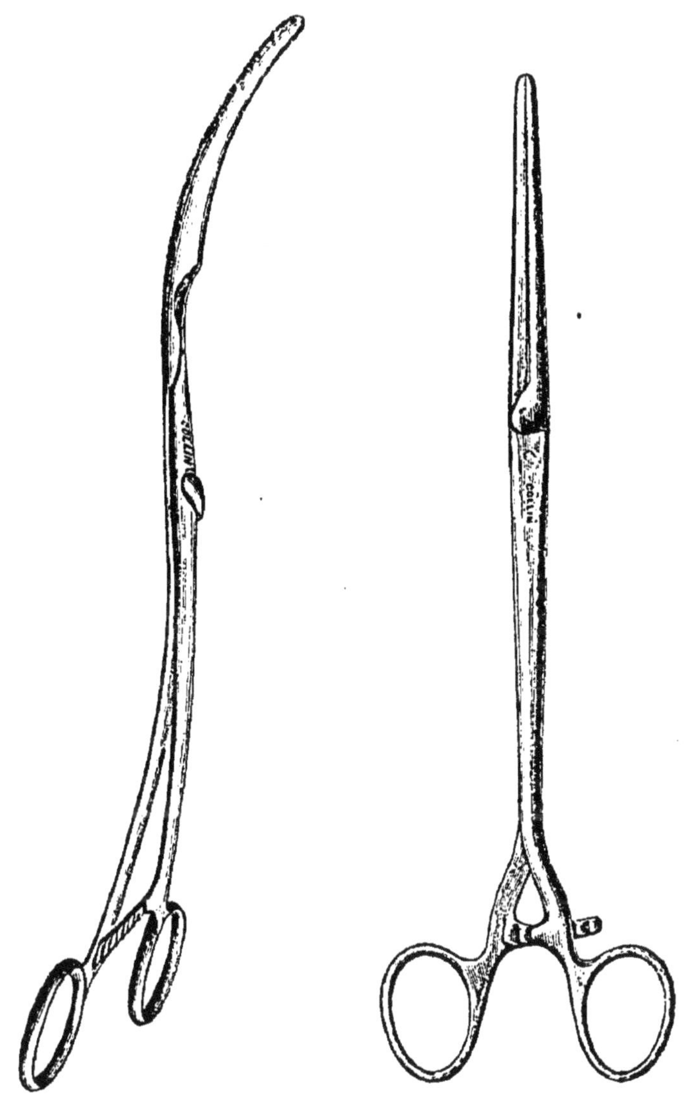

Fig. 33. — Dilatateur de Collin.

Fig. 34. — Pince à pansement.

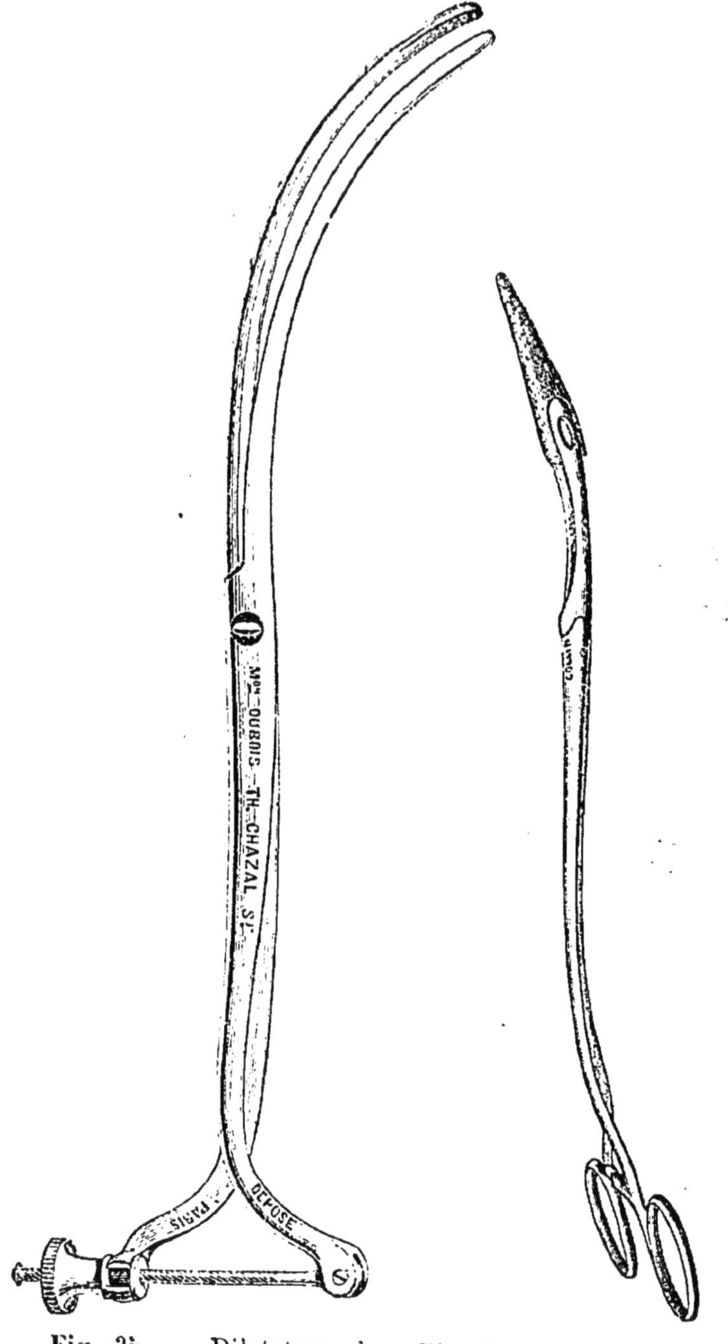

Fig. 35. — Dilatateur de Chazal.

Fig. 36. — Pince pour les tiges de laminaire et les éponges.

du col avec la pince de Museux (fig. 41). La tige enduite de *vaseline boriquée* est introduite lentement

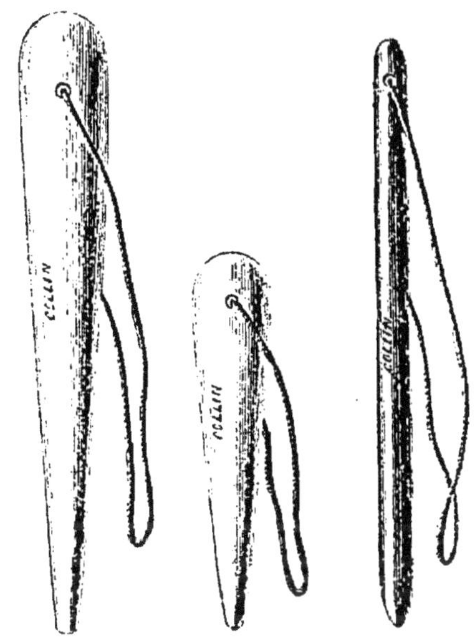

Fig. 37. — Laminaires et éponges coniques.

ment dans l'utérus au moyen d'une pince. Appliquer sur le col un tampon de gaze *salolée*.

Durée, 12 à 20 heures.

Dilatation immédiate. — On emploie les *bougies dilatatrices* de Hégar en métal nickelé ou en gomme durcie. Il y a seize sondes calibrées de 1 millimètre à 8 millimètres de diamètre; elles sont coniques à leur extrémité, le manche est une palette qui permet de diriger doucement la sonde en l'ayant bien en main (fig. 30).

Les dilatateurs métalliques de Sims (fig. 36), de

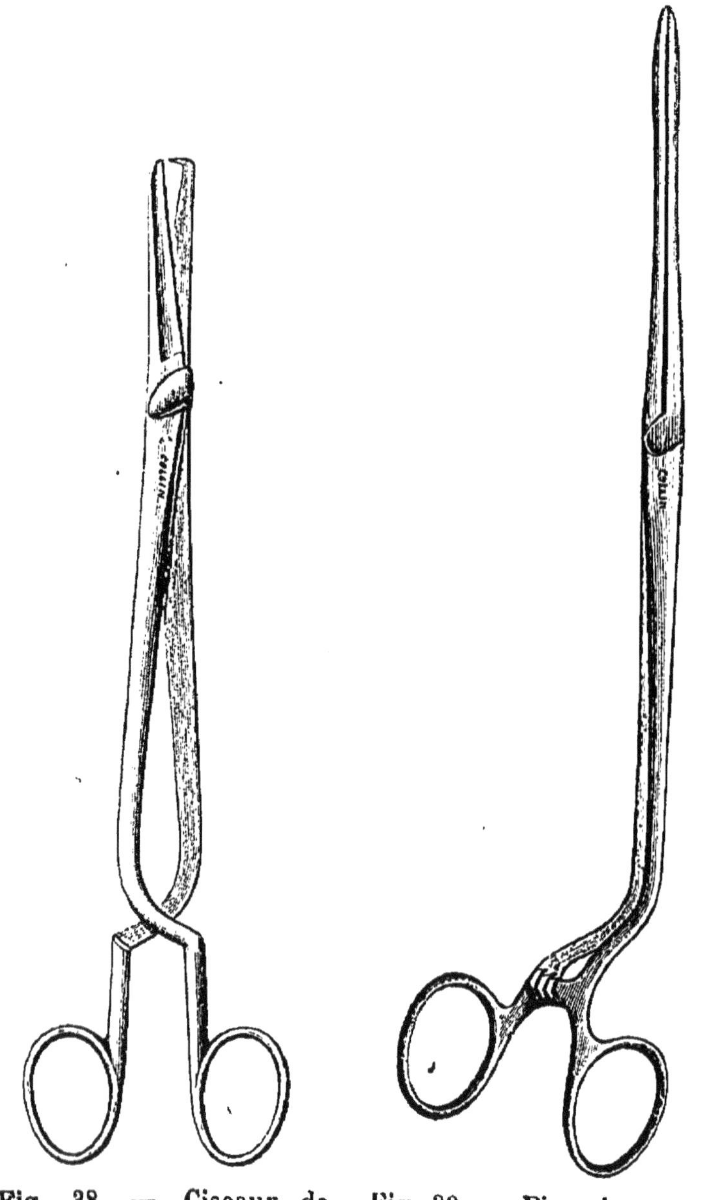

Fig. 38. — Ciseaux de Kuchenmeister.

Fig. 39. — Pince à panse ment.

Doléris (fig. 31), de Collin (fig. 33), sont très utiles pour faire la dilatation immédiate forcée.

Abaissement de l'utérus. — Employer la pince érigne ou la pince à griffes de Museux ou de Collin (fig. 41). On saisit le col, après l'avoir découvert à l'aide du spéculum bivalve, en appliquant la pince sur la

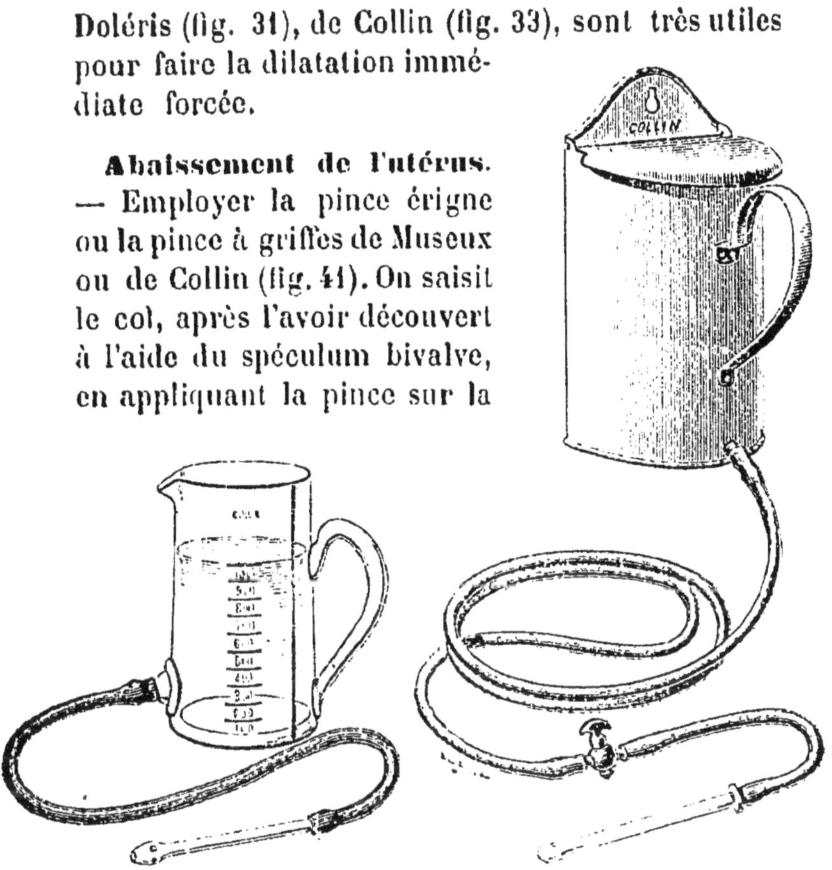

Fig. 40. — Douches d'Esmark.

lèvre antérieure, on pratique des tractions douces; l'utérus étant ainsi abaissé, on peut facilement explorer les faces de l'utérus et la cavité utérine (précautions antiseptiques).

Contre-indications : périmétrite aiguë, exsudats résultant d'inflammations antérieures.

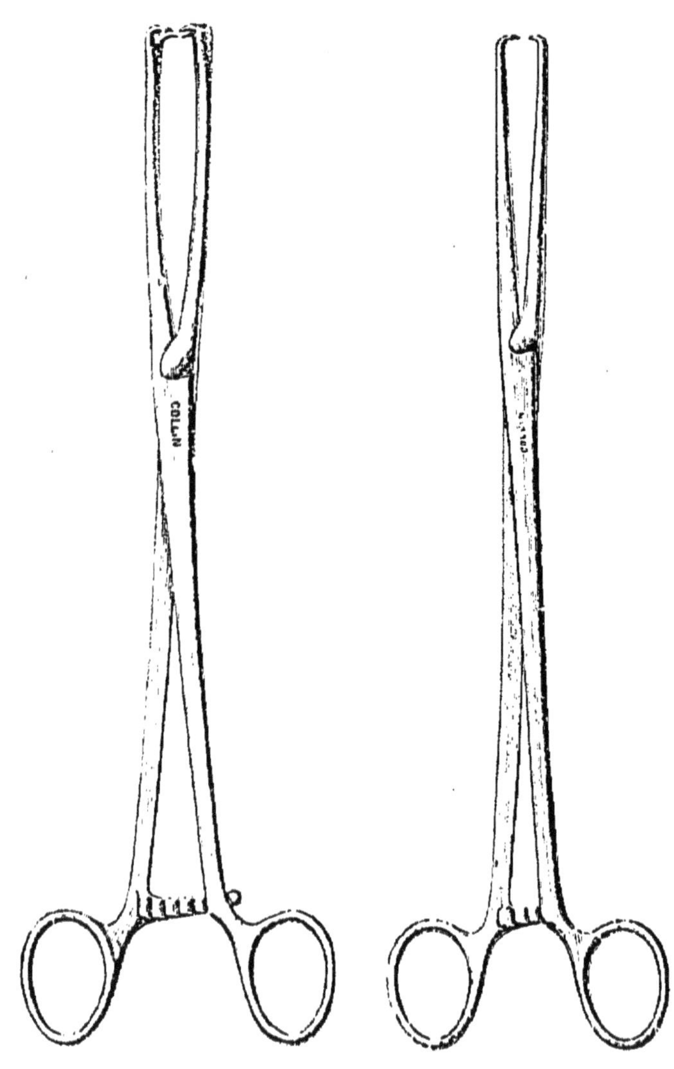

Fig. 11. — Pince de Museux (Collin).

Fig. 12. — Pince du Dr Pozzi.

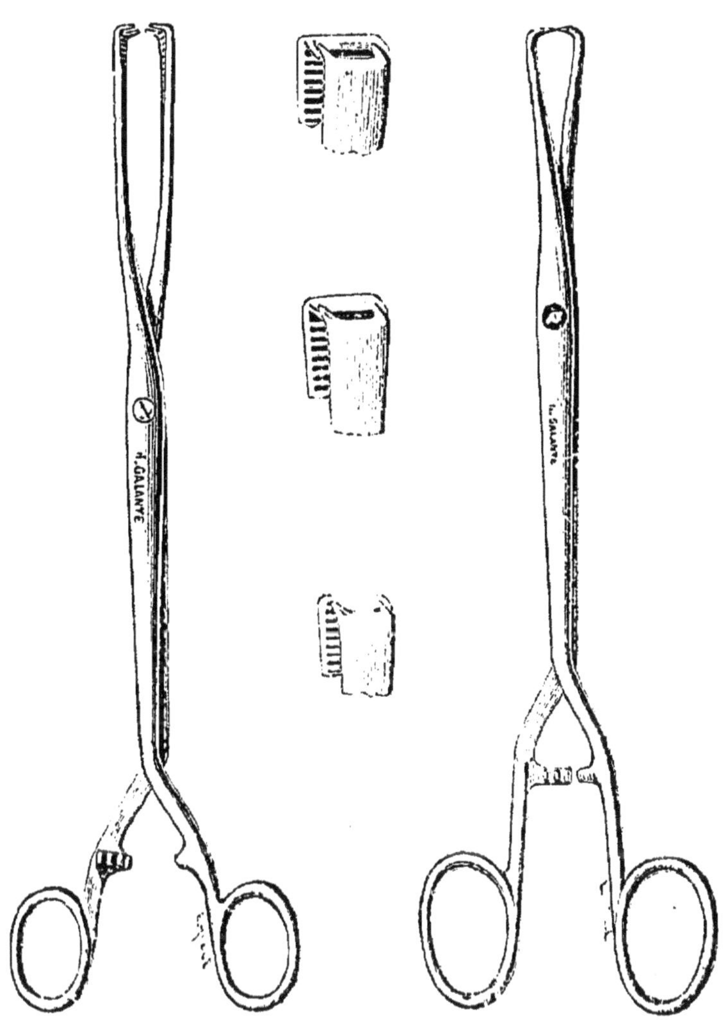

Fig. 43. — Pinces à griffes (Galante).

Curettage d'exploration. — Pour se renseigner sur la nature et sur l'état de la muqueuse utérine, il est important d'examiner un lambeau de muqueuse.

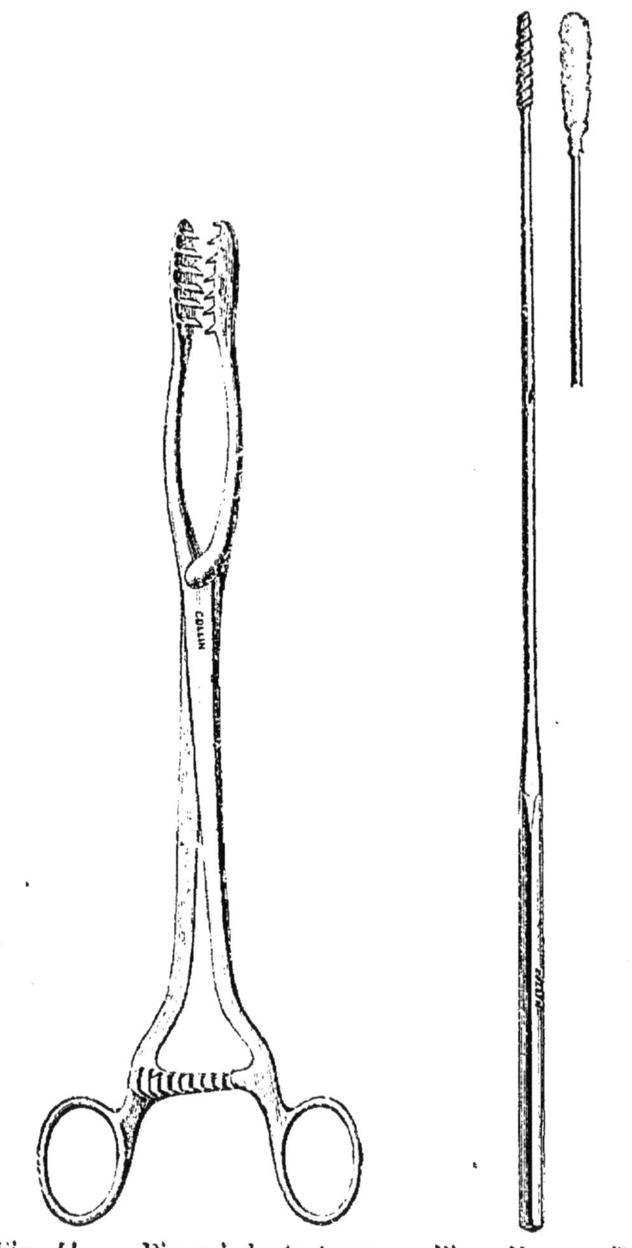

Fig. 44. — Pince à dents transversales.

Fig. 45. — Porte-topiques.

Après lavage antiseptique, stérilisation de la curette tranchante (fig. 57 à 63) en la passant à la flamme de la lampe à alcool ou en la plongeant dans l'eau bouillante, on l'introduit lentement dans le col et une fois qu'elle a pénétré dans la cavité utérine on fait un grattage partiel. Le lambeau de muqueuse est placé dans une éprouvette pour être examiné ultérieurement.

Faire suivre le curettage explorateur d'une injection antiseptique (solution de *sublimé* à 1/1000) et de l'application d'un tampon de gaze *iodoformée* ou *salolée*.

MÉDICATION LOCALE

Le meilleur mode de pansement est le *tampon* d'ouate hydrophile stérilisée : *sec*, destiné à maintenir les médicaments pulvérulents insufflés sur le col, — *glycériné* (à base d'*ichthyol*, de *salol*, d'*iodol*. de *résorcine*, d'*aristol*, d'*iode*, etc.), très bon antiphlogistique et décongestif.

L'*axonge benzoïnée*, la *vaseline* blanche associée à la *lanoline* sont d'excellents excipients qui tiennent très bien sur les tampons.

On emploie l'ouate hydrophile stérilisée à l'étuve (150°), simple ou *salolée*, *phéniquée*, *iodoformée*, *boro-salicylée*, etc.; les tampons sont liés en leur milieu par un fil de soie ou de lin de 15 centimètres, rendu aseptique.

Le porte-topiques de Playfair (fig. 46) entouré

d'ouate hydrophile imbibée de substances médicamenteuses (*résorcine*, *ichthyol*, *acide picrique*, *créosote*, *teinture d'iode*, *nitrate d'argent*, etc.) sert à badigeonner la cavité cervicale, les lèvres du col et les culs-de-sac vaginaux.

Gaze antiseptique. — Pour tamponner l'utérus et le vagin, on emploie des bandes de gaze *salolée*, *iodoformée*, *iodolée*, *boriquée*, *phéniquée*, *borosalicylée*, larges de 5 centimètres, et longues de 20 centimètres à 5 mètres suivant les cas.

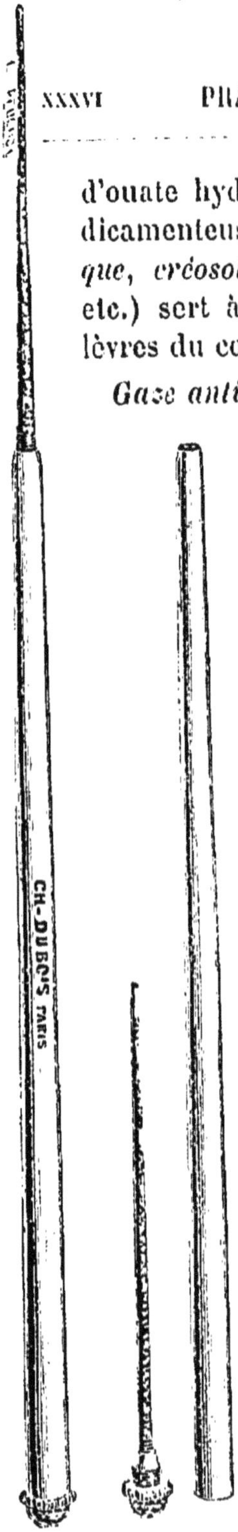

Insufflations. — On applique sur le col, dans les culs-de-sac vaginaux, sur la vulve, des topiques pulvérulents (*oxyde de zinc*, *salol*, *iodoforme*, *aristol*, *sous-nitrate de bismuth*, etc.) à l'aide du chasse-poudre, après avoir fait un badigeonnage à la glycérine ou une application de *lanoline*.

CH.-DUBOIS PARIS

Fig. 46. — Porte-topiques de Playfair.

Crayons. — Les crayons utérins, à base de gomme adragante, sont très employés dans le traitement des métrites, endométrites, salpingites (diamètre 2 à 3 millimètres, longueur 3 à 6 centimètres). La matière médicamenteuse varie suivant l'af-

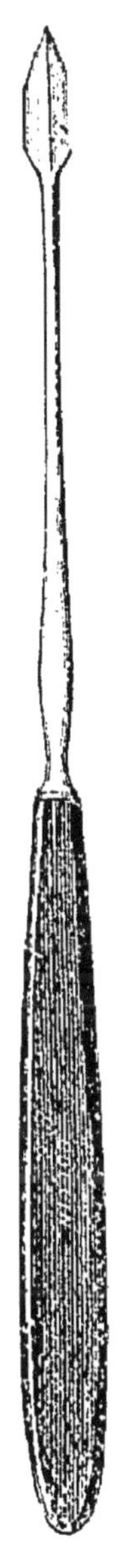

Fig. 47. — Scarificateur lancéolé.

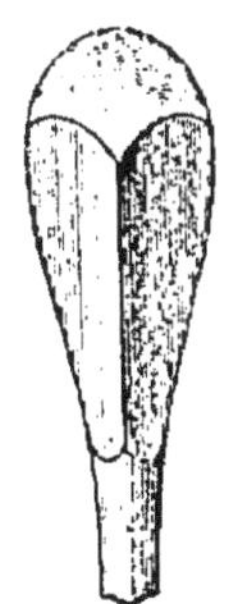

Fig. 48. — Scarificateur rond.

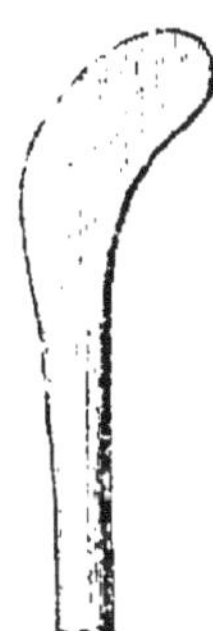

Fig. 49. — Scarificateur recourbé.

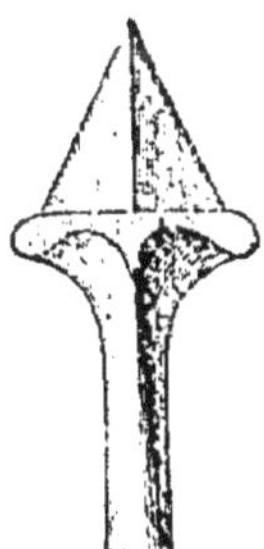

Fig. 50. — Scarificateur à arrêt.

fection (*aristol, chlorure de zinc, sublimé, salol, sulfate de cuivre, ichthyol*). On les porte dans l'utérus à l'aide de la longue pince à pansement, après les avoir enduits de *vaseline boriquée*.

Scarifications. — Émissions sanguines très utiles dans la congestion utérine (ectropion, endocervicite, métrite, endométrite). Faire une injection antiseptique après l'application du spéculum, puis à l'aide d'un long bistouri ou mieux d'un scarificateur en fer de lance ou en crochet (fig. 47 à 50), on pique le col en une dizaine de points autour de l'orifice du col (15 à 20 grammes de sang). Faire une injection chaude et cautériser avec la solution de *glycérine créosotée* à 1/3. Tamponnement à la gaze *salolée*.

Injections vaginales. (Voir *Formulaire*.)

Injections intra-utérines. (Voir *Formulaire*.)

Irrigations. (Voir *Formulaire*.)

Injection interstitielle. — Employer la seringue de Pravaz munie d'une longue aiguille, destinée à injecter dans le col un liquide cautérisant énergique (*teinture d'iode, créosote, glycérine phéniquée*, etc.), dans les cas d'endocervicite, ectropion, cancer du col, etc. On fait 6 à 12 piqûres autour du col près de l'orifice.

LAVAGES INTRA-UTÉRINS

Cautérisation intra-utérine. — A l'aide des crayons médicamenteux, du porte-topiques garni

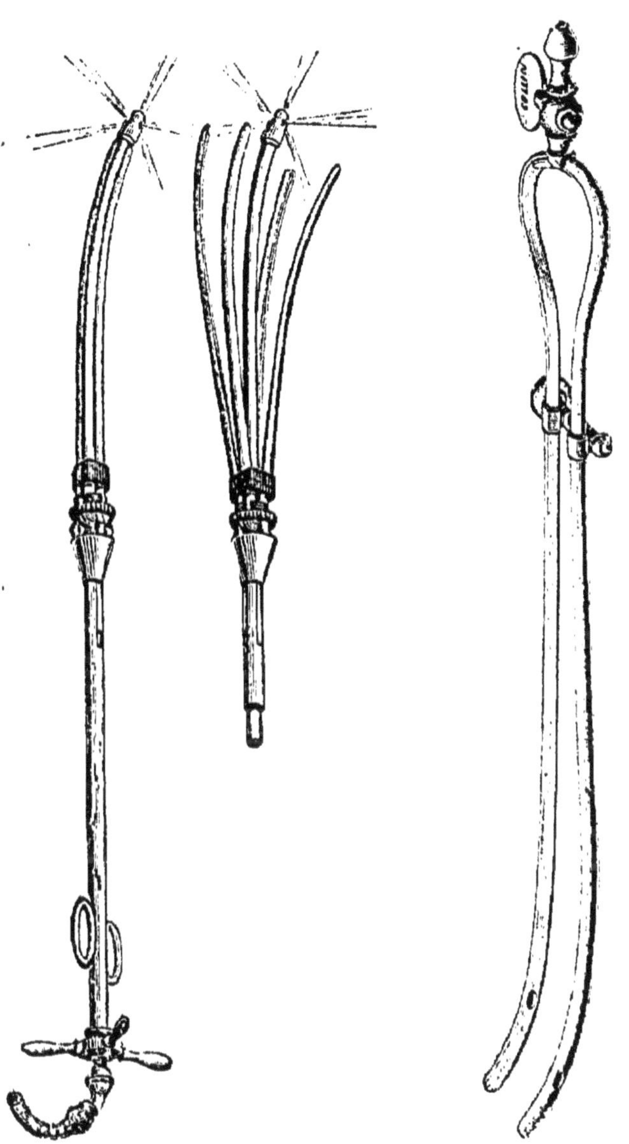

Fig. 51. — Dilatateur-injecteur du Dr Segond.

Fig. 52. — Sonde dilatatrice du Dr Doléris.

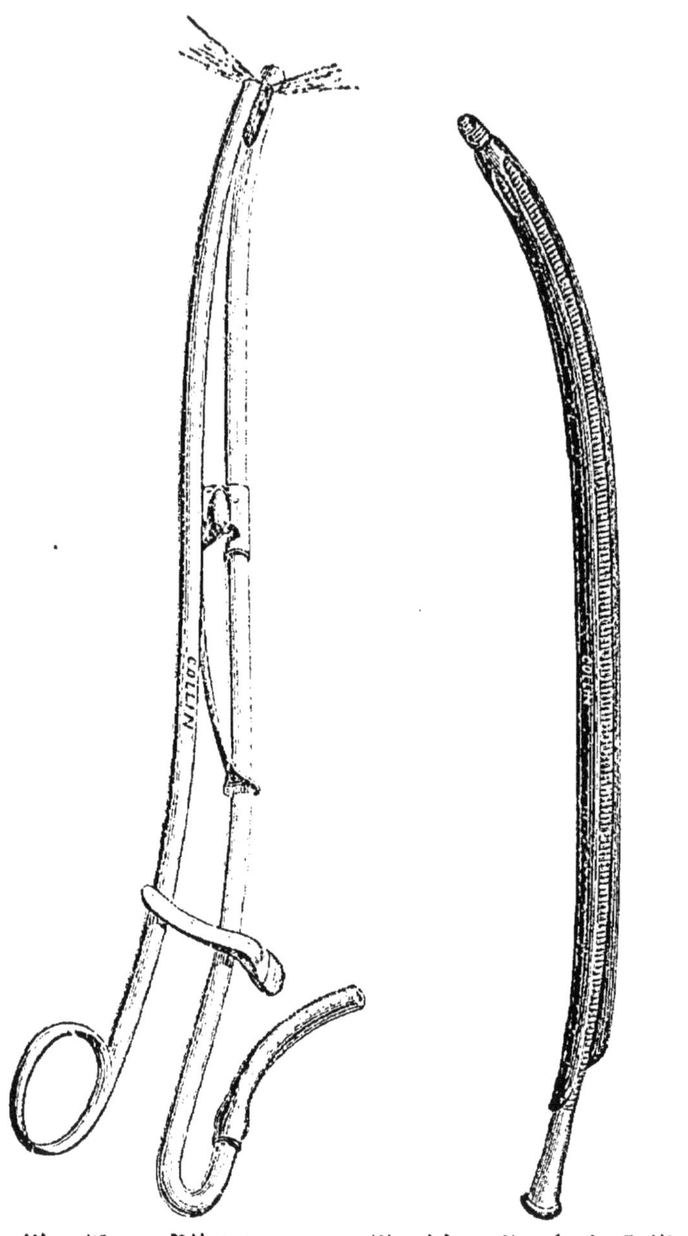

Fig. 53. — Dilatateur-injecteur du Dr Reverdin.

Fig. 54. — Sonde de Collin, en caoutchouc, pour injection au *sublimé*.

d'un peu d'ouate imbibée de solutions médicamen-

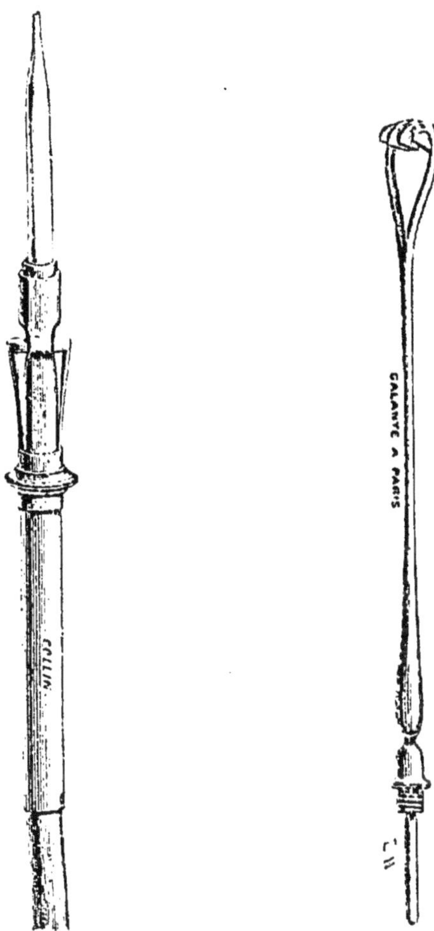

Fig. 55. — Interrupteur à coulisse de Collin.

Fig. 56. — Herse de Doléris.

teuses ou de l'écouvillon chargé de *teinture d'iode* ou de la solution de *glycérine créosotée* à 1/3.

Hersage du col. — Employer la herse de Doléris

(fig. 56). On l'introduit dans le col de l'utérus et on racle d'arrière en avant la muqueuse cervicale, Pansement, tamponnement du col avec la gaze *iodoformée*.

Instruments employés couramment en gynécologie.

Spéculum du Dr Cusco.
Spéculum à cuvette du Dr Vaucaire.
Spéculum à double mouvement combiné de Collin.
Valves variées (deux).
Spéculum pour vierge.
Spéculum intra-utérin.
Spéculum pour bain.
Pinces à pansement.
La même, coudée.
Hystéromètre.
Hystéromètre redresseur de Trélat.
Dilatateur à trois branches de Buch.
Dilatateur (de Sims).
Dilatateur flexible (de Collin).
Dilatateur du Dr Doléris.
Tiges de laminaria (douze).
Éponges coniques (douze).
Pince porte-laminaire et éponge.
Seringue pour injection intra-utérine.
Seringue de Braun.

Curettage de l'utérus. (Voir *Formulaire.*)

Le curettage est l'opération la plus simple et la plus indiquée de la gynécologie conservatrice.

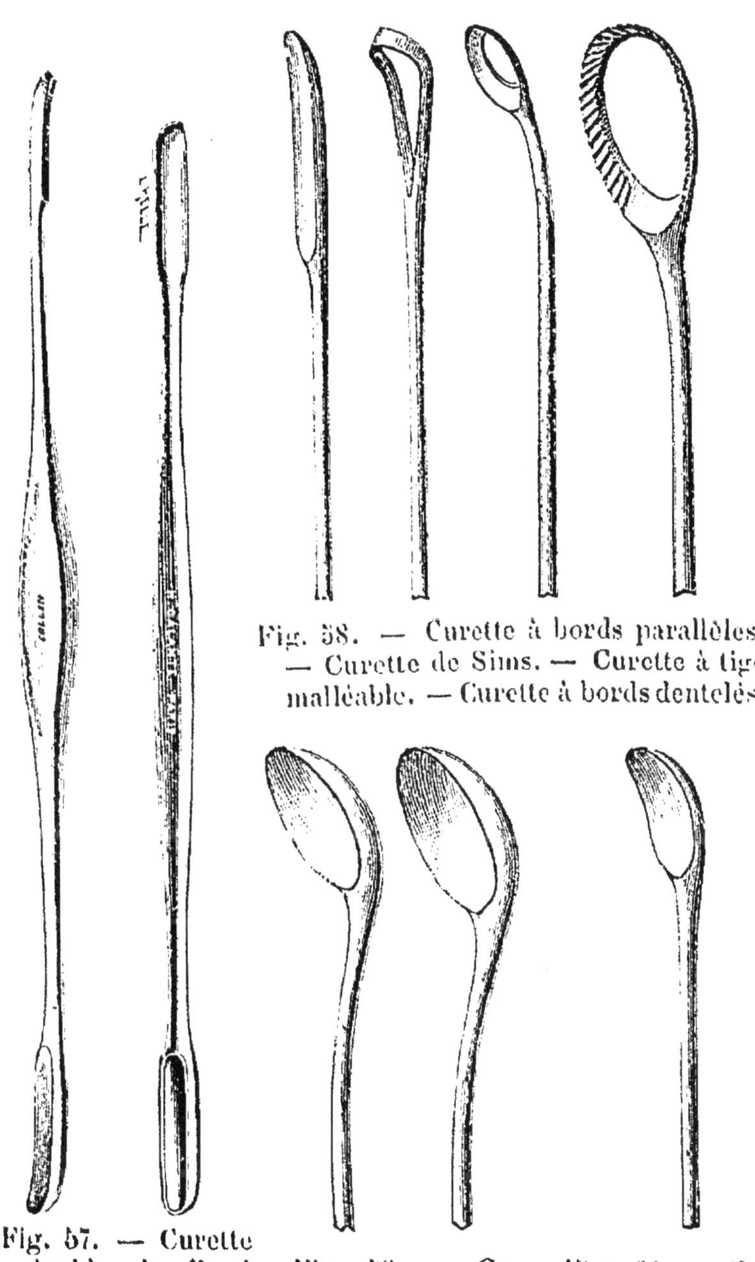

Fig. 58. — Curette à bords parallèles. — Curette de Sims. — Curette à tige malléable. — Curette à bords dentelés.

Fig. 57. — Curette double de Pozzi (Collin). — Curette double de Galante.

Fig. 59. — Curettes à double courbure.

Fig. 60. — Curette à tige droite.

Fig. 61. — Curette tranchante.

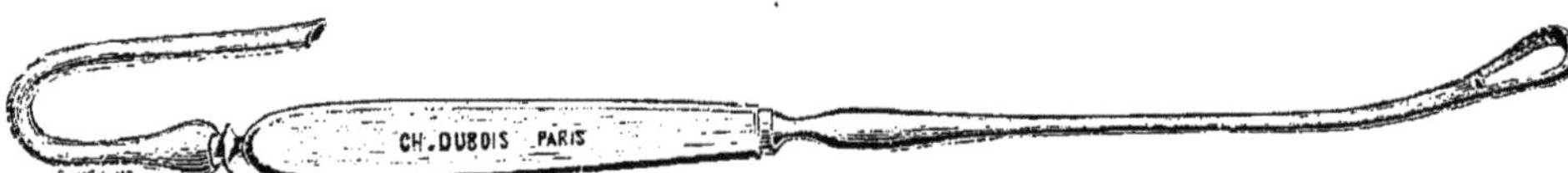

Fig. 62. — Curette avec tube injecteur de Simon.

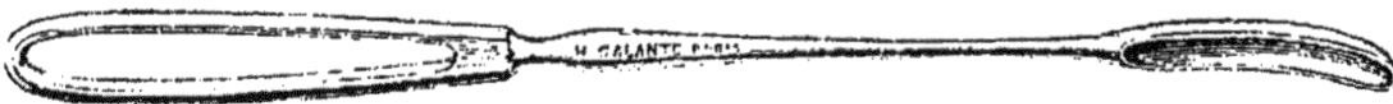

Fig. 63. — Curette de Galante.

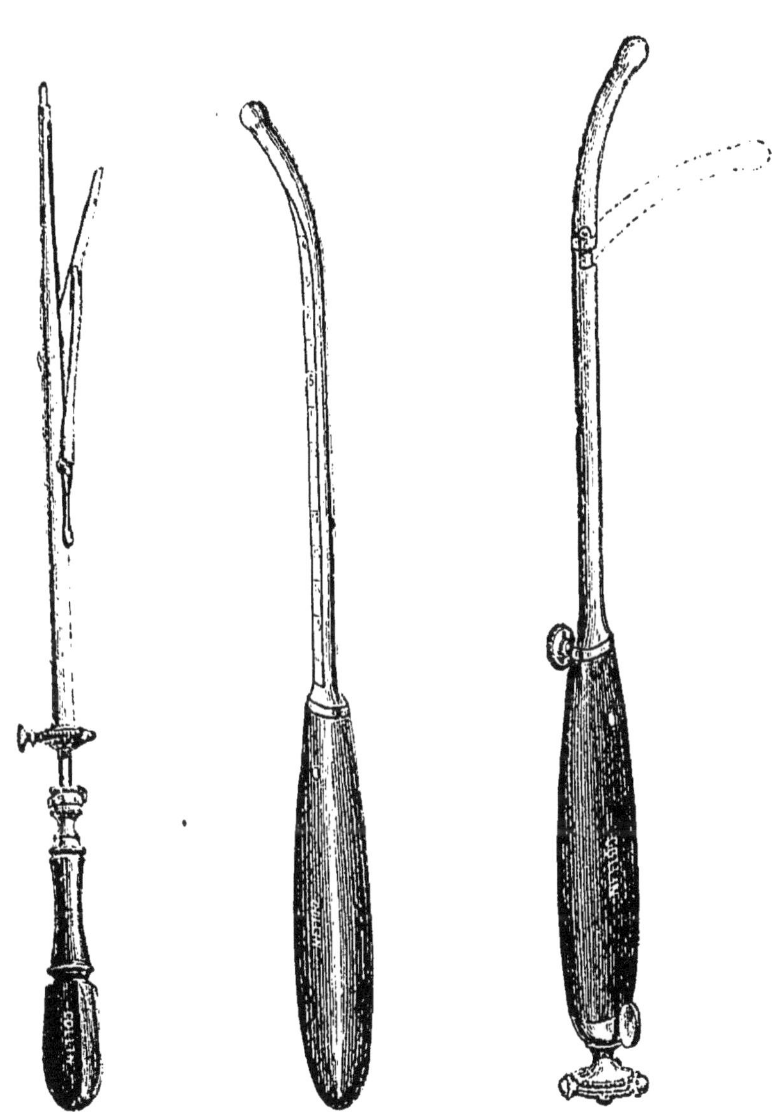

Fig. 64. — Hystérotome de Collin. Fig. 65. — Redresseur fixe de Trélat. Fig. 66. — Redresseur articulé.

Instruments nécessaires à l'opération :

Pince du Dr Pozzi pour abaissement du col.
Pinces de Museux (deux).
Pince à trois dents (de Trélat).
Valves larges (deux).
Dilatateur de Sims.
Dilatateur de Doléris.
Mandrins d'Hégar, de 1 à 16.
Curette double de Pozzi.
Curette de Doléris.
Curette de Volkman.
Curette de Sims.
Curette injecteur du Dr Auvard.
Herse de Doléris.
Écouvillons de Doléris (six).
Sonde de Doléris pour lavage utérin.
Dilatateur injecteur du Dr Segond.
Irrigateur en caoutchouc.
Sonde dilatatrice de Collin.
Sonde à tube interne.
Sonde à double courant, tout en caoutchouc.
Réservoir injecteur de deux litres.
Presse-tube interrupteur de Collin.

LAPAROTOMIE. — OVARIOTOMIE

Pince pour attirer la langue.
Masque pour chloroforme.
Rasoir.
Sonde de femme.
Bistouris droits (deux).

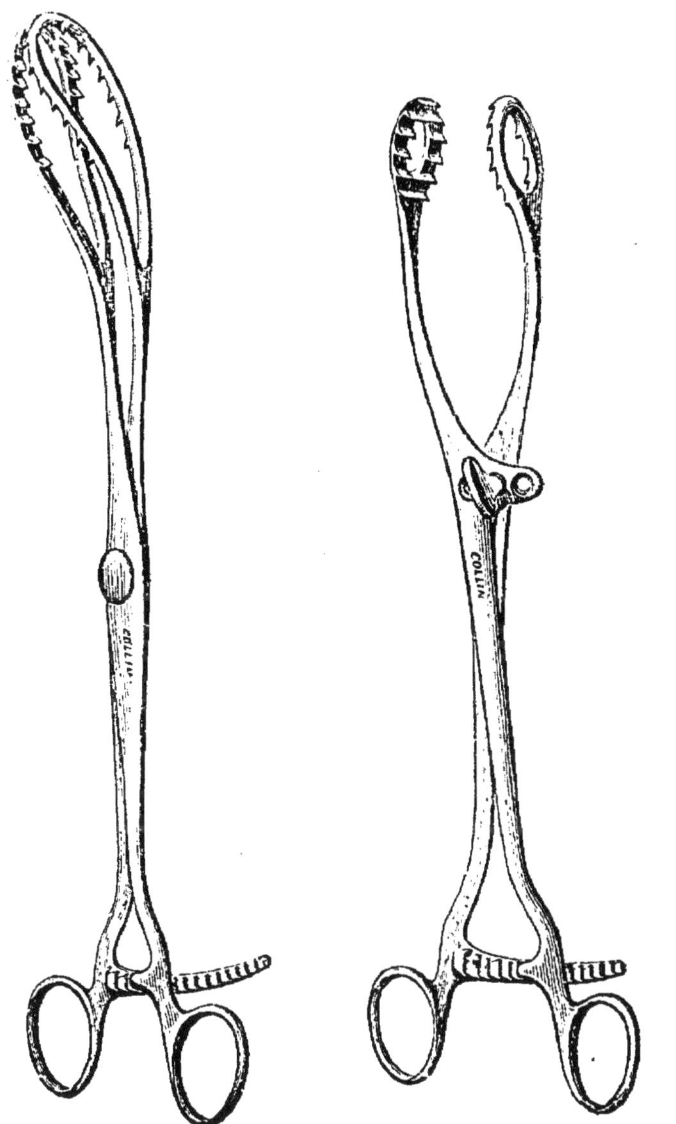

Fig. 67. — Pince en forme de forceps.

Fig. 68. — Pince à articulations variées.

Sonde cannelée.
Écarteurs mousses (deux).
Écarteurs de Volkman (deux).

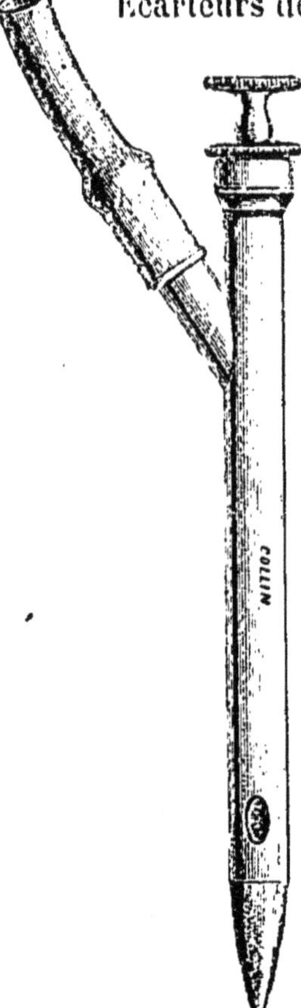

Fig. 69. — Trocart à kyste.

Ciseaux droits n° 5.
Pince à dissection.
Pince à griffes.
Pinces hémostatiques (quarante).
Pinces hémostatiques en T (sept).
Pinces dorées pour les éponges (six).
Trocart explorateur.
Trocart à kyste.
Le même, très gros.
Large valve abdominale de Doyen.
Valve vagino-abdominale de Montprofit.
Pinces à kyste de Nélaton (deux).
Pinces à kyste de Péan (deux).
Pinces droites de Terrier (quatre).
Les mêmes, courbes (quatre).
Les mêmes, du Dr Richelot (quatre)
Serre-nœud élastique du Dr Pozzi.
Fil fort en caoutchouc.
Serre-nœud de Cintrat.

Clamp (*mod. Collin*).
Pince en fourche de Championnière pour sutures.

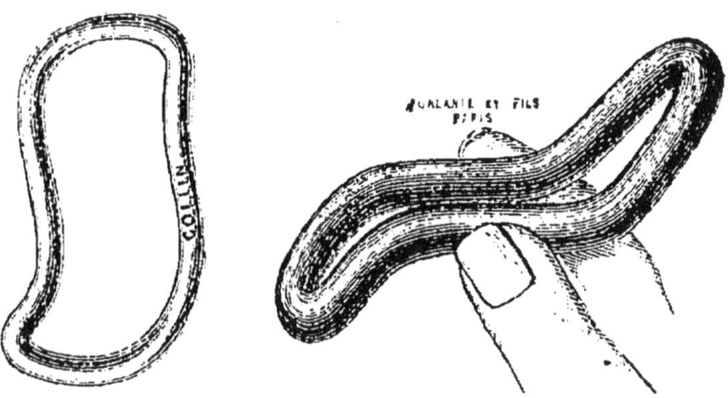

Fig. 70. — Pessaire de Sims en aluminium.

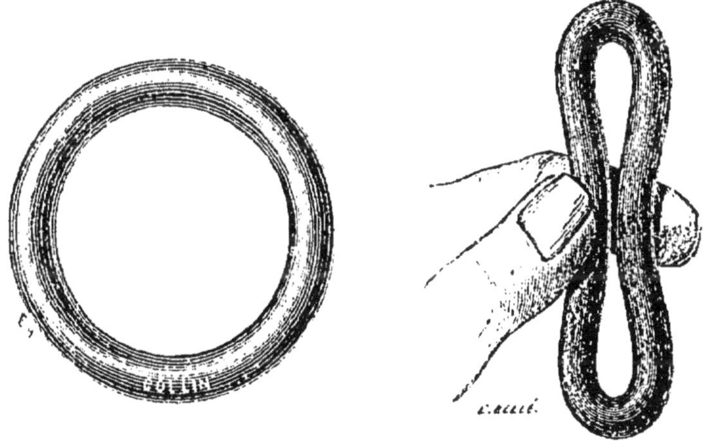

Fig. 71. — Pessaire en anneau, flexible, du Dr Dumontpallier.

Pince à érigne glissante du Dr Doyen.
Aiguille de Reverdin à grande courbure.
Aiguille tubulée forte.

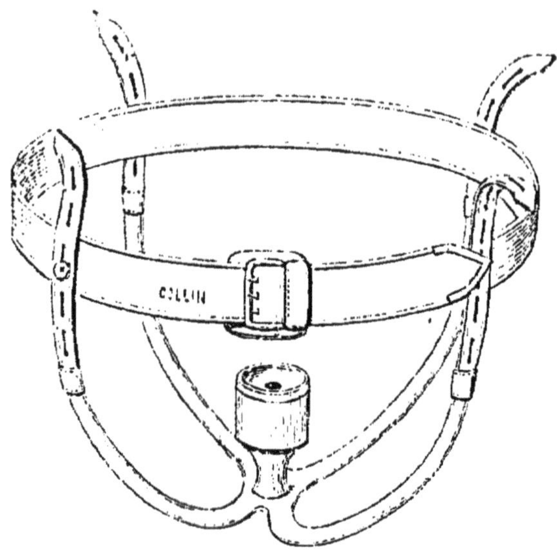

Fig. 72. — Pessaire de Borgnet pour prolapsus utérin.

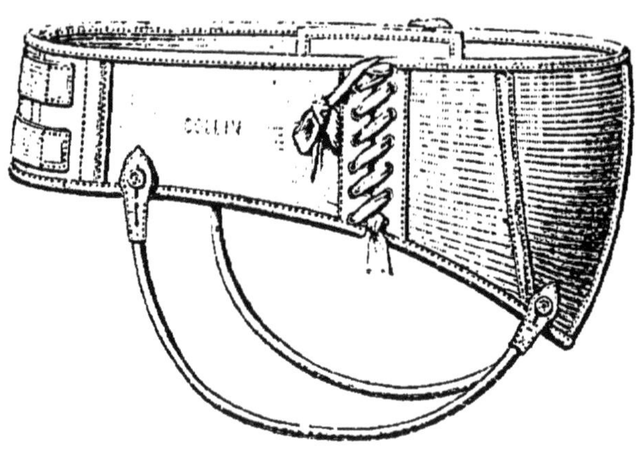

Fig. 73. — Ceinture de grossesse.

Aiguille ordinaire de Reverdin.
Aiguille à double courbure de Pozzi.
Aiguille mousse de Terrier.

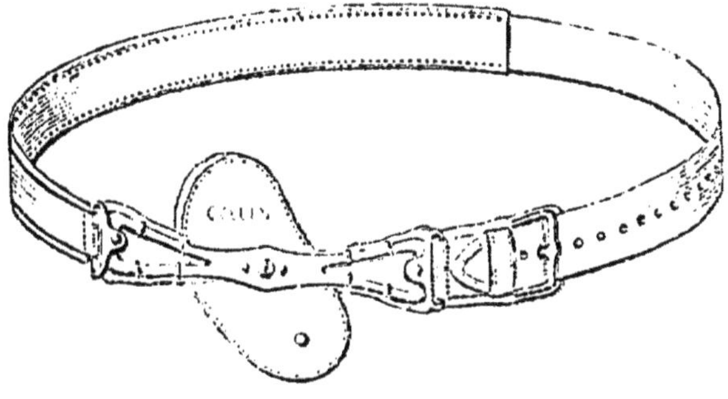

Fig. 74. — Ceinture pour maintenir le rein mobile.

Aiguille mousse à chas mobile.
Pince porte-aiguille de Pozzi.

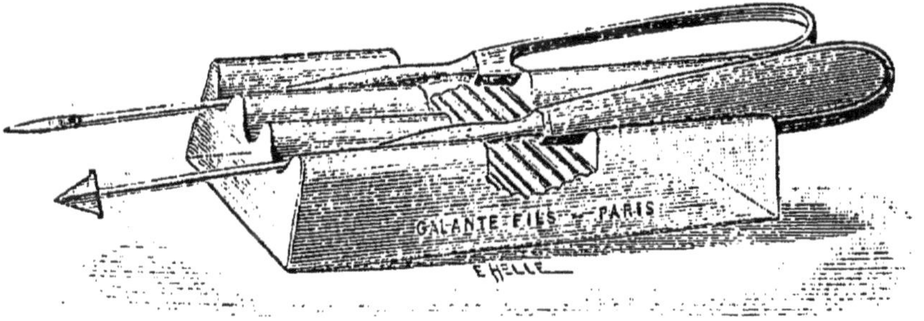

Fig. 75. — Support pour instruments.

Aiguilles d'Hagedorne (douze).
Broches longues et fortes (six).
Les mêmes, moyennes (six).
Les mêmes, petites (six).
Manche pour tenir les broches.

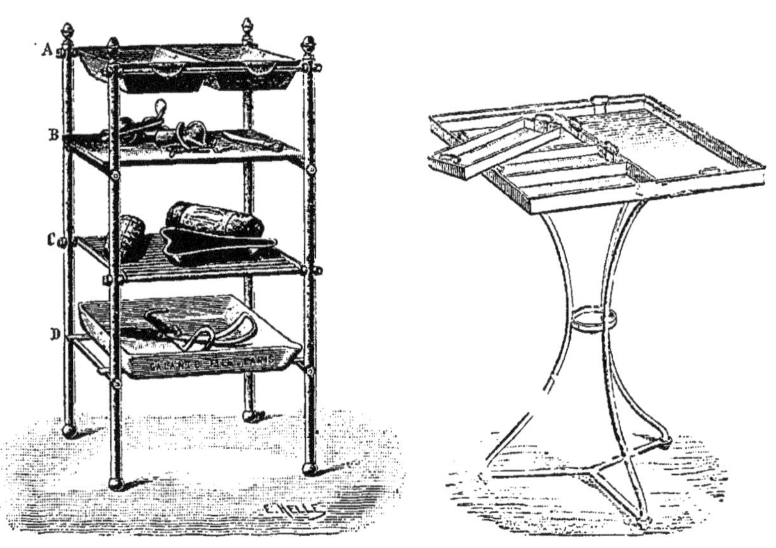

Fig. 76. — Tables pour les instruments.

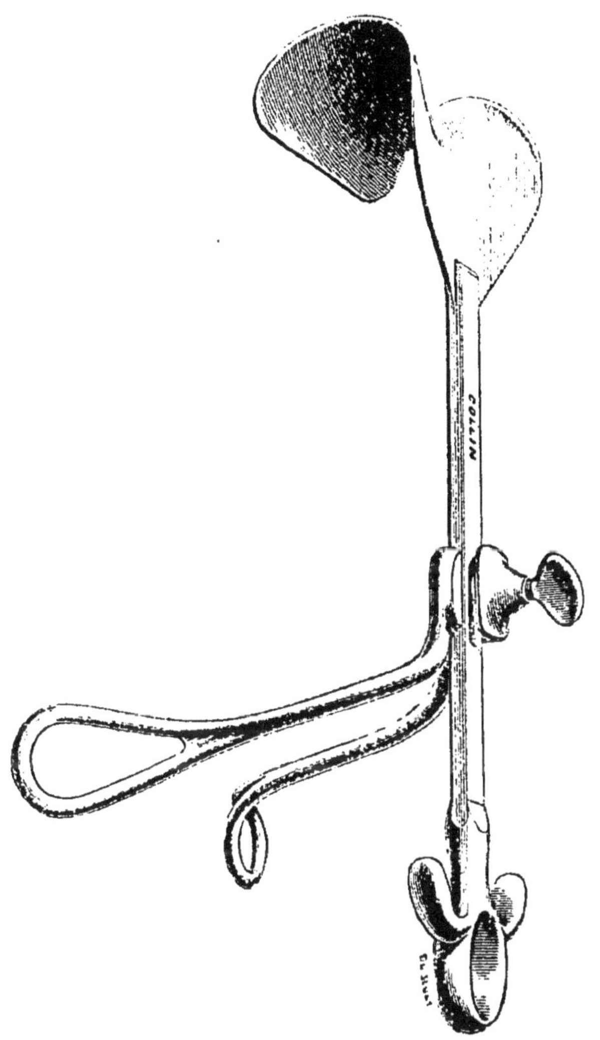

Fig. 77. — Valve abdominale à points d'appuis fémoraux du Dr Doyen.

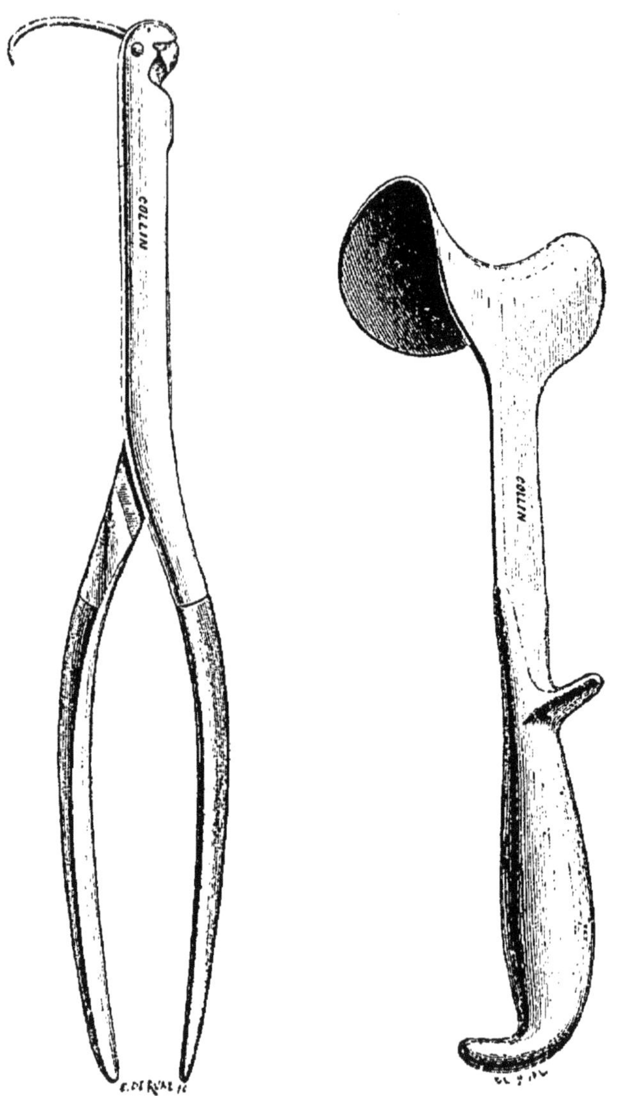

Fig. 78. — Porte-aiguille du Dr Pozzi.

Fig. 79. — Valve large du Dr Doyen (position de Trendelenburg).

Pince coupante américaine pour couper les broches.

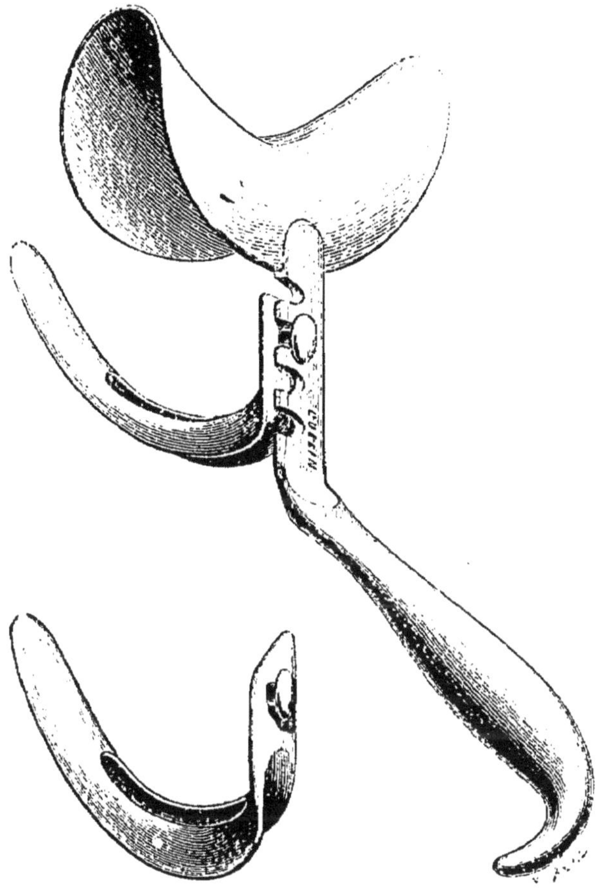

Fig. 80. — Valve abdomino-vaginale du Dr Monprofit.

Tige de gros fil d'argent pour sutures profondes.

Crins de Florence.

Catgut.

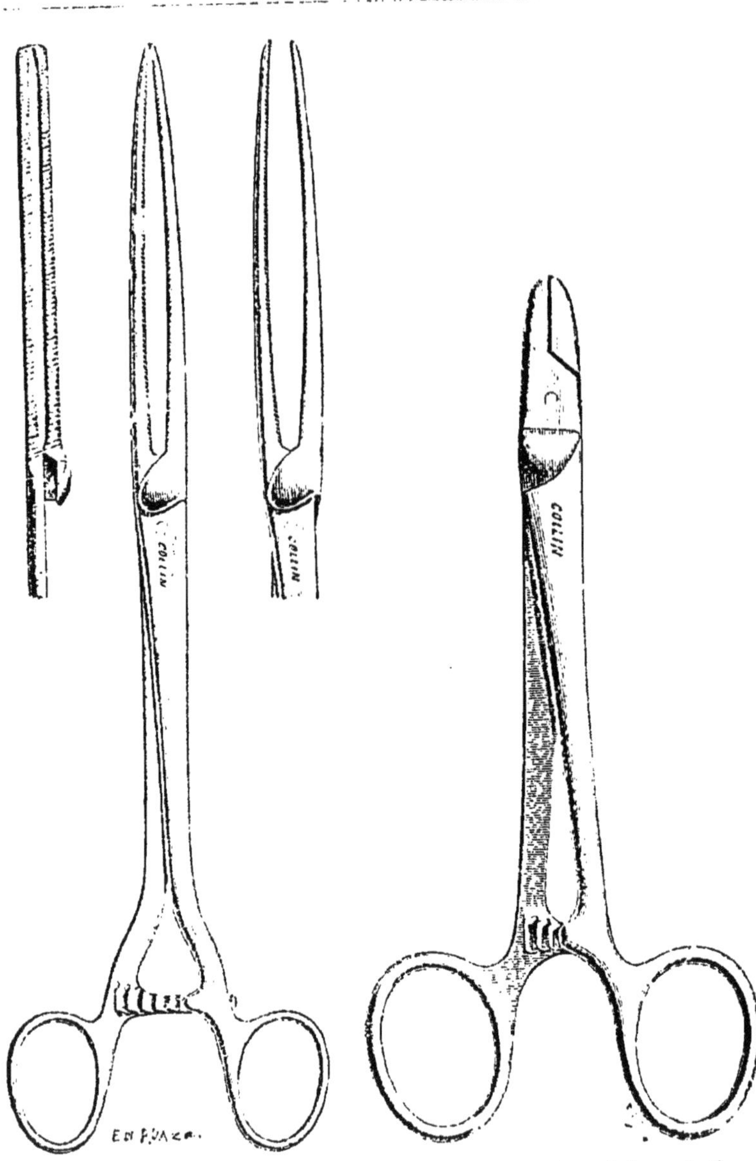

Fig. 81. — Pince du Dr Doyen pour les ligaments larges (28 centimètres).

Fig. 82. — Pince hémostatique très puissante du Dr Doyen.

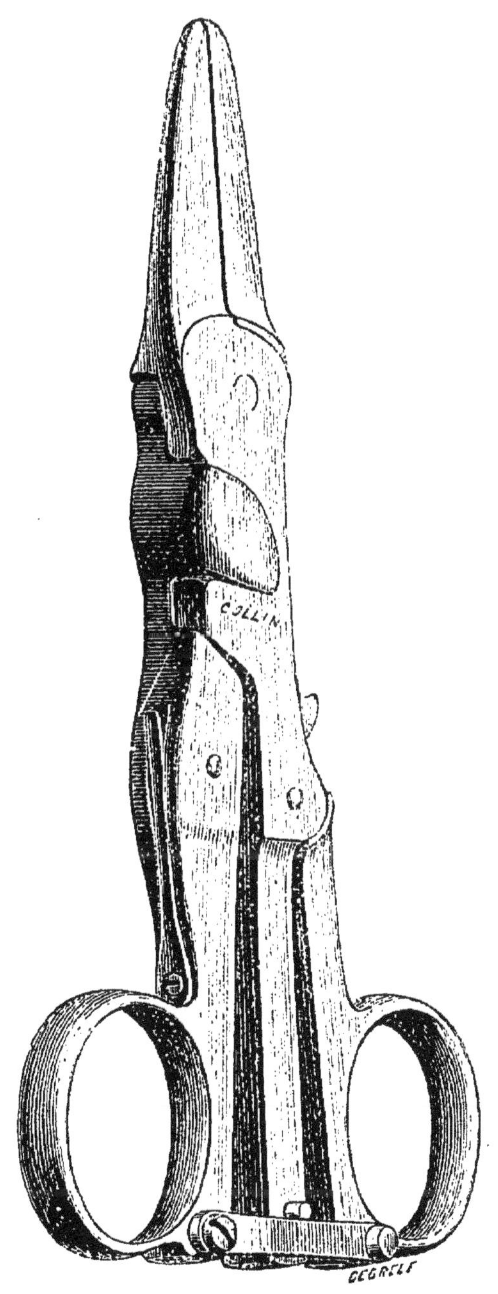

Fig. 83. — Pince à pression progressive du Dr Doyen (modèle Collin).

Soie plate pour ligature.
Drains stérilisés dans un flacon.

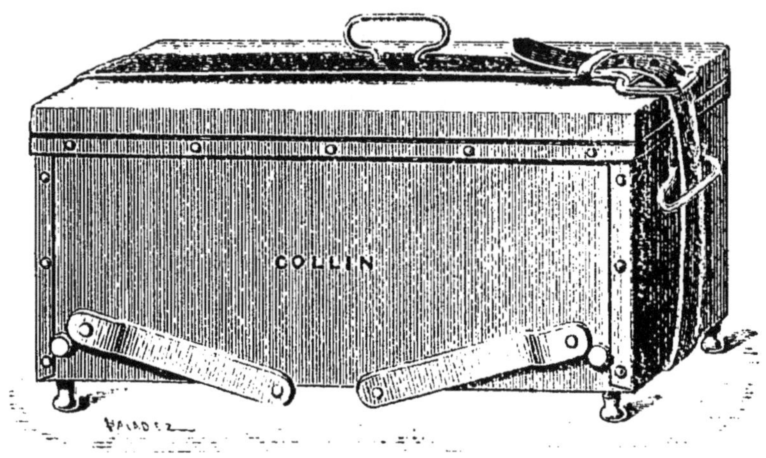

Fig. 84. — Étuve pour stériliser les instruments.

Table en métal de Doyen ou table à plateaux mobiles de Championnière.

HYSTÉRECTOMIE VAGINALE

Écarteur coudé.
Écarteur contre-coudé.
Écarteur à angle mobile du Dr Segond.
Le même, à 2 valves, une concave.
Valves de largeurs variées du Dr Doyen (trois).
Bistouri droit à longue tige.
Les mêmes, courbes, droit et gauche.
Bistouri droit (20 cent.).

Spatule longue à manche.
Pince à huit griffes pour abaissement (30 cent.).

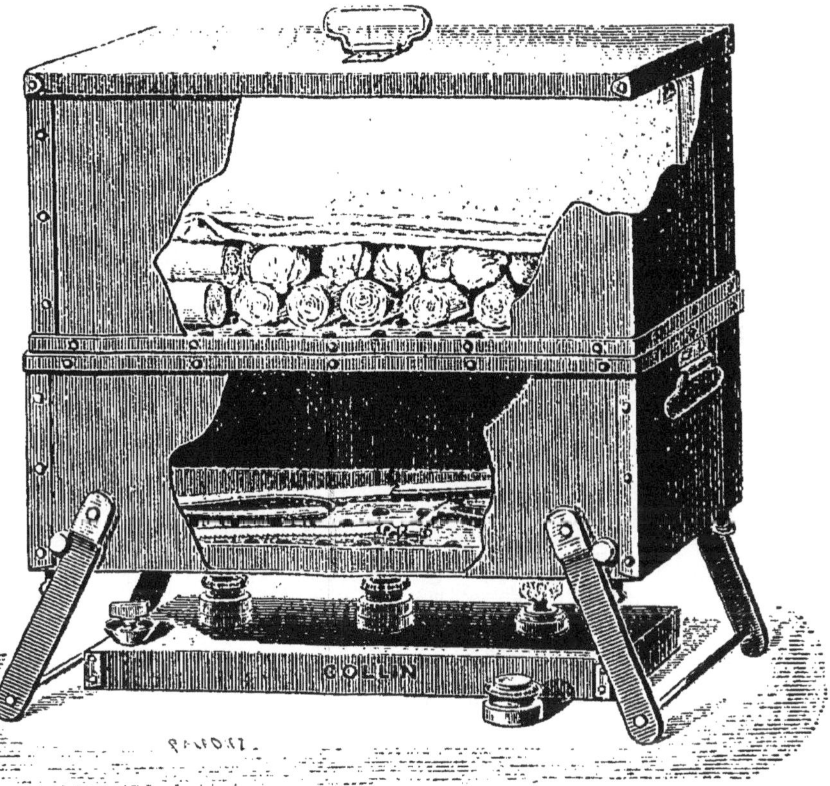

Fig. 85. — Etuve-bouilleur pour stériliser les instruments et les objets de pansement.

La même, à six griffes (30 cent.).
La même, à quatre griffes (24 cent.).
La même, petite (24 cent.).
Pince avec un mors mousse, l'autre à deux griffes (24 cent.).

Ciseaux courbes (26 cent.).
Les mêmes, droits.

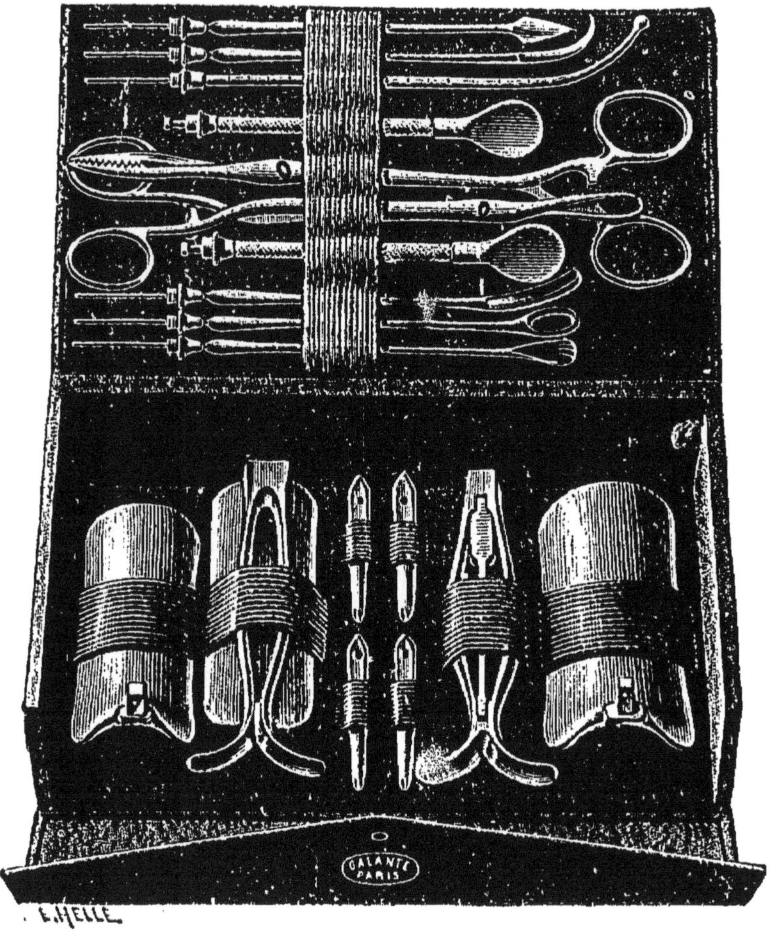

Fig. 86. — Trousse de gynécologie.

Pinces à morcellement avec pointes (24 c.) (deux).
La même, sans pointes.

Pinces à anneaux dorés pour les éponges (douze).
Pinces hémostatiques courbes (22 cent.) (six).
Pinces longuettes (23 cent.) (douze).
Les mêmes, courbes, à crémaillère dorée (six).
Pinces longuettes à mors courts (dix-huit).
Pinces longuettes coudées (six).
Valve du Dr Richelot.
Valve du Dr Doyen.
Tubes tranchants du Dr Doyen.
Pince à pression progressive du Dr Doyen.
Pince du Dr Doyen pour le ligament large (27 c.) (six).
Les mêmes (22 cent.) (six).
Pince du Dr Delagénière.

ÉLECTROTHÉRAPIE GYNÉCOLOGIQUE

Les progrès accomplis par l'étude de l'électricité appliquée aux pratiques gynécologiques obligeront les praticiens d'employer la thérapeutique électrique.

Dans les traités spéciaux la *technique opératoire* sera indiquée dans ses plus petits détails.

MALADIES TRAITÉES PAR L'ÉLECTRICITÉ

Dysménorrhée.

Dysménorrhée congestive. — Bains électriques voltaïques et faradiques.

Traitement local. — Faradisation utérine.

Chez les vierges : faradisation lombo-sus-pubienne.

Dysménorrhée ovarique ou péri-ovarique. — Faradisation locale.

Dysménorrhée mécanique (atrésie du col). — Chimicaustie intra-utérine (platine, charbon, argent).

Aménorrhée.

Bains faradiques, bain voltaïque.

Traitement local. — Electrolyse intra-utérine négative (50 à 120 milliampères : platine, charbon).

Chez les vierges : Faradisation lombo-sus-pubienne ou vaginale.

Névralgie ovarienne.

Faradisation utérine ou vaginale.

Subinvolution utérine.

Faradisation utérine ou vaginale.

Si *infection :*

Chimicaustie négative intra-utérine (platine, cuivre, argent).

Atrésie du col.

Chimicaustie négative intra-utérine (charbon, platine).

Vaginisme.

Faradisation vulvaire ou vaginale.

Imperforation de l'hymen. — Végétations. — Syphilis vulvaire.

Chimicaustie. — Galvanocaustique.

Chancres phagédéniques.

Courant voltaïque. — Galvanocaustique.

Kystes sébacés de la vulve.

Electrolyse. — Cautérisation tubulaire.

Furoncles. — Hypertrophies vulvaires. — Eléphantiasis de la vulve.

Courant voltaïque. — Electrolyse, courants induits et continus.

Lipomes vulvaires.

Ponction suivie de volta-puncture.

Lupus de la vulve.

Chimicaustie. — Volta-puncture.

Polypes de l'urèthre.

Chimicaustie uréthrale avec l'aide du courant voltaïque.

Métrite aiguë.

Faradisation utérine ou vaginale.

Métrite hémorrhagique. — Endométrite fongueuse.

Chimicaustie positive intra-utérine. — Electrolyse (charbon, argent, cuivre).

Endométrite catarrhale.

Galvanisation positive intra-utérine.

Périmétrite aiguë.

Faradisation vaginale, puis faradisation utérine.

Périmétrite chronique.

Chimicaustie intra-utérine.

Fibromes.

Chimicaustie intra-utérine (charbon). — Electricité galvanique positive. — Electrolyse cuprique.
Faradisation (Tripier). — Voltaïsation sinusoïdale (d'Arsonval).

Hémorrhagie utérine.

Faradisation utérine, lombo-sus-pubienne. — Chimicaustie intra-utérine. — Voltaïsation (platine, charbon).

Polypes de l'utérus.

Chimicaustie (charbon).

Salpingite aiguë.

Faradisation vaginale (électrode vaginale bipolaire).

Salpingite chronique.

Opération. — Galvanisation intra-utérine (platine, charbon).

Hématocèle.

Volta-puncture (?).

Antéversion. — Antéflexion.

Faradisation recto-utérine. — Abdomino-rectale. Sacro-utérine.

Rétroversion. — Rétroflexion.

Faradisation vésico-abdominale.

Stérilité (atrésie du col).

Electrolyse négative.

Névralgies pelviennes.

Bains statiques. Courants faradiques. Courants continus descendants. Electrisation dorso-vaginale.

Chez les vierges : Courant sur la colonne vertébrale.

termes de laboratoire, etc., préface de H. Roger, professeur agrégé, in-18, 1900. Broché. . . . . 5 fr. »
Relié . . . . 6 fr. »

ITZEROT et NIEMANN. — **Atlas microphotographique des bactéries**, texte traduit par le Dr Berheim. 1 vol. in-4, avec 21 planches comprenant 126 figures, 1895, cartonné 20 fr. »

KRAFFT-EBING. — **Traité clinique de psychiatrie.** Traduit par E. Laurent, grand in-8, 1897. . . . . . 20 fr. »

LAURENT (Dr Émile). — **La Neurasthénie, Vade-Mecum du médecin praticien.** 2e édit., in-18, 1897, cartonné . . . . 2 fr. 50

LAURENT. — **Mariages consanguins et dégénérescence.** Les mariages consanguins chez les anciens. Les mariages consanguins et la race. Unions consanguines chez les animaux. Conséquences et dégénérescence d'après la statistique. Unions entre consanguins et dégénérés, in-18, 1895, cart. 2 fr.

LEVILLAIN. — **Essais de Neurologie clinique, neurasthénie de Beard et états neurasthéniformes,** in-12 1890 . . . . 4 fr. »

MALDEC. — **Consultations et ordonnances médicales. Formulaire méthodique et thérapeutique.** Préface du Dr J.-V. Laborde, in-18, 1897, cart. . . . . 4 fr. »

MAURANS. — **Compendium moderne de médecine pratique,** publié sous la direction du Dr de Maurans, rédacteur en chef de la **Semaine Médicale,** in-8 de 720 p., 1894. 12 fr.

NOGUE (Dr R.). — PRÉCIS DE POSOLOGIE INFANTILE. In-18, 1895, reliure souple. . . . . 3 fr. 50

SÉBILEAU (Dr Pierre), professeur agrégé, chirurgien des hôpitaux. — **Leçons de chirurgie faites à l'hôpital Cochin.** 1 vol. in-18. 1899. 3 fr. 50

STRUMPELL. — **Traité de pathologie spéciale et de thérapeutique des maladies internes,** à l'usage des étudiants et médecins, traduit de l'allemand par le Dr J. Schramme de Bruges, 3 vol. in-8, 1898. . 30 fr. »

SURBLED. — **La vie à deux. Hygiène du mariage,** in-18, br., 1896. 3 fr.

VARIOT (Médecin de l'hôpital Trousseau, Enfants-Malades ; Chargé du service de la diphtérie). **La diphtérie et la sérumthérapie,** études cliniques et pratiques, avec la collaboration de M. le Dr Tollemer, pour la partie bactériologique, in-8, 1898 . . 12 fr. »

WITKOWSKI. — **Anecdotes historiques et religieuses sur les seins et l'allaitement,** comprenant l'histoire du décolletage et du corset, ouvrage illustré de 210 fig. in-8, 1898 . . . . 10 fr. net
Belle reliure, 1/2 veau amateur, tête dorée. . . . . 14 fr. net

WITKOSWSKI. — **Curiosités médicales littéraires et artistiques sur les seins et l'allaitement,** ouvrage illustré de fig., in-8, 1898. 10 fr. net
Belle reliure 1/2 veau amateur, tête dorée . . . . 10 fr. net

FORMULAIRE

DE

GYNÉCOLOGIE

Abaissement de l'utérus.

(Voir *Prolapsus de l'utérus.*)

Abcès de la glande de Bartholin.

Kyste de la glande de Bartholin.

— Pozzi —

Détruire la poche kystique :

Injecter dans le kyste, avec la seringue de Pravaz, 10 à 12 gouttes de la solution :

Chlorure de zinc	1 gr.
Eau stérilisée	10 gr.

ou mieux : extirper la poche kystique après l'avoir ponctionnée, évacuée, rincée à l'eau chaude, la remplir de spermaceti dissous au bain-marie ; entourer la poche ainsi distendue de glace pilée et enlever la masse dure obtenue avec la simple anesthésie par le froid ou par les injections de cocaïne :

Chlorhydrate de cocaïne, 0 gr. 20 cent. à	1 gr.
Eau stérilisée	10 gr.

1 seringue de Pravaz.

Disséquer la poche kystique. Réunion par sutures transversales.

Pansement à la gaze *salolée*.

— J. Chéron —

Si le kyste est ouvert au dehors, si le canal excréteur de la glande n'est pas obstrué, introduire par cette ouverture un trocart courbe. S'il n'existe pas d'orifice, en créer un par la ponction et vider la poche de son contenu muqueux, séreux ou purulent. Dirigeant le trocart vers le point le plus déclive, pratiquer une contre-ouverture en ce point, laissant en place la canule et retirant le trocart à lame tranchante, que l'on remplace par le fil de platine. Enlever encore la canule et mettre le fil de platine en rapport avec les deux réophores de l'accumulateur en le saisissant, à quelques centimètres des orifices d'entrée et de sortie, avec deux pinces à artère. Le fil rougit et sectionne le kyste de dehors en dedans grâce à des tractions légères et à des déplacements successifs de gauche à droite et de droite à gauche (comme pour la manœuvre de la scie à chaîne).

Le kyste (ou l'abcès) étant ainsi largement ouvert, rien n'est plus facile que de cautériser légèrement toute la surface de la poche avec le couteau courbe du galvano-cautère et d'appliquer un pansement antiseptique :

Ouate *phéniquée*, gaze *iodoformée* ou *aristolée* ou gaze imbibée de la solution :

Acide picrique	1 gr.
Eau	1000 gr.

— **Kyste purulent.** —

Repos. — Grands bains. — Application de compresses de tarlatane imbibées de :

Salol	10 gr.
Eau.	150 gr.
Glycérine neutre.	50 gr.

ou :

Résorcine	5 gr.
Eau.	200 gr.

Si suppuration inévitable :

Incision large de la poche, en plongeant le bistouri à l'union de la peau et de la muqueuse. — Débrider largement. Extirper la glande, au fond de la plaie, en excisant rapidement toute la surface interne de la poche avec des ciseaux courbes.

Laver le fond de la plaie avec la solution forte.

Acide phénique	20 gr.
Alcool p. dissoudre.	q. s.
Eau	1 litre

Tamponnement à la gaze *salolée* ou *iodoformée*.

Réunion immédiate de la plaie par la suture perdue au catgut, à étages superposés.

Abcès du ligament large (base).

Repos. — Application de ventouses scarifiées. — Grands bains. — Laxatifs (voir *Constipation*). — Lavements glycérinés.

Onctions sur l'abdomen avec la pommade :

Ichthyol	4 gr.
Extrait d'opium	2 gr
Extrait de belladone	1 gr.
Vaseline	20 gr.
Lanoline.	10 gr.

Si douleurs vives :

Application d'un sac de glace sur l'abdomen, en interposant une flanelle double.

Injections vaginales chaudes (45 à 50°) contenant pour un litre d'eau un paquet :

Sublimé.	0 gr. 20 cent.
Acide tartrique	0 gr. 50 cent.

Suppositoire :

Teinture d'hamamelis. . . .	XV gouttes.
Extrait thébaïque.	0 gr. 05 cent.
Extrait de belladone	0 gr. 01 cent.
Beurre de cacao	4 gr.

M. pour 1 supp. n° 6.

Potion à prendre par cuillerées à soupe toutes les 3 heures :

Teinture de lobélie.	X gouttes.
Sirop thébaïque.	ãã 30 gr.
Sirop d'éther	
Eau distillée.	100 gr.

— AUVARD —

Quand l'inflammation est calmée :

Massage, bains, hydrothérapie.

Prendre, avant chaque repas, une cuillerée à soupe de la potion :

Iodure de potassium.	10 gr.
Sirop d'éc. d'or. amères . . .	50 gr.
Eau.	250 gr.

1 cuillerée à soupe contient 50 cent. d'iodure de potassium.

ou :

Benzoate de soude.	10 gr.
Sirop d'éther	30 gr.
Eau.	120 gr.

Une cuillerée à soupe, matin et soir.

Si **suppuration** :

Ouvrir l'abcès à l'aide d'un trocart un peu gros et introduire un drain en croix.

Le *phlegmon du sommet du ligament large* sera traité de même dès le début. A la période de suppuration il faudra recourir à la laparotomie.

Abcès pelviens.

Traitement palliatif et antiphlogistique (voir ci-dessus).

— Péan — Richelot —

Castration par morcellement.

1° Désinsertion circulaire du vagin, au bistouri, après abaissement de l'utérus à l'aide des pinces de Museux ou du tire-bouchon de Segond.

2° Pincement des ligaments larges avec des grandes pinces spéciales ;

3° Section de ces ligaments;

4° Morcellement de la partie correspondante de l'utérus;

5° Nouveau morcellement, après application d'autres pinces;

6° Tamponnement à la gaze *iodoformée* ou *salolée* de la large cavité où se videront les abcès voisins.

Abcès du sein.

Prophylaxie. — Lotions savonneuses antiseptiques (savon à l'*ichthyol*, au *salol*, au *sublimé*).

Traitement. — Appliquer des compresses très chaudes de tarlatane *salolée* ou *boriquée* imbibées d'une des solutions :

Bichlorure de mercure	0 gr. 25 cent.
Acide tartrique.	0 gr. 50 cent.
Eau	1 litre.

ou :

Acide borique	30 gr.
Eau	1 litre.

ou :

Résorcine	5 gr.
Eau	1 litre.

Envelopper tout le sein dans les compresses et placer par-dessus un large morceau de taffetas gommé ; maintenir le tout par une bande de tarlatane ou par un bandage de corps.

Interdire l'allaitement avec le sein malade, ne l'autoriser qu'avec la mamelle saine.

Si douleur vive :

Onctions avec la pommade :

Extrait d'opium	āā 1 gr. 50 cent.
Extrait de belladone	
Vaseline	20 gr.
Onguent napolitain.	5 gr.

A l'intérieur :

Antipyrine, 1 à 2 grammes en cachets ; *exalgine*, 0 gr. 20 ; *phénacétine*, 0 gr. 50 en cachets.

Période de suppuration. —

— Auvard —

Dans les abcès limités et superficiels, la simple ponction au trocart peut suffire.

Ouvrir les abcès en incisant excentriquement avec le bistouri par rapport au mamelon de manière à éviter autant que possible les galactophores. — Drainage. — Compression méthodique.

Accouchement.

Conduite à tenir avant l'accouchement. — Antisepsie rigoureuse. — Choix d'une garde expérimentée et propre.

Chambre grande, aérée. — Lit ordinaire, accessible des deux côtés. Recouvrir le matelas d'une toile caoutchoutée.

Faire enlever de la chambre les bibelots, les tentures et les tapis.

Pendant les dix derniers jours, faire, chaque matin, le savonnage de la vulve et une injection tiède contenant pour un litre d'eau le paquet :

Sublimé	0 gr. 25 cent.
Acide tartrique. . . .	0 gr. 50 cent,

Analyse des urines des vingt-quatre heures, tous les trois jours.

Liste des accessoires nécessaires pour un accouchement :

Objets. — Injecteur douche d'Esmarch en verre de 2 à 4 litres, muni d'un long tube de caoutchouc avec canule en verre.

Bassin en porcelaine avec tube d'écoulement.

Drap caoutchouté.

Ouate hydrophile stérilisée, 1000 grammes en 8 paquets.

Alcool pur pour le lavage des mains.

Crins de Florence.

1 canule en verre, ouverture unique terminale.

2 canules en verre à plusieurs trous.

2 pinces à griffes.

Thermomètre maxima.

Thermomètre pour bains.

Une sonde vésicale, n° 16.

Epingles de nourrice.

Livret médical du Dr Vaucaire.

Ceinture de couches.

Balance à plateau pour peser l'enfant, avec un plateau spécial pour recevoir l'enfant (panier, brancard, hamac).

Ouate *salolée*, 125 grammes.

2 blouses de toile pour la garde.

Brosse à ongles, savon antiseptique (sublimé).

Enfant. — Layette. Compresse de toile pour panser le cordon, deux fils solides pour la ligature du cordon, une cuvette, une petite baignoire.

MÉDICAMENTS A PRESCRIRE 20 JOURS AVANT L'ACCOUCHEMENT :

Solution hydro-alcoolique au *formol* (10 grammes pour 200).

Monol (deux bouteilles). — (Permanganate de chaux chimiquement pur.)

1 bouteille de *coaltar saponiné* très utile pour le lavage des mains.

Faire préparer 10 litres d'eau bouillie, chaque litre bouché avec un tampon d'ouate *salolée.*

Vaseline *boriquée* à 1/30, 60 grammes.

Vaseline stérilisée au *sublimé* à 1/1000,30 gr.

Ergotine injectable.

Solution de *cocaïne* à 1/20.

Europhène ou *salol.*

Gaze au salol.

Poudre de *Lycopode.*

Compte-gouttes.

Chloroforme chimiquement pur, 60 grammes.

Ether sulfurique, 25 grammes, pour injections hypodermiques en cas de syncope grave,

et :

Caféine.	2 gr. 50
Benzoate de soude	3 gr.
Eau distillée.	Q. s. p. 10 c.cubes.

Solutions antiseptiques :

Solution :

Permanganate de potasse. .	20 gr.
Eau.	300 gr.

Une cuillerée à soupe pour 1 litre d'eau.

Pour le lavage des mains et la toilette vulvaire :

Sublimé. . . .	0 gr. 25 cent. à 1 gr.
Acide tartrique.	1 gr.
Eau distillée.	1 litre.

ou :

Acide phénique	àà 10 gr.
Alcool à 80°	
Eau	1000 gr.

— Budin —

Sublimé corrosif	0 gr. 25 cent.
Acide tartrique.	1 gr.
Solution alcoolique de carmin d'indigo à 5/100	1 goutte.

Pour un paquet, dans 1 litre d'eau.

ou :

1 cuillerée à soupe dans un litre d'eau bouillie de la solution suivante :

Acide phénique	àà 240 gr.
Alcool.	
Essence de thym.	10 gr.

ou :

Formol	10 gr.
Alcool.	20 gr.
Eau.	180 gr.

Une cuillerée à soupe dans 1 litre d'eau.

Si spasme utérin :

Chloroforme. . . . . 30 gr.

en inhalations.

ou :

Lavement :

Hydrate de chloral. . . . . 2 à 3 gr.
Jaune d'œuf. . . . . N° 1.
Lait. . . . . 100 gr.

ou :

Grand bain à 35° (période de dilatation).

ou :

1/2 à 1 seringue de Pravaz de la solution :

Chlorhydrate de morphine. . . 0 gr. 05 cent.
Eau de laurier-cerise. . . . . . 1 gr.
Eau distillée. . . . . 9 gr.

ou :

Potion à prendre en deux fois :

Hydrate de chloral. . . . . . 2 gr.
Sirop d'éc. d'or. amères . . . 20 gr.
Eau. . . . . 100 gr.

Si contractions tétaniques :

— Muller —

Contre les contractions tétaniques pendant le travail :

Teinture d'iode . . . . 1 gr.
Alcool. . . . . 2 gr.

En prendre, toutes les demi-heures, cinq gouttes dans un demi-verres d'eau chaude.

Si faiblesse des contractions (au moment de l'accouchement) :

Irrigations vaginales chaudes.

— Schwab —

Le sulfate de quinine exerce une action manifeste et très souvent rapide sur les contractions utérines.

La dose à employer est de 1 gramme en deux prises à dix minutes d'intervalle :

Sulfate de quinine	0 gr. 50 cent.

En un cachet; faire deux cachets semblables.

Ne donner le *seigle ergoté*, l'*ergotine* ou l'*ergotinine* qu'à la fin de la période d'expulsion.

Solutions pour injections hypodermiques :

Ergotine	1 gr.
Eau distillée	10 gr.

Toutes les demi-heures, 1/2 seringue de Pravaz,

ou :

Ergotinine	0 gr. 01 cent.
Acide lactique	0 gr. 02 cent.
Eau de laurier-cerise	10 gr.

III à X gouttes dans un peu d'eau sucrée.

Ergotine, ergotinine :

Indications (?) : inertie utérine dans le cas de présentation de la tête, l'orifice étant effacé.

Contre-indications : rétrécissement du bassin, fièvre, faiblesse de la paroi utérine, affections cardiaques.

Mieux vaut s'abstenir du seigle ergoté; ne l'employer que lorsque l'utérus est vide.

— **Hémorrhagie de la délivrance (Simple) :**

Examiner la vulve, le vagin, le col et le corps de l'utérus.

Vulve. — Application d'une ou de plusieurs sutures. Pansement avec la poudre de *salol* et appliquer des compresses de tarlatane trempées dans la solution.

Acide borique	30 gr.
Eau	1000 gr.

Vagin. — Pincer le point qui saigne ou faire une suture, ou tamponnement à la gaze *salolée* ou *boro-salicylée*.

Col. — Tamponnement à la gaze *salolée* ou *iodoformée*.

Corps. — Injections intra-utérines chaudes à 45° ou injections vaginales froides à 15°.

— HERMAN — MAYGRIER —

1° Pratiquer, à l'aide de la main, le massage utérin sur l'abdomen.

2° S'il ne réussit pas, introduire la main dans l'utérus pour s'assurer qu'il est complètement vide.

3° Injections intra-utérines chaudes à 40°.

— PINARD —

Si l'accouchement a été pratiqué avec les précautions antiseptiques de rigueur, si aucune intervention n'a été faite de nature à pouvoir infecter l'utérus, on emploiera seulement l'eau *bouillie*.

Au contraire, on joindra à l'eau chaude des antiseptiques dans tous les cas où, soit par manque de soins pendant l'accouchement, soit à cause d'une intervention quelconque, on pourra mettre en doute l'asepsie utérine. Alors le liquide employé sera soit une solution de :

Sublimé	0 gr. 25 cent.
Eau distillée	1 litre.

ou de *biiodure de mercure* à 1/4000 ; soit, s'il s'agit d'une femme albuminurique, l'eau *boriquée* ou mieux *naphtolée* :

Naphtol β.	5 gr.
Alcool	150 gr.

Une cuillerée à café pour 2 litres d'eau bouillie.

On devra renoncer aux sels de mercure chaque fois qu'il y aura lieu de prolonger l'irrigation. De la sorte on évitera l'intoxication, toujours possible.

Hémorrhagie grave :

Comprimer la paroi abdominale en saisissant l'utérus. — Retirer les débris de membranes ou du placenta avec l'autre main introduite dans l'utérus. — Tamponnement utéro-vaginal à la gaze *salolée*.

Réchauffer les extrémités, sinapismes aux poignets, coudes, genoux et mollets.

Boissons glacées : *champagne*, *bouillon*.

Toniques : *eau de mélisse*, *rhum*, *fine champagne*, *grogs*.

Si collapsus :

Injections sous-cutanées d'*éther* et de *caféine* (voir ci-dessus).

Transfusion de *sérum artificiel* :

Chlorure de sodium	7 gr.
Eau stérilisée	1 litre.

Si l'hémorrhagie persiste :

Ergotine (voir ci-dessus). *Ergotine* Tanret, *ergotine* Yvon.

ou :

Eau de Rabel	2 à 4 gr.
Sirop de limons.	40 gr.
Eau.	160 gr.

Potion à prendre en 2 fois.

ou :

Prendre 3 à 8 des pilules suivantes :

Ergotine. . . . . Sulfate de quinine	ãã 2 gr.
Poudre de digitale . . . . Extrait de jusquiame. . .	ãã 0 gr. 20 cent.

Faire 30 pilules.

ou :

Une cuillerée à soupe toutes les heures de la potion :

Teinture de cannabis indica.	2 gr.
Hydrolat de tilleul	100 gr.
Hydrolat de fleurs d'oranger.	25 gr.
Teinture de cannelle	5 gr.
Julep gommeux	120 gr.

Tamponnement utéro-vaginal à la gaze *salolée*.

Soins à donner à l'accouchée.

Repos, tranquillité absolue.

Matin et soir, injection chaude de *sublimé* suivie d'une injection de 2 litres d'eau bouillie chaude.

Aprés accouchement pénible :

Une cuillerée à soupe toutes les 2 heures de la potion :

Sirop thébaïque	30 gr.
Sirop d'éther.	20 gr.
Sirop de fleurs d'oranger. . .	20 gr.
Eau	80 gr.

ou :

Une pilule, matin et soir, contenant :

Extrait thébaïque	0 gr. 03 cent
Extrait de belladone.	0 gr. 005 mil.
Excipient.	Q. s.

Pour 1 pilule. N° 4.

Si rétention d'urine :

Cathétérisme.

Prendre la potion suivante, par cuillerée à soupe, toutes les heures.

Ergotine	1 gr.
Sirop d'éc. d'oranges amères.	30 gr.
Vin cordial.	100 gr.

Si tranchées :

Potion à l'*extrait thébaïque* (voir ci-dessus).

ou :

Prendre toutes les 3 heures un paquet :

Poudre de Dower.	0 gr. 50 cent.
Sucre blanc pulvérisé	1 gr.

en 3 paquets.

ou :

X à XXX gouttes d'*élixir parégorique*, dans un peu d'eau, trois fois dans les 24 heures.

Si constipation :

1 à 2 pilules rhéo-ferrées.

ou :

Cascara sagrada.	0 gr. 25 cent.

1 cachet. — 1 matin et soir.

ou :

Rhubarbe.	0 gr. 25 cent.
Protoxalate de fer.	0 gr. 05 cent.

1 cachet. N° 4.

ou :

Lavement d'eau bouillie additionnée d'une cuillerée à soupe de *glycérine neutre*.

ou :

1 verre à Bordeaux d'eau de Carabaña.

Si subinvolution utérine :

Injections vaginales chaudes à 45°.

Régime.

Les deux premiers jours : bouillon tiède, œufs, phosphatine, lait, grogs.

Potion tonique :

Extrait mou de quinquina .	1 à 4 gr.
Sirop d'éc. d'or. amères. .	30 gr.
Teinture de cannelle . . .	X gouttes.
Eau	100 gr.

3 cuillerées à soupe par jour.

Le troisième jour, œufs, viande grillée, légumes, pruneaux, compotes de fruits.

Boisson : lait coupé d'eau de Vichy ou vin de Bordeaux.

Pendant douze jours, alimentation légère, éviter les viandes grasses, les salaisons, les mets épicés.

Lever vers le vingtième jour environ, si les suites de couches ont été normales.

Faire porter une ceinture abdominale spéciale pour éviter les vergetures (?).

Acné sébacée des jeunes filles.

Le soir, lotions avec un tampon d'ouate hydrophile imbibée de :

Biborate de soude	5 gr.
Eau de roses	200 gr.
Glycérine neutre	50 gr.

Laisser sécher.

Le matin, savonnage avec le savon salicylé ou avec le savon de goudron.

Tous les cinq jours frictionner les pustules d'acné avec un linge imbibé d'eau de Cologne.

Adhérences péri-génitales.

MASSAGE GYNÉCOLOGIQUE (*voir ce mot*).

Injection chaude, matin et soir (40 à 46°), contenant, pour 2 litres d'eau, 1 paquet :

Borate de soude . . . . 200 gr.

en 20 paquets.

ou :

Bicarbonate de soude . . } àà 100 gr.
Borate de soude. . . . . }

en 20 paquets.

ou :

Monol.

Une cuillerée à soupe pour 2 litres d'eau.

Combattre la constipation. — Le matin prescrire un lavement froid additionné d'une cuillerée à soupe de *glycérine neutre* à 30° Baumé.

Bains sulfureux. — Hydrothérapie.

Albuminurie gravidique.

Pointes de feu. Ventouses sèches ou scarifiées à la région lombaire. — Saignée (éclampsie) de 400 à 500 grammes, si la femme est pléthorique.

Prescrire les diurétiques, les diaphorétiques et les purgatifs salins. Phosphatine.

1er jour, 1 litre de lait, 2 portions d'aliments.
2e jour, 2 litres de lait, 1 portion d'aliments.
3e jour, 3 litres de lait, 1/2 portion d'aliments.
4e jour, lait à discrétion sans autres aliments.

Si le lait n'est pas bien supporté, le couper avec de l'eau de Vichy (Célestins) ou de l'eau de Vals.

Si éclampsie :

Inhalations de *chloroforme*.

Donner toutes les 1/2 heures une cuillerée à soupe de la potion :

Hydrate de chloral	1 à 3 gr.
Sirop thébaïque	30 gr.
Eau	100 gr.

ou le lavement :

Hydrate de chloral	3 gr.
Jaune d'œuf.	N° 1.
Lait.	250 gr.

ou :

Prendre, deux fois par jour, dans un 1/2 verre de lait, une cuillerée à soupe de la solution :

Lactate de strontiane	20 gr.
Glycérine neutre	30 gr.
Eau distillée	120 gr.

ou :

Une cuillerée toutes les heures de la potion :

Teinture de musc	XX gouttes.
Ether sulfurique	2 gr.
Hydrolat de tilleul.	100 gr.
Sirop de fleurs d'oranger . .	20 gr.

ou :

Poudre de feuilles de digitale. . . . . 0 gr. 10 cent.	à 0 gr. 20 cent.
Eau.	125 gr.

(Macération.)

Par cuillerées à soupe toutes les heures.

ou :

Théobromine. . . . . 5 gr.

En 10 cachets. 3 par jour.

Purgatifs : eaux de Carabana, de Rubinat, de Montmirail.

Tisane :

Acide nitrique alcoolisé . . .	2 gr.
Sirop de sucre.	100 gr.
Eau.	900 gr.

Par tasses.

Inhalations d'oxygène, grands bains tous les deux jours et même tous les jours.

Si albuminurie gravidique grave :

— Porak — Bernheim —

Injections hypodermiques d'*eau salée:*

Chlorure de sodium chimiquement pur	7 gr 50 cent.
Eau stérilisée	1000 gr.

Injecter 100, 200, 500 à 1000 gr. La solution doit être stérilisée à l'autoclave (150°). Le flacon contenant la solution d'eau salée est muni d'un bouchon de caoutchouc percé de deux orifices, préalablement bouilli et trempé dans une solution fortement antiseptique. Par l'un de ces orifices passe un tube de verre plongeant par l'une de ses extrémités jusqu'au fond de la bouteille munie à l'autre extrémité d'un tube de caoutchouc préalablement bouilli et se terminant par une aiguille tubulée, analogue à celle de l'appareil aspirateur de Potain. Par l'autre orifice passe un tube communiquant avec une poire qui permet de comprimer de l'air dans le flacon.

Ces injections sont peu ou pas douloureuses. Il se forme dans la région où l'on injecte le liquide une tuméfaction dure qui disparaît ordinairement en un quart d'heure par le massage.

— Gaubaraff —

Injections sous-cutanées de morphine, à doses moyennes, mais fréquemment renouvelées, six fois par jour, à doses de 15 milligrammes.

Lavements chloralés (1 à 3 grammes dans du lait).

Chloroformisation seulement au cours d'une intervention obstétricale. Activer par tous les moyens les fonctions de la peau : enveloppements chauds fréquents, frictions à l'alcool et au vinaigre. Pour activer la fonction rénale, application de sacs d'eau chaude à la région lombaire ou de ventouses sèches; sous l'influence de ce procédé, l'albuminurie diminue rapidement et la sécrétion urinaire augmente.

Purgatifs salins et prescrire le régime lacté.

Allaitement.

Sauf contre-indications, la mère doit nourrir son enfant (excepté dans les cas de syphilis récente, tuberculose, cancer, atrophie des seins, mamelons mal développés).

Durée de l'allaitement : six à dix mois.

Peser l'enfant tous les jours et bien surveiller les garde-robes.

Les tétées seront régulièrement données toutes les deux heures le jour et toutes les quatre heures la nuit (10 tétées).

Un enfant doit prendre :

	PAR TÉTÉE	EN 24 HEURES
1er jour.	3 gr.	30 gr.
2e —	15 —	150 —
3e —	40 —	400 —
4e et 5e jour.	55 —	550 —
Jusqu'à 1 mois.	60 —	600 —
2e et 3e mois	70 —	700 —
4e et 5e mois	100 —	700 à 800 —
6e mois.	120 —	800 —
7e mois et au delà. .	150 —	900 —

Prescrire aux femmes allaitant leur enfant qui se trouve, faute d'une quantité et d'une qualité de lait suffisantes, dans un état athrepsique marqué :

Extrait aqueux de galéga. .	} ãã 10 gr.
Lacto-phosphate de chaux .	
Teinture de fenouil.	
Sirop de sucre.	400 gr.

4 à 8 cuillerées à soupe par jour.

Administrer ce sirop pur ou délayé dans du lait. de l'eau, du vin ou de la bière.

La nourrice ne doit boire que du lait soumis à la *pasteurisation*.

Bière d'*extrait de malt :* 1 verre à bordeaux, trois fois par jour, avant le repas.

Hygiène de l'allaitement. — Aliments permis et recommandés à la nourrice : farineux, féculents, lentilles, haricots, pois, pommes de terre, phosphatine ; viandes blanches, viandes rouges grillées ou rôties.

Boissons : bière, bière de malt, vin coupé d'eau d'Évian.

Une bouteille de vin tous les deux jours. Un litre de bière chaque jour.

Aliments défendus : oignons, choux, carottes, asperges, ail, salade. Pas de vin pur, ni de café, ni de thé, ni de liqueurs.

Si fissures du mamelon :

Appliquer des compresses de tarlatane imbibées d'eau *boriquée* à 3 p. 100.

ou de la solution :

Sous-acétate de plomb. . . .	2 gr.
Eau.	100 gr.
Glycérine neutre.	30 gr.

Badigeonner une fois par jour les fissures avec un pinceau imbibé de la solution :

Nitrate d'argent	0 gr. 50 cent.
Eau distillée	30 gr.

Avant chaque tétée, nettoyer le mamelon avec un peu d'ouate *salolée* trempée dans l'eau boriquée.

Si douleur vive du mamelon :

Compresses émollientes *boriquées* (racines de guimauve, fleurs de sureau) ou imbibées de la solution :

Extrait d'opium	2 gr.
Salol	3 gr.
Eau de roses	125 gr.

Si **eczéma du mamelon :**

Onctions avec la pommade :

Acide salicylique	0 gr. 50 cent.
Oxyde de zinc.	àà 2 gr.
Poudre d'amidon	
Vaseline	30 gr.

Lavages avec la solution :

Sous-acétate de plomb. . . .	2 gr.
Eau.	125 gr.
Glycérine.	20 gr.

ou avec :

Tanin	4 gr.
Salol.	2 gr.
Glycérine.	120 gr.

Si **galactorrhée :**

Compression des seins avec de grosses couches d'ouate maintenues avec un bandage au corps.

Onctions avec :

Extrait de belladone	1 gr.
Iodure de potassium	2 gr.
Axonge	30 gr.

Purgatif salin léger. (Voir *Constipation.*)

Prendre, matin et soir, une cuillerée à soupe de la potion :

Iodure de potassium	3 gr.
Sirop d'éc. d'oranges amères.	20 gr.
Eau	80 gr.

1 cuillerée contient 0 gr. 50 d'iodure. — 1 à 3 par jour.

Alopécie syphilitique.

— A. Besnier —

1° Couper les cheveux ras ;

2° Savonner tous les matins le cuir chevelu avec de l'eau chaude ;

3° Appliquer la pommade suivante :

Acide salicylique	5 gr.
Soufre précipité.	10 gr.
Lanoline	ãã 30 gr.
Vaseline	

4° Le soir, frictionner avec une brosse douce imbibée de :

Alcoolat de romarin.	100 gr.
Teinture de cantharides . . .	10 gr.
Acide salicylique	1 gr.

(Voir *Syphilis.*)

Aménorrhée.

Le traitement dépend de la cause (anémie, émotion, atrésie, névropathies).

Si chloro-anémie :

Hydrothérapie, bains de mer, équitation, gymnastique, jardinage. Électrisation statique. Préparations ferrugineuses. Purgatifs.

Bains chlorurés (*Salies-de-Béarn*, *Salins du Jura.*)

Cacodylate de soude. . . . 0 gr. 03 à 0 gr. 05

Pour une pilule. Une à deux par jour

Prendre avant chaque repas un cachet contenant :

Protoxalate de fer	0 gr. 10 cent.
Phosphate de soude	0 gr. 25 cent.

Pour 1 cachet. N° 20.

ou :

Vin d'hémoglobine.

ou :

Glycérophosphate de chaux. }	àà 0 gr. 15.
— de fer . . }	

Pour 1 cachet. 2 par jour.

ou :

Teinture de mars tartarisée. }	àà 5 gr.
Liqueur de Fowler. . . . . }	

V à X gouttes dans une cuillerée d'eau, avant chaque repas.

ou :

Protoxalate de fer.	0 gr. 05 cent.
Ergot de seigle	0 gr. 02 cent.
Extrait de rhubarbe . . . . }	àà Q. s.
Extrait de gentiane . . . . }	

Pour une pilule. 2 à 4 par jour.

ou :

— Vaucaire —

Arséniate de soude.	0 gr. 001 mil.
Sulfate de strychnine	0 gr. 0005
Carbonate de potasse. . . . }	àà 0 gr. 04 cent.
Sulfate de fer . . . . }	

Pour 1 pilule. N° 50. 1 avant chaque repas.

Frictions sur la région lombaire, en se couchant, avec la mixture :

Chloroforme, ...	10 gr.
Ether.	20 gr.
Alcool camphré	100 gr.

Pédiluves sinapisés, sinapismes à la face interne des cuisses, injections d'eau très chaude (40 à 50°).

Purgatifs drastiques. Boissons diaphorétiques.

Fumigations stimulantes sur les parties sexuelles avec :

Absinthe grande	ãã 20 gr.
Armoise incisée	
Eau bouillante	1000 gr.

Chez les morphinomanes :

Pansement tous les trois jours avec un tampon d'ouate hydrophile imbibé de *glycérine iodée* appliqué sur le col de l'utérus.

Frictions lombaires avec l'*alcoolat de Fioraventi*. Sinapismes sur les cuisses. Hydrothérapie.

Si émotion violente, refroidissement :

Apiol	0 gr. 25 cent.

En 1 capsule. 2 par jour.

ou :

Aloès	ãã 0 gr. 05 cent.
Rue	
Sabine.	
Safran.	

Pour 1 cachet. N° 10. 2 par jour.

ou :

Safran.

Une pincée de pistils infusés dans une tasse à thé d'eau bouillante.

ou :

Faire infuser dans 150 gr. d'eau bouillante :

Trèfle d'eau desséché	30 gr.

A prendre pendant 10 jours, le matin, à jeun.

ou :

Iodure de potassium.	6 gr.
Vin de colchique	4 gr.
Sirop d'éc. d'or. amères . .	àà 80 gr.
Eau distillée.	

2 à 3 cuillerées à soupe par jour.

Traitement local.

Si causes génitales (rétrécissement, atrésie du col) :

Cathétérisme utérin à l'aide d'une sonde métallique assez malléable.

Scarifications du col de l'utérus (15 à 20 grammes de sang chacune).

Dans les cas graves, application de sangsues sur le col de l'utérus.

— Boldt (New-York) — W. Macdonald —

Prendre, chaque jour, 1 à 3 pilules :

Permanganate de potasse. .	àà 0 gr. 15 cent.
Kaolin	
Vaseline.	Q. s.

pour une pilule.

ou :

Dilatation du col avec le dilatateur métallique ou avec une tige de laminaire bien aseptique (éther iodoformé).

Faire suivre chaque scarification ou chaque dilatation d'une injection chaude avec la solution :

Sublimé.	0 gr. 25 cent.
Acide tartrique	0 gr. 50 cent.
Eau.	1 litre

Le drainage de la cavité utérine par les voies naturelles, avec le drain en crin de Florence, rend de grands services dans certains cas d'aménorrhée (endométrites, chloro-anémie.)

Injections sous-cutanées contre la chloro-anémie :

— VAUCAIRE —

Sérum artificiel ozoné :

Phosphate de soude	5 gr.
Chlorure de sodium	1 gr. 50.
Sulfate de soude	6 gr.
Eau.	100 cent. cub.

Sérum stérilisé à froid par l'ozone.

2 à 8 grammes pour une injection — 2 à 3 injections par semaine.

ou :

Phosphate de soude	5 gr.
Eau stérilisée	80 gr.

ou :

— HAYEM —

Chlorure de sodium.	5 gr.
Sulfate de soude	10 gr.
Eau.	1 litre.

50 à 100 centimètres cubes.

— POZZI — BIGELOW —

Courants faradiques ou continus : pôle + dans la cavité utérine, pôle — à l'hypogastre.

Chez les vierges, pôle + au niveau de l'utérus (extérieurement), pôle — région lombaire.

ou :

Électrisation générale : pôle + à la nuque, pôle — dans un bain de pieds salé. Commencer le traitement quelques jours avant l'époque présumée des règles, séance quotidienne.

Si **obésité** :

Régime sec, abstention des féculents.

Prendre, avant chaque repas, un cachet :

Poudre de Cascara Sagrada.	ãã 0 gr. 20 cent.
Poudre de rhubarbe. . . .	
Bétol.	
Rue (poudre)	0 gr. 05 cent.
Sabine (poudre)	0 gr. 05 cent.
Safran (poudre)	0 gr. 10 cent.

Pour un cachet. N° 10.

ou trois fois par jour une cuillerée à soupe de :

Essence de rue	V gouttes
Huile essentielle de sabine . .	VII gouttes
Sirop de safran	20 gr.
Julep.	130 gr.

Séjour à *Luxeuil*, *Brides*, *Salies-de-Béarn*, *Salins* (Jura), *Rheinfelden*.

Curettage suivi d'injections *iodées*.

Anaphrodisie.— Impuissance sexuelle chez la femme.

Régime tonique, fortifiant. Douches froides rachidiennes suivies de frictions lombaires. Équitation. Cyclisme.

Prescrire 3 pilules par jour :

Extrait de chanvre indien .	ãã 2 gr.
Extrait de noix vomique. .	
Extrait aqueux d'aloès. . . .	0 gr. 60 cent.

pour 100 pilules.

ou :

Prendre, 3 fois par jour, un cachet contenant :

Glycéro-phosphate de chaux .	0 gr. 25 cent.
Phosphure de zinc.	0 gr. 002 mil.

Pour 1 cachet. N° 12.

ou :

1 à 3 des pilules suivantes contenant chacune :

Phosphure de zinc.	0 gr. 002 mil.
Poudre de réglisse. . . . . } Sirop de gomme. . . . . . }	Q. s.

Électrothérapie :

Faradisation : Pôle + sur l'épigastre, pôle — au niveau des organes génitaux externes, seance quotidienne de 6 à 10 minutes.

Douche vaginale antiseptique de 30°.

Abstinence du coït.

Après 10 séances environ le coït est accompagné de sensations voluptueuses.

Continuer les séances de faradisation d'abord tous les 2 jours et ensuite tous les 3 jours, en diminuant l'intensité du courant. — Durée de traitement, 2 semaines environ.

Anémie.

(Voir *Chloro-anémie.*)

Anesthésie en gynécologie.

Anesthésie locale.

Réfrigération. Pulvérisations de *chlorure d'éthyle*, pulvérisations d'*éther* (appareil de Richardson).

— Pozzi —

Pour les petites opérations (abcès, petite tumeur), la *cocaïne* peut être employée, même pour l'*anesthésie de la peau.*

Solutions :

Chlorhydrate de cocaïne . . .	1 gr.
Eau stérilisée	20 gr.

1/2 seringue de Pravaz suffit pour obtenir une anesthésie de 20 à 25 minutes.

Si l'on agit sur la muqueuse, badigeons répétés avec la solution :

Chlorhydrate de cocaïne . . .	1 gr.
Eau stérilisée.	10 gr.

On peut faire l'amputation du col dont la surface muqueuse est suffisamment anesthésiée.

On peut employer l'*irrigation continue* avec une solution antiseptique :

Acide phénique.	10 gr.
Eau	1000 gr.

Hypnotisme, suggestion (?).

Anesthésie générale.

Inhalations d'*éther* ou de *chloroforme*, ou du mélange d'*alcool* et de *chloroforme.*

Chez les femmes nerveuses, pour les opérations de longue durée (laparotomie, hystéropexie, etc.), il est utile de faire une injection hypodermique de *morphine* avant d'administrer le chloroforme.

Solution :

Chlorhydrate de morphine . . .	0 gr. 10 cent.
Eau distillée de laurier-cerise. .	1 gr.
Eau distillée	Q. s. p. 9 cc.

1 seringue de Pravas à 1 seringue 1/2.

Recouvrir de vaseline *boriquée* le nez, les lèvres, la région sous-orbitaire, afin d'éviter les brûlures dues au contact prolongé du chloroforme.

S'assurer que la malade n'a pas d'appareils de prothèse, ni de fausses dents.

Surveiller la *respiration* et la *pupille*.

Angine syphilitique.

(Voir *Syphilis*.)

a. Gargarisme antisyphilitique :

Liqueur de van Swieten. . .	5 gr.
Décoction de guimauve ou d'orge.	1 litre.
Sirop de Cuisinier.	100 gr.

L'employer trois fois par jour.

b. Pulvérisations avec :

Chlorhydrate de cocaïne . . .	1 gr.
Eau distillée	100 gr.

au moyen d'un pulvérisateur à vapeur, pendant 6 à 8 minutes, 2 fois par jour.

c. Badigeonner les amygdales avec la solution suivante (*pour anesthésier*) :

Chlorhydrate de cocaïne. . . .	1 gr.
Eau	10 gr.

Attouchements avec une des solutions :

Nitrate d'argent	1 gr.
Eau distillée . . . . 10 à	20 gr.

ou :

Chlorure de zinc	1 gr.
Eau distillée . . . . 10 à	15 gr.

ou :

Acide phénique.	1 gr.
Glycérine neutre.	5 gr.

En dernier lieu avec la solution de *nitrate acide de mercure* à 1/50.

— Lubet-Barbon —

Gargarisme :

Liqueur de van Swieten. . .	30 gr.
Miel rosat.	40 gr.
Décoction de guimauve . . .	300 gr.

Si chancre du pharynx :

Nettoyer la surface du chancre avec la solution :

Hydrate de chloral	1 gr.
Eau.	100 gr.

Gargarisme (voir ci-dessus).
Insufflations avec le mélange :

Acide borique.	} ãã 10 gr.
Calomel.	

Avant les repas, badigeonner avec :

Chlorhydrate de cocaïne. . .	1 gr.
Eau distillée.	20 gr.

Si amygdalite hypertrophique et plaques muqueuses :

Attouchements légers avec le *nitrate acide de mercure* (allumette de bois).

— VAUCAIRE —

Sur les plaques muqueuses, badigeons avec :

Chlorhydrate de morphine . .	0 gr. 05 cent.
Teinture d'iode	10 gr.

ou avec :

Nitrate d'argent.	1 gr.
Eau distillée	20 gr.

Inhalations chaudes avec une infusion de *fleurs de tilleul*, de *sureau*, de *sauge*. Ajouter 1 cuillerée à café de la solution :

Menthol.	5 gr.
Alcool à 90°.	120 gr.

Anorexie.

(Voir *Chlorose*.)

Séjour à la campagne. Frictions stimulantes rachidiennes à l'alcoolat de lavande. Hydrothérapie raisonnée. Bains sulfureux, bains salés (*Salins*, *Salies*).

Massage méthodique de l'estomac.

Indication causale (hypochondrie, neurasthénie, hystérie, urémie, grossesse).

Chez les jeunes filles :

Prendre avant chaque repas, dans un peu d'eau, X à XV gouttes de :

Teinture de noix vomique .	1 à 2 gr.
Teinture de rhubarbe . .	ââ 5 gr.
Teinture de cascarille . .	
Teinture de colombo. . .	
Teinture de gentiane. . .	
Teinture de cannelle. . .	

ou :

— Hutinel —

Teinture de noix vomique . . .	3 gr.
Teinture de badiane.	7 gr.

IV à VIII gouttes, dans un peu de vin de Banyuls, avant les repas.

— Comby —

Surveiller la constipation. — Réveiller l'appétit par l'usage du *bicarbonate de soude*, 2 à 3 grammes par jour ou 1 verre d'eau de Vichy (Célestins) par repas.

1 cuillerée à café, matin et soir, du mélange :

Sulfate de magnésie	15 gr.
Teinture de rhubarbe.	10 gr.
Eau de fenouil.	80 gr.
Sirop d'éc. d'oranges.	25 gr.

— Vaucaire —

Chez les jeunes femmes :

Avant chaque repas, dans un peu d'eau, prendre V à X gouttes de :

Gouttes amères de Baumé . } Teinture de mars tartarisée. }	ãã 5 gr.

Après chaque repas, une cuillerée à soupe de la potion :

Acide chlorhydrique officinal.	X gouttes.
Sirop de limons.	20 gr.
Eau	180 gr.

Injections hypodermiques de sérum ozoné artificiel, deux fois par semaine (5 grammes).

— HAYEM —

Avant chaque repas un cachet contenant :

Protoxalate de fer .	0 gr. 10 à 0 gr. 15 cent.
Phosphate de soude	0 gr. 25 cent.

Pour un cachet. N° 20.

— HUCHARD —

Une demi-heure avant les deux principaux repas, une des pilules suivantes :

Tartrate ferrico-potassique .	10 gr.
Extrait de gentiane.	8 gr.
Extrait de noix vomique .	ãã 0 gr. 25 cent.
Extrait thébaïque.	

Pour 100 pilules.

Régime :

Viandes grillées, volailles, phosphatine, œufs à la coque. Poissons grillés, arrosés de jus de citron. Infusion de viande crue hachée (culotte, tranche) dans du bouillon très chaud.

Légumes verts, fruits cuits. Peu de salade.

Peu de pain sans mie.

Vin blanc léger coupé d'eau d'Alet ou d'eau d'Orezza (chlorose).

Antéflexion de l'utérus.

Indication causale (métrite, périmétrite, corps fibreux).

Si métrite :

Curettage suivi d'applications de tiges de laminaire.

Si antéflexion congénitale :

— Pozzi —

Redressement et dilatation :

Introduction de tiges de laminaire minces, pour élargir, dilater et rectifier l'axe.

Passer ensuite des bougies de Hégar, deux ou trois fois par semaine, le col étant fixé avec des pinces et le corps refoulé avec le doigt à travers le cul-de-sac antérieur. S'arrêter après les bougies n° 10 ou 12.

Massage d'après la méthode de Thure-Brandt.

Mobiliser l'utérus par le massage, séance 2 à 3 fois par semaine.

Si douleurs dysménorrhéiques :

Prescrire des suppositoires :

Extrait thébaïque	0 gr. 05 cent.
Extrait de belladone.	0 gr. 01 cent.
Beurre de cacao.	4 gr.

1 à 3 par jour dans le rectum.

ou :

Chlorhydrate de morphine	ãã 0 gr. 01 cent.
Extrait de belladone . . .	ãã 0 gr. 01 cent.
Beurre de cacao	4 gr.

Si antéflexion cervicale :

Amputation biconique du col.

Antéversion.

Indication causale. Soigner la métrite.

Injections vaginales très chaudes, matin et soir, contenant pour 1 litre d'eau un paquet :

Borate de soude	} àà	100 gr.
Bicarbonate de soude. .	}	
Tanin		40 gr.

en 10 paquets.

ou :

Acide borique . . . . 30 gr.

ou :

Monol, une cuillerée à soupe pour 1 litre d'eau.

Appliquer tous les deux jours un tampon d'ouate hydrophile ou de gaze *salolée* imbibé de la solution :

Salol	10 gr.
Glycérine neutre	200 gr.

ou :

Teinture d'iode	XX gouttes.
Glycérine neutre	200 gr.

Injections, irrigations rectales, à l'aide de la sonde à double courant, de 3 à 4 litres d'eau bouillie chaude.

La période aiguë dissipée, faire le curettage suivi de l'injection de *perchlorure de fer* ou de *teinture d'iode* dans la cavité utérine.

Prescrire la ceinture hypogastrique *à pelote mobile à double mouvement* (modèle Colin) et un *pessaire*.

Massage méthodique d'après la méthode de Thure-Brandt. — Gymnastique suédoise.

— Pozzi —

Le meilleur pessaire dans l'antéversion est le pessaire anneau caoutchouc élastique dit de Dumont-pallier.

Traitement général.

Hydrothérapie raisonnée, bains de siège. Eviter les longues promenades en voiture, la bicyclette, l'équitation.

En se couchant, frictions sur la région lombaire, avec le liniment :

Chloroforme	10 gr.
Ether	20 gr.
Alcool camphré	90 gr.

Avant chaque repas, prescrire VI à VIII gouttes de la mixture :

Teinture de mars tartarisée.	ãã 3 gr.
Teinture de noix vomique .	
Teinture de badiane. . . .	

Si herpétisme :

Liqueur de Fowler	3 gr.
Gouttes amères de Baumé . . .	5 gr.

V à VIII gouttes dans un peu d'eau.

ou :

Arséniate de soude	0 gr. 04 cent.
Sirop ou vin de quinquina. .	400 gr.

1 cuillerée à soupe avant chaque repas.

ou :

Cacodylate de soude. . . . . 0 gr. 05.

Pour 1 pilule à prendre chaque jour avant le déjeuner.

Contre les troubles vésicaux :

Prescrire chaque jour 3 cachets :

Salol . . . . } ãã 0 gr. 50 cent.
Bicarbonate de soude . . . }

Pour 1 cachet.

Eau de Vichy, eau de Vals pendant les repas, lait.

Interdire les liqueurs, le café, le vin pur, les boissons gazeuses.

Si douleurs vives :

Prescrire 1 à 2 suppositoires chaque jour :

Chlorhydrate de morphine. } ãã 0 gr. 01
Extrait de belladone. . . . }
Beurre de cacao. . . . . . . 4 gr.

Pour 1 suppositoire.

Si règles douloureuses :

— Huchard —

Teinture d'hydr. canadensis }
Teinture de viburnum prunifolium . . . . } ãã 10 gr.

X gouttes, toutes les 2 heures, dans de l'eau sucrée.

— Green —

Prendre 2 à 4 des pilules suivantes :

Camphre . . . . 4 gr.
Extrait de belladone. . . . . . 0 gr. 20 cent.
Sulfate de quinine. . . . . . . 2 gr.
Excipient. . . . . Q. s.

Pour 40 pilules.

— Vaucaire —

Prescrire 2 à 4 cachets d'*exalgine* dosés chacun à 5 centigrammes.

ou :

Une cuillerée à soupe de la solution suivante :

Exalgine	2 gr. 40
Alcool à 80°.	20 gr.
Eau distillée.	60 gr.
Sirop d'éc. d'or. amères . . .	108 gr.
Sirop de coquelicot	16 gr.

ou :

Lavement :

Teinture d'opium	X gouttes.
Camphre pulvérisé	0 gr. 20 cent.
Jaune d'œuf.	N° 1.
Eau	250 gr.

1 lavement émulsionné.

Auvard recommande, si l'état pathologique persiste, l'accolement vagino-cervical de Sims,

Néris, *Luxeuil*, *Salies-de-Béarn*, *Salins*, *Uriage*, *Rheinfelden*.

Antisepsie gynécologique.

Avant tout examen et avant toute opération, le gynécologue doit s'entourer de précautions aseptiques :

a. *Aseptisation des mains et des bras de l'opérateur ;*

b. *Antisepsie des instruments ;*

c. *Nettoyage préalable de la malade.*

a. Lavage au savon antiseptique (sublimé, salol) des mains et des bras de l'opérateur dans l'eau bouillie *chaude*, employer la brosse anglaise à poils raides, nettoyer les ongles.

Faire suivre ce premier lavage d'un autre lavage dans la solution de *sublimé* à 1/2000.

N'employer que des serviettes stérilisées à l'étuve.

b. Plonger les instruments, spéculums, valves, hystéromètres, pinces, etc., dans l'eau bouillante pendant quelques minutes.., puis les placer dans le bassin rectangulaire en porcelaine contenant la solution :

Acide phénique. . . . . 50 gr.
Eau bouillie . . . . 1 litre.

Après certaines opérations (cancer, curettage dans les cas de septicémie puerpérale), il est bon de soumettre les instruments à la température de 140° dans une étuve.

c. Avant tout examen et surtout quand il s'agit de mesurer la profondeur et de déterminer la direction de la cavité utérine à l'aide de l'hystéromètre ou de faire le curettage explorateur, l'antisepsie rigoureuse est *indispensable :*

On devra *flamber* à la lampe à alcool l'hystéromètre et la curette, immédiatement avant de s'en servir.

Nettoyer les organes génitaux externes avec du savon et une brosse, puis avec la solution :

Sublimé . . . . 1 gr.
Acide tartrique . . . . 2 gr.
Eau bouillie. . . . . 1 litre.

ou :

— PINARD —

Biiodure de mercure	0 gr. 25 cent.
Alcool à 90°	50 gr.
Eau distillée	1 litre.

Le spéculum sera enduit de vaseline *boriquée* à 2/30, et une fois appliqué, badigeonner les culs-de-sac vaginaux avec un tampon d'ouate hydrophile trempé dans la solution de *sublimé* à 1/1000.

Administrer une dernière douche vaginale avec la solution chaude de *sublimé* à 1/2000. N'employer que des canules en verre.

Après tout examen gynécologique, appliquer un pansement antiseptique : tampon d'ouate *salolée* ou *iodoformée*, ou bande de gaze *salolée, salicylée, phéniquée*, etc.

La veille, purger la malade (eau de Carabaña, eau de Montmirail, etc., voir *Constipation*).

Le jour de l'opération faire prendre un grand bain alcalin.

Avant l'opération, vider l'intestin avec soin par un lavement simple additionné d'une cuillerée à soupe de *glycérine neutre* et faire un lavage de l'intestin avec la solution :

Acide borique	30 gr.
Eau	1 litre.

Raser les poils du pubis et très exactement au niveau des grandes lèvres.

Antiseptiques employés en gynécologie.

Aristol.

Poudre en applications, aussi antiseptique que l'iodoforme, mais sans odeur.

Ether aristolé :

— RICHTMANN —

Aristol	1 gr.
Ether	10 gr.

Pommade :

Aristol.	2 gr.
Huile d'olives	20 gr.
Lanoline.	60 gr.

Aseptol (acide sozolique).

Mêmes doses que l'acide phénique, soluble dans l'eau.

Bichlorure de mercure (sublimé).

Excellent antiseptique.

Solution :

Sublimé.	0 gr. 50 cent.
Acide tartrique	1 gr.
Eau.	1 litre.

Solution de van Swieten :

Sublimé.	1 gr.
Alcool à 90°.	100 gr.
Eau distillée.	900 gr.

Solution concentrée :

Sublimé	5 gr.
Alcool à 90°.	100 gr.
Eau distillée.	150 gr.

Un verre à liqueur, 25 gr. ou une cuillerée à soupe et demie dans un litre d'eau donne une solution à 1/2000.

Pour l'usage courant, on emploie les solutions à 1/4000, 1/2000.

Pour les *injections uréthrales*, on emploie la solution à 1/30000.

Pommade :

Vaseline.	40 gr.
Bichlorure de mercure	0 gr. 04 cent.

Faire dissoudre le *bichlorure* dans un peu d'alcool.

Crayons pour introduire dans l'utérus :

Bichlorure de mercure	0 gr. 50 cent.
Poudre de talc.	25 gr.
Gomme adragante	1 gr. 50 cent.
Eau bouillie	ãã Q. s.
Glycérine neutre	

Pour 50 crayons.

Biiodure de mercure.

Succédané du *bichlorure de mercure*, s'emploie en solution à 1/4, 1/2 au 1/1000. Presque insoluble dans l'eau, ajouter de l'alcool ou de l'*iodure de potassium* pour obtenir sa solution.

— Meissonnier —

Boricine (combinaison d'acide borique et de biborate de soude), 1 à 4 cuillerées à café pour un litre d'eau (injections vaginales).

Borique (acide).

Poudre en applications.

Solutions pour injections vaginales :

Acide borique	30 gr.
Eau bouillie	1000 gr.

Pommade :

Acide borique	1 à 10 gr.
Vaseline ou lanoline . . .	30 gr.

Glycérine boriquée :

Acide borique.	10 gr.
Glycérine neutre à 30°. . . .	200 gr.

Bromol (tribromophénol).

Poudre en applications.

Glycérolé :

Bromol	1 partie.
Glycérine	25 parties.

Pommade :

Bromol	4 gr.
Vaseline.	40 gr.

Chloral hydraté.

Solutions à 1/100, à 1/200 pour lotions.

Chlorure de zinc.

On emploie la solution à 1/20 comme cautérisant utérin pour l'écouvillonnage ou après le curettage de l'utérus.

— Rheinstœdter —

Chlorure de zinc. . . . . 2 gr.
Eau distillée . . . . 40 gr.

Solution pour injections uréthrales :

Chlorure de zinc. 0 gr. 10 cent. à 0 gr. 50
Eau distillée . . . . 1000 gr.

Crayons médicamenteux intra-utérins dosés suivant le cas (dangereux).

Créoline.

Bon antiseptique.

Solution :

Créoline . . . . 5 à 15 gr.
Eau distillée . . . . 1000 gr.

Pommade :

Créoline . . . 0 gr. 25 cent. à 1 gr.
Vaseline. . . . . 30 gr.

Créosote de hêtre.

Le meilleur caustique intra-utérin, très antiseptique.

Pour cautérisations intra-utérines ou injections interstitielles dans le parenchyme du col :

Solution faible :

Créosote. . . . . 25 gr.
Glycérine neutre . . . . 75 gr.

Solution forte :

Créosote.	ãã 20 gr.
Glycérine à 30°.	

ou :

Créosote de hêtre.	ãã 20 gr.
Glycérine neutre	
Alcool	

Crésalol.

Poudre en applications sur les lèvres du col.

Crésylol.

Mêmes doses que l'acide phénique. — Insoluble dans l'eau, soluble dans la glycérine. On l'emploie aussi en badigeonnages intra-utérins après le curettage.

Dermatol.

Succédané de l'iodoforme. Poudre en applications sur le col ou sur les lèvres (ulcérations).

Gaïacol.

Même emploi que la créosote.

Ichthyol.

Propriétés antiseptiques douteuses.

Contre les érosions du col, l'endocervicite catarrhale (badigeonnages).

Sulfo-ichthyolate d'ammoniaque.	5 à 20 gr.
Glycérine à 30° Baumé . .	100 gr.

Solution pour pansements vaginaux (tampon).

Ichthyol.	20 gr.
Glycérine à 30°	250 gr.

Iode.

Iode sublimé	10 gr.
Alcool à 90°.	120 gr.

Solution pour injections intra-utérines à faire 5 jours après le curettage, tous les 2 jours pendant 15 jours.

Glycéré d'iode pour pansements :

Teinture d'iode	10 gr.
Glycérine neutre	120 gr.

à appliquer sur un tampon d'ouate hydrophile.

La *teinture d'iode* est très employée en badigeonnages sur le col.

Iodoforme.

Antiseptique très énergique. Poudre en applications sur le col de l'utérus (insufflations.

Gaze, ouate *iodoformées* à 10/100, 20/100, 40/100.

Pour masquer son odeur pénétrante, ajouter quelques gouttes d'*essence de benjoin* ou de *menthe*.

Ether iodoformé pour antiseptiser les tiges de laminaire :

Iodoforme	10 gr.
Cocaïne	4 gr.
Ether	90 gr.

M.

Pommade :

Iodoforme	3 gr.
Vaseline benzoïnée.	50 gr.

Suppositoire :

Iodoforme.	0 gr. 25 cent.
Beurre de cacao.	4 gr.

1 suppositoire.

Crayons intra-utérins :

Iodoforme pulvérisé	20 gr.
Gomme arabique.	ãã 2 gr.
Amidon	
Glycérine neutre.	

Pour 10 crayons.

Iodol.

Supérieur à l'iodoforme, inodore. Poudre grisâtre en applications, insufflations.

Solution :

Iodol.	1 partie.
Alcool	16 parties.
Glycérine neutre	34 parties.

Vaseline *iodolée* à 4/100.

Iodo-thymol (voir *Aristol*).

Liqueur de Labarraque (hypochlorite de soude).

Employer pour désinfecter les organes génitaux dans les cas de cancer :

Chlorure de chaux sec à 90°.	100 gr.
Carbonate de soude cristall.	200 gr.
Eau distillée.	4500 gr.

1 à 2 cuillerées à soupe pour un litre d'eau.

Lysol (savon liquide à base de *crésylol*). Excellent antiseptique.

Solution pour pansements et lavages de plaies :

Lysol	2 à 5 gr.
Eau distillée	1000 gr.

Solution pour aseptiser les instruments :

Lysol	50 gr.
Eau distillée	1000 gr.

Microcidine (naphtolate de soude).

Solution pour pansements :

Microcidine	3 à 10 gr.
Eau bouillie	1000 gr.

Monol (permanganate de chaux).

Une cuillerée à soupe pour 1 litre d'eau (injections, lotions).

Naphtol β.

Excellent antiseptique pour les injections vaginales. — Une cuillerée à café par litre d'eau bouillie de la solution :

Eau de Cologne ou alcool de lavande	130 gr.
Naphtol β	5 gr.

Perchlorure de fer.

Hémostatique, astringent.

Solution pour badigeonnages :

Perchlorure de fer	2 gr.
Eau ou glycérine neutre	10 gr.

Pour injections intra-utérines après le curettage, on emploie souvent la solution officinale de perchlorure de fer à 30° Baumé.

Pour injections vaginales :

Perchlorure de fer	5 à 10 gr.
Eau bouillie	1000 gr.

Permanganate de potasse.

Antiseptique (injections, lotions).

Solution faible :

Permanganate de potasse. .	0 gr. 20 cent.
Eau bouillie	1000 gr.

Solution forte :

Permanganate de potasse. .	1 gr.
Eau.	1000 gr.

Phénique (acide).

Bon antiseptique (injections, lavages, lotions, asepsie des instruments).

Solution faible pour injections :

Acide phénique neigeux. . } Alcool . . . . }	ãã 10 gr.
Eau bouillie	1000 gr.

Solution forte :

Acide phénique. . . . . . } Alcool . . . . }	ãã 25 gr.
Eau bouillie	500 gr.

La solution à 3/100 est employée pour le pansement des plaies.

Huile phéniquée.

Acide phénique.	1 gr.
Huile d'olive.	10 gr.

Pommade :

Acide phénique	1 gr.
Vaseline benzoïnée	20 gr.

Phénosalyl.

Lavages, lotions quotidiennes, injections vaginales : une demi-cuillerée à café dans un litre d'eau de la solution :

Acide phénique.	90 gr.
Acide salicylique.	10 gr.
Acide lactique	20 gr.
Menthol	1 gr.
Essence d'eucalyptus	5 gr.
Glycérine neutre	40 gr.

Picrique (acide).

Employer la solution aqueuse saturée en badigeons sur le col et dans la cavité cervicale.

Acide picrique . . . . . 10 à	12 gr.
Eau bouillie	1 litre

Résorcine.

Pour attouchements, badigeons de la cavité cervicale employer la solution :

Résorcine. . . . . . . 10 à	20 gr.
Eau bouillie.	100 gr.

Pommade pour applications sur le col :

Résorcine.	10 gr.
Vaseline	100 gr.

Rétinol.

Employé pur (tampons vaginaux) ou comme excipient : *salol* 1 p. 10, *iodol* 1 p. 50, *aristol* 1 p. 50.

On le mélange à tous les corps gras, huile, glycérine, vaseline.

Salicylique (acide).

Solution pour injections :

Acide salicylique	1 gr.
Eau	1000 gr.

ou :

Acide salicylique	1 gr.
— borique.	40 gr.
Eau bouillante.	1 litre

Insufflations avec le mélange :

Acide salicylique.	10 gr.
— borique	ãã 25 gr.
Poudre d'amidon	

Pommade :

Acide salicylique.	4 gr.
Vaseline	ãã 40 gr.
Lanoline	

Salol.

Poudre en applications. Gaze, ouate salolées. Insufflations sur le col avec le mélange :

Salol	ãã 20 gr.
Oxyde de zinc.	
Tanin	

Glycérolé pour pansements vaginaux (tampons) :

Salol	30 gr.
Glycérine neutre.	300 gr.

Pommade :

Salol	4 gr.
Vaseline	30 gr.

Ether saloté à 1/10 (conservation des tiges de laminaire).

Sublimé (voir *bichlorure* de mercure).

Sulfate de cuivre.

Pour injections vaginales (leucorrhée, endocervicite) prescrire :

Sulfate de cuivre	30 gr.

en 10 paquets, 1 paquet pour 1 litre d'eau.

Crayons intra-utérins :

Sulfate de cuivre.	20 gr.
Gomme adragante	5 gr.
Farine de seigle	15 gr.

Pour 10 crayons.

Tanin.

Antiseptique (?). Astringent.

Solution pour injections vaginales :

Tanin	5 gr.
Eau	1000 gr.

Solution glycérinée pour pansements vaginaux :

Tanin	50 gr.
Glycérine neutre	400 gr.

Thymique (acide).

Solution pour désinfecter :

Thymol . . . . 2 à	4 gr.
Alcool.	120 gr.
Eau	1000 gr.

Pommade :

Thymol	5 gr.
Alcool	Q.s. p. dissoudre
Vaseline	80 gr.

Glycérolé :

Thymol	1 gr.
Glycérine à 30°.	100 gr.

Antisepsie obstétricale.

(Voir *Accouchement.*)

Anurie.

Indication causale (maladie du rein, oblitération des bassinets, des uretères, etc.).

Révulsifs région lombaire : cataplasmes sinapisés, ventouses sèches et même scarifiées dans les cas de vive congestion.

Bains de vapeur, grands bains chauds.

Boissons chaudes : tisane de stigmates de *maïs*, de *romarin*, de *chiendent*, de *bourrache*, de *queues de cerise*, d'*uva ursi* (4 gr. pour 500 gr. d'eau).

Régime lacté.

Alcalins : eaux de *Vichy*, de *Vals*.

Lactose.	500 gr.

en 10 doses (1 dose pour 1 litre d'eau).

Prendre 2 litres de ce mélange dans les 24 heures.

Diurétiques : *café*, *caféine*, *sulfate de spartéine*, *benzoate de soude*.

ou :

Théobromine (diurétine). . . . 5 gr.

En 10 cachets, 2 à 3 par jour.

Solution pour injections hypodermiques :

Caféine.	2 gr. 50 cent.
Benzoate de soude.	3 gr.
Eau distillée.	Q. s.

pour 10 centimètres cubes.
1 à 3 seringues de Pravaz par jour.

Frictions alcooliques région lombaire avec le mélange :

Chloroforme.	10 gr.
Ether	15 gr.
Teinture éthérée de digitale. .	20 gr.

Purgatifs drastiques (voir *Constipation*).

Cascara sagrada . . . . 0 gr. 50 cent.

En 1 cachet.

ou :

Podophyllin	0 gr. 02 cent.
Extrait de belladone	0 gr. 01 cent.
Excipient.	Q. s.

Pour 1 pilule. 1 à 2 par jour.

Si calcul dans les uretères :

Boissons diurétiques.
Courants continus.
Néphrotomie.

Anus (fissure à l').

Purgatifs légers. — Grands bains, bains de siège quotidiens.

Lavements émollients.

Lavement :

Extrait de ratanhia	2 gr.
Glycérine neutre.	10 gr.
Décoction de guimauve . . .	200 gr.

ou :

Avant d'aller à la garde-robe, onctions autour de l'anus avec la pommade :

Chlorhydrate de cocaïne . . .	2 gr.
Vaseline.	40 gr.

ou :

Employer, matin et soir, un suppositoire contenant :

Chlorhydrate de cocaïne.	0 gr. 01 à 0 gr. 02 cent.
Extrait de belladone	0 gr. 02 cent.
Beurre de cacao	4 gr.

ou :

Chlorhydrate de morphine . .	0 gr. 01 cent.
Beurre de cacao	5 gr.

Cautériser les surfaces malades avec le *nitrate d'argent mitigé* ou avec le crayon de *sulfate de cuivre* et onctions avec la pommade :

Acide borique	3 gr.
Cocaïne (hydrochlorate de) . .	1 gr.
Lanoline.	30 gr.

Si la guérison ne se produit pas :

Dilatation forcée de l'anus, sous le chloroforme, en écartant vivement les pouces introduits dans le rectum jusqu'à ce qu'ils soient arrêtés par le contact de l'ischion.

Anus (fistules à l').

Traitement tonique : *sirop d'iodure de fer*, *sirop iodo-tannique*, *huile de foie de morue brune*.

Tous les 2 à 3 jours, prescrire un purgatif salin (eaux de Carabaña ou de Montmirail). — (Voir *Constipation*.)

Lavages quotidiens avec la solution :

Acide borique	30 gr.
Eau bouillie	1 litre

Essayer avant d'opérer, *dans le cas de fistule borgne externe*, l'injection dans le trajet fistuleux de la solution :

Iodure de potassium	4 gr.
Teinture d'iode.	100 gr.

Fistule complète.

Après avoir introduit dans le trajet une sonde cannelée jusque dans le rectum, couper la portion des tissus sains au bistouri ou au thermo cautère.

Pansements au *salol* et lavages avec la solution ;

Acide phénique.	10 gr.
Eau bouillie	1000 gr.

4

Fistule borgne externe.

Sectionner les tissus, après l'introduction de la sonde dans le trajet, jusque dans le rectum.

Pansements au *salol* ou à l'*aristol*, ou à la *gaze iodoformée* ou *salolée*.

Fistule borgne interne.

Inciser la peau jusqu'à la fistule, passer la sonde dans le trajet et dans le rectum, et sectionner comme dans la fistule complète (Auvard).

Air de la mer, vie à la campagne, traitement de l'*anémie* ou de la *tuberculose*.

Néris, *Uriage*, *la Bourboule*, climat méditerranéen.

Affections aortiques.

Eviter les exercices violents, la bicyclette, l'équitation.

Contre les **douleurs précordiales :**

Révulsifs, région préaortique : pointes de feu, vésicatoires volants, ventouses scarifiées. — Plus tard, un ou plusieurs cautères à demeure.

Si dyspnée :

Injections de morphine. Solution :

Chlorhydrate de morphine .	0 gr. 10 cent.
Eau de laurier-cerise. . . .	1 gr.
Eau bouillie.	9 gr.

1/2 à 2 seringues de Pravaz.

Potion bromurée :

Bromure de potassium. . . .	10 gr.
Sirop d'écorces d'or. amères.	30 gr.
Eau.	120 gr.

1 cuillerée contient 1 gramme de *bromure*. 1 à 3 cuillerées à soupe par jour.

Dans les cas graves :

Inhalations de *nitrite d'amyle*.

ou :

Antipyrine	2 à 4 gr.

En cachets de 1 gramme.

et :

Inhalations d'oxygène.

Si **palpitations** :

1 à 3 cuillerées à soupe de la potion :

Bromure de potassium. . . .	20 gr.
Teinture de digitale	2 gr.
Eau distillée.	300 gr.

Inhalations d'*éther*, de *chloroforme*.

Si **artério-sclérose** :

Traitement ioduré.

Potion :

Iodure de potassium *ou* de sodium	15 gr.
Sirop d'écorces d'or. amères.	200 gr.
Eau distillée	100 gr.

1 à 3 cuillerées à soupe par jour.

Si angine de poitrine :

Hygiène sévère. — Interdire le tabac, les liqueurs, le café, le thé.

Avant le repas, une cuillerée à soupe de la solution :

Chlorhydrate de morphine . .	0 gr. 04 cent.
Sirop de limons.	20 gr.
Eau distillée	200 gr.

Contre les crises :

Injection sous-cutanée :

Chlorhydrate de morphine. . .	0 gr. 10 cent.
Eau distillée	10 gr.

Une à deux seringues de Pravaz.

ou :

— Huchard —

Solution alcoolique de trinitrine au 1/100.	XL gouttes
Eau distillée.	10 gr.

1/4 de seringue, 2 à 4 fois par jour :

— Gilbert —

1 à 2 pilules contenant chacune :

Extrait de belladone. 0 gr. 01 à	0 gr. 02 cent.
Excipient.	Q. s.

— Vaucaire —

Perles d'éther amyl-valérianique, 2 à 4.

Si épanchements séreux :

Diurétiques : *digitale* en poudre dans certains cas, 0 gr. 05 à 0 gr. 10.
ou :

Théobromine	5 gr.

En 10 cachets. 2 à 4 par jour.

Purgatifs drastiques : *eau-de-vie allemande*, 10 à 20 grammes.
ou :

Prendre 2 à 6 paquets par jour contenant chacun :

Scammonée pulvérisée. . .	} ãã 0 gr. 02 cent.
Scille.	
Poudre de feuilles de digitale	

Lavement contre les crises de l'insuffisance aortique.

Hydrate de chloral.	3 gr.
Mucilage de gomme	Q. s.
Eau de camomille.	150 gr.

Interdire l'allaitement à la mère atteinte d'une affection cardiaque ou aortique (Budin).

Aphrodisie.

Lotions tièdes *boriquées* sur les organes génitaux. — Bains de siège.

Hydrothérapie. — Gymnastique, exercices, longues promenades.

2 à 4 cuillerées à dessert par jour de la potion :

Bromure de potassium ou de sodium	6 gr.
Eau camphrée	30 gr.
Emulsion sucrée	220 gr.

et :

Valérianate d'ammoniaque.

Asthénie.

(Voir *Métrite* [*syndrome utérin*].)

Atrésie du col.

(*Sténose du col.*)

Dilatation du col au moyen des tiges de laminaire (voir *Curettage*) suivie de la dilatation progressive avec les bougies de Hégar.

Avant et après chaque dilatation, injection chaude antiseptique :

Sublimé	0 gr. 50 cent.
Acide tartrique	1 gr.

pour un paquet dans deux litres d'eau.

Badigeonner le canal cervical à l'aide du porte-topique de Playfair entouré de ouate hydrophile imbibée de :

Résorcine	5 gr.
Eau bouillie	100 gr.

Appliquer ensuite des tampons d'ouate hydrophile imbibés de :

Salol	10 gr.
Glycérine neutre	200 gr.

Contre la dysménorrhée :

Cataplasmes *laudanisés.*

Lavements *laudanisés* (X à XX gouttes).

ou lavement :

Teinture d'opium	X gouttes
Camphre pulvérisé.	0 gr. 20 cent.
Jaune d'œuf.	n° 1
Eau.	250 gr.

ou :

Hydrate de chloral . . . 1 à	3 gr.
Jaune d'œuf.	n° 1
Lait.	200 gr.

Bains tièdes. — Injections vaginales chaudes. — Employer un des suppositoires :

Extrait d'opium	0 gr. 05 cent.
Extrait de belladone.	0 gr. 01 cent.
Beurre de cacao.	4 gr.

pour 1 suppositoire ;

ou :

Extrait de cannabis indica. }	ãã 0 gr. 01 cent.
Extrait de belladone. . . . }	
Beurre de cacao.	4 gr.

1 suppositoire.

Si douleurs intenses, crises nerveuses :

Injections sous-cutanées :

Chlorhydrate de morphine . . .	0 gr. 10 cent.
Eau de laurier-cerise.	1 gr.
Eau bouillie.	Q. s.

pour 10 centimètres cubes.

1/2 à 2 seringues de Pravaz.

Potion à prendre par cuillerées à soupe toutes les heures :

Bromure de potassium.	3 gr.
Teinture de lobélie	X gouttes.
Sirop thébaïque	àà 20 gr.
Sirop d'éther.	
Eau	120 gr.

ou :

Acétate d'ammoniaque. . . .	4 gr.
Hydrolat de fleurs d'oranger.	10 gr.
Sirop de safran	30 gr.
Eau	100 gr.

à prendre en 3 fois ;

ou :

Teinture d'hydrastis canadensis	àà 10 gr.
Teinture de viburnum prunifolium	

X gouttes toutes les deux heures dans de l'eau sucrée ;

ou :

Onctions sur le ventre avec un peu de la pommade :

Extrait d'opium	àà 2 gr.
Extrait de belladone.	
Onguent napolitain	àà 15 gr.
Vaseline	

(Voir *Stérilité.*)

Dans les cas de **sténose plus accusée :**
Amputation du col : *excision biconique.*

— Delineau —

Electrothérapie :

Galvanisation de l'utérus. L'excitateur triangulaire en charbon de l'auteur, doit être maintenu dans l'orifice du col, relié au *pôle négatif* (25 à 50 milliampères, suivant tolérance de la malade). Une large plaque recouverte d'une peau humide reliée au *pôle positif* étant appliquée sur le ventre.

Durée de 5 à 10 minutes.

Si la muqueuse est malade, *excision de la muqueuse.*

Atrésie de la vulve.

— Pozzi —

Décoller le rectum avec précaution, au fond de la dépression vulvaire, en s'aidant des doigts dès que les parties molles auront été divisées. — Le doigt de l'opérateur sera maintenu dans le rectum et une sonde dans la vessie.

Revêtir de tégument le fond de l'infundibulum en utilisant le décollement et le glissement de la muqueuse et de la peau voisines.

Après les sutures, bourrer de *gaze iodoformée* ce canal artificiel et continuer le pansement jusqu'à cicatrisation parfaite.

Application d'un pessaire *Gariel.*

Avortement.

Avortement provoqué (pendant les six premiers mois).

INDICATIONS :

Bassin rétréci avec diamètre de 6 à 8 centimètres.
Vomissements incoercibles.
Anémie grave, urémie, asystolie.
Métrorrhagies.
Hydramnios. Môles.
Grossesse extra-utérine.
Fibrome.
Faire l'avortement provoqué pendant les deux premiers mois ou dans les 5e ou 6e mois de la grossesse.

Accouchement prématuré provoqué (pendant les trois derniers mois).

— AUVARD —

Il doit être provoqué au terme indiqué par le chiffre même, mesurant le rétrécissement pelvien.

Bassin de	6 cent.		, prov. à	6 mois		(début du 7e mois)
—	6 —	1/2	—	6 —	1/2	(milieu du 7e —)
—	7 —		—	7 —		(début du 8e —)
—	7 —	1/2	—	7 —	1/2	(milieu du 8e —)
—	8 —		—	8 —		(début du 9e —)
—	8 —	1/2	—	8 —	1/2	(milieu du 9e —)

Méthodes.

Antisepsie des organes génitaux : savonnage suivi d'un lavage avec la solution de *sublimé* à 1/1000.

Injection vaginale avec la solution de *sublimé* à 0,50/1000 ou à 1/1000 (voir *Antisepsie gynécologique* et *accouchement, antisepsie obstétricale*).

Première méthode :

— KRAUSE —

Cathétérisme utérin : employer une *bougie en celluloïde* (n° 15 à 17, 5 millimètres à 6 millimètres de diamètre) bien aseptique, l'enduire de :

Acide borique	3 gr.
Vaseline stérilisée	30 gr.

et l'introduire, au moyen du spéculum, à l'aide d'une longue pince, dans l'orifice externe du col ; le pousser doucement entre la paroi extérieure et les membranes. — Replier l'extrémité extérieure de la sonde dans le vagin, afin qu'elle soit bien maintenue en place.

Si **hémorragie :**

Injections vaginales très chaudes, introduction du sac de Barnes, tamponnement vaginal à la gaze ou à l'ouate *salolée*.

Deuxième méthode :

— KIWISCH —

Douche utérine ascendante consistant en injections vaginales chaudes à 40 et 45°.

Troisième méthode :

Perforation des membranes, au moyen de l'hystéromètre rendu bien aseptique (flambage à la lampe à alcool).

Quatrième méthode :

— TARNIER — CHAMPETIER DE RIBES —

Introduire dans la cavité utérine un ballon dilatateur en caoutchouc, après avoir dilaté le col au moyen d'une tige de laminaire bien aseptique (voir *Curettage*).

Les soins à donner à la malade sont à peu près les mêmes que dans l'avortement spontané.

Avortement spontané et accouchement prématuré.

Menace d'avortement, faire tout pour l'empêcher.

— PINARD —

Repos absolu, au lit.
Lavements *laudanisés :*

Laudanum de Sydenham.	XX à XXV gouttes
Eau.	100 gr.

2 à 3 dans les 24 heures.

Avoir soin de vider le rectum par un lavement évacuateur.

On peut prescrire LXXX à C gouttes de *laudanum* dans les 24 heures ;

ou injection hypodermique :

Chlorhydrate de morphine . .	0 gr. 10 cent.
Eau de laurier-cerise.	1 gr.
Eau distillée	Q. s.

pour dix centimètres cubes.

2 à 4 seringues de Pravaz dans les 24 heures.

Froid *intus et extra.*

Prescrire toutes les 2 heures une cuillerée à soupe de la potion :

Teinture de viburnum prunifolium	2 à 3 gr.
Elixir de Garus.	30 gr.
Eau distillée	120 gr.

ou :

Teinture de viburnum prunifolium à 1/3, XX à L gouttes dans les 24 heures en lavement.

Si l'avortement est inévitable :

(Voir *Accouchement.*)

Repos absolu au lit, savonnage vulvaire, injections chaudes antiseptiques :

— Budin —

Bichlorure de mercure	0 gr. 25 cent.
Acide tartrique	1 gr.
Solution alcoolique de carmin d'indigo au 5/100	1 goutte.

1 paquet pour 1 litre d'eau bouillie.

ou :

Acide phénique . . . . . Alcool	ãã 240 gr.
Essence de thym.	10 gr.

1 cuillerée à soupe pour 1 litre d'eau bouillie.

Après l'expulsion :

— PINARD —

Injections vaginales chaudes à 45°, avec la solution de *biiodure de mercure* à 1/4000.

Appliquer un pansement vulvo-vaginal.

— BAR —

Tampon d'ouate hydrophile imbibé de la solution de *sublimé* à 1/3000.

Ouate *salolée* à la vulve.

Si rétention placentaire (de 3 à 4 mois) :

Extraire de l'utérus la masse placentaire putréfiée qui met les jours de la femme en danger. *On ne se servira que du doigt* qui est le moins aveugle de tous les instruments et qui permet d'opérer en toute sécurité sans faire courir le risque de blesser l'utérus.

Après avoir savonné soigneusement la zone génitale et après avoir coupé les poils exubérants de la vulve, on place la femme dans la position obstétricale et on lui fait une dernière injection vaginale.

L'opérateur qui a lavé, savonné et brossé ses mains introduit, suivant la recommandation du professeur Pinard, *toute la main* dans le vagin, puis un ou deux doigts dans l'utérus pendant qu'avec la main restée libre il appuie par la paroi abdominale sur le fond de l'utérus pour l'empêcher de remonter. Alors il décolle et ramène au dehors la masse placentaire en recourbant le ou les doigts en crochet.

L'opération terminée, on fait une injection intra-utérine chaude à 45° pour enlever les débris et les caillots qui restent encore dans l'utérus.

Mais si le col n'est pas perméable, il faut prendre les divers moyens de dilatation qu'on peut avoir à sa disposition, *ballon de caoutchouc*, *ballon excitateur de Tarnier*, etc.

— AUVARD —

Patience pendant 24 heures. 3 injections vaginales antiseptiques par jour. Ne pas détacher avec les doigts le placenta engagé dans le col.

Après 24 heures, dilater le col avec des tiges de laminaire (voir *Curettage*) ou, dans les cas urgents, avec le dilatateur métallique, ou le sac de *Barnes*.

Administrer le chloroforme, et retirer le placenta avec deux doigts introduits dans l'utérus.

S'il y a rétention d'un fragment, pratiquer tous les jours une injection intra-utérine.

Si lochies fétides :

Curettage suivi d'un tamponnement de l'utérus à la gaze *salolée* ou *iodoformée*.

— VAUCAIRE —

Si hémorragie légère :

Injections vaginales très chaudes à 45° et même

intra-utérines, au moyen de la sonde à double courant, avec de l'eau tiède stérilisée d'abord, puis avec la solution tiède :

Acide phénique.	} àà 2 gr.
Alcool	
Eau bouillie.	1000 gr.

ou avec :

Solution de *sublimé* à 0,25 p. 1000.

Si hémorragie grave :

Injections intra-utérines (*ci-dessus*), dilater le col avec les bougies d'Hégar ou avec le dilatateur métallique de *Sims* ou celui de *Chéron*.

Tamponnement utéro-vaginal avec l'ouate ou la gaze *salolée* ou *iodoformée*.

(Voir *Curettage*.)

Si collapsus :

Injections hypodermiques d'*éther* et de *caféine :* Solution :

Caféine	2 gr. 50 cent.
Benzoate de soude	3 gr.
Eau	Q. s. p. 10 c. cubes

2 à 4 seringues de Pravaz, dans les 24 heures.

Donner toutes les 2 heures une cuillerée à soupe de la potion :

Extrait mou de quinquina. 2 à 4 gr.
Potion de Todd

Alcool, grogs, lait, bouillon froid, café.

Bains.

Bain antithermique, 15 à 25°.
Bain tonique, 25 à 33°.
Bain déprimant, calmant, 33 à 38°.
Durée moyenne d'un bain, 25 à 30 minutes.
Bain prolongé, 40 à 50 minutes.
Eau, 200 à 300 litres.

Bain alcalin : 200 à 500 grammes de *sous-carbonate de soude.*

Bain d'amidon : 200 à 500 grammes d'*amidon* délayé dans un litre d'eau que l'on ajoute à l'eau du bain.

Bain de Barèges artificiel (baignoire émaillée ou peinte au blanc de zinc) :

Monosulfure de sodium. .	āā 60 gr.
Chlorure de sodium. . . .	
Carbonate de soude desséché.	30 gr.

La *sulfurine Langlebert* (trisulfure de potassium) est très pratique.

Bains contre l'anémie :

Sulfate de potassium.	50 gr.
Sous-carbonate de soude. . .	100 gr.
Gélatine	40 gr.

Bains de gélatine : 200 à 500 grammes de *gélatine de Flandre.*

Bain iodé :

Iode	10 gr.
Iodure de potassium.	20 gr.
Eau	500 gr.

Bain iodaré :

Iodure de potassium. . .	30 à 50 gr.
Eau.	500 gr.

Bain mercuriel :

Chlorhydrate d'ammoniaque.	} àà
Sublimé corrosif	} 10 à 15 gr.
Eau distillée.	500 gr.

Baignoire en bois ou émaillée.

Bain de Pennès :

Bromure de potassium. . .	1 gr.
Carbonate de chaux	1 gr.
— de soude	300 gr.
Phosphate de soude	8 gr.
Sulfate de soude.	5 gr.
— d'alumine	1 gr.
— de fer	3 gr.
Huile essentielle de lavande.	}
— — de thym . .	} àà 1 gr.
— — de romarin.	}
Teinture de staphysaigre. . .	50 gr.

Bain de Plombières :

Carbonate de soude	100 gr.
Sulfate de soude	60 gr.
Gélatine	100 gr.
Sel marin.	20 gr.

Bain de sel :

Sel gris. . . . . 2 à 5 kil.

Bain sinapisé :

Poudre de farine de moutarde. 500 gr.
dans un sac très fin.

Bain de Vichy : 400 grammes de *bicarbonate de soude.*

Eaux minérales.

Bains chlorurés sodiques :
Eaux mères de *Salins, Salies-de-Béarn, Salins-Moustier, Rheinfelden.*

Blennorrhagie.

Vulvo-vaginite.

Période aiguë.

Grands bains de son. Bains de siège émollients, matin et soir, pendant 3/4 d'heure. Irrigation continue avec de l'eau bouillie tiède. Repos absolu.

Trois fois par jour, lotions sur la vulve avec une des solutions :

Bichlorure de mercure . . .	0 gr. 50 cent.
Acide tartrique.	1 gr.
Eau bouillie	1000 gr.

ou :

Acide borique	30 gr.
Eau bouillie	1000 gr.

ou :

Acide phénique.	10 gr.
Eau bouillie	1000 gr.

Appliquer sur la vulve des compresses de tarlatane *salolée* imbibées d'eau *boriquée* tiède.

Les douleurs calmées, lavages et injections antiseptiques.

— Touvenaint —

Recourir aux irrigations fréquentes et prolongées, soit avec une solution de *sublimé* à 1/2000 :

Sublimé	ãã 0 gr. 50 cent.
Acide tartrique	
Teinture de carmin.	II gouttes.

Pour un paquet. Un paquet pour 2 litres d'eau.

Ou de *permanganate de potasse* à 1/1000, ou plus simplement avec de l'eau bouillie.

Insufflations dans le vagin, jusqué sur le col utérin, de poudres modificatrices :

Acide borique.	ãã 60 gr.
Tanin.	

Introduire un tampon d'ouate hydrophile assez gros pour bien isoler l'une de l'autre les parois du vagin et en même temps bien déplisser la muqueuse.

Sur la vulve, on placera entre les lèvres des lamelles d'ouate hydrophile qu'on maintiendra au besoin à l'aide d'un bandage en T.

S'il y a de l'*uréthrite*, prescrire des boissons

diurétiques en abondance ; on interdira toutes les boissons alcooliques et les mets épicés et on ordonnera à l'intérieur :

Salol . . . . 0 gr. 50 cent.

Dans un cachet. Quatre cachets par jour.

— Auvard —

Injections, matin et soir, de 2 litres d'eau contenant 2 cuillerées à soupe de la solution :

Acide phénique	ãã 245 gr.
Alcool.	
Essence de thym.	10 gr.

ou :

Sublimé.	0 gr. 50 cent.
Acide tartrique.	1 gr.
Teinture de carmin.	1 goutte.

Pour 1 paquet, n° 20. 1 paquet pour 2 litres d'eau.
ou :

— Vaucaire —

Acide salicylique.	20 gr.
Alcool à 90°.	20 gr.
Eau distillée.	200 gr.

1 cuillerée à soupe pour 1 litre d'eau chaude.
ou :

Monol, 1 cuillerée à soupe pour 1 litre d'eau.
ou :

Solution de *permanganate de potasse* à 0,25/1000.
ou :

— J. Chéron —

Acide picrique. 0 gr. 50 cent. à	1 gr.
Eau.	1 litre.

ou :

Sulfate de cuivre. . . . . . . 100 gr.

En 20 paquets. 1 paquet pour 1 litre d'eau bouillie.

Pour faire soigneusement les injections il faut, avec l'index droit conduisant la canule en verre, frotter tous les plis et replis vaginaux et vulvaires.

— Richard d'Aulnay —

Lotions, injections vaginales avec la solution de *sublimé* à 1/1000.

Appliquer dans le cul-de-sac postérieur un ou plusieurs tampons d'ouate hydrophile imbibés d'une solution de *bleu de méthylène* à 1/10, à laquelle on ajoute 1 centigramme de *potasse.*

Mettre des tampons secs à l'orifice du vagin. Ce pansement laissé en place pendant 2 jours est remplacé par des tampons enduits de glycérine renouvelés eux-mêmes au bout de 48 heures par des tampons saupoudrés d'*iodoforme* ou d'*aristol.*

— Vaucaire —

Appliquer dans le vagin un tampon d'ouate hydrophile imbibé du mélange :

Orthoforme	2 gr.
Glycérine neutre.	300 gr.

ou :

Dermatol ou Europhène . . .	5 gr.
Glycérine neutre.	300 gr.

ou :

Salol	15 gr.
Glycérine neutre.	300 gr.

ou :

Tanin.	10 gr.
Glycérine neutre.	150 gr.

ou :

Alun	4 gr.
Chlorhydrate de cocaïne . . .	1 gr.
Glycérine à 30°.	300 gr.

— E. Doyen (de Reims) —

Tamponnement méthodique du vagin avec une compresse de gaze imbibée de :

Sublimé.	0 gr. 10 cent.
Glycérine neutre.	500 gr.

et saupoudrée de : *salicylate de mercure dissimulé* (Lajoux et Grandval).
ou :

— Lutaud —

Appliquer un tampon d'ouate hydrophile imbibé de :

Baume de gurjum.	1 partie.
Eau de chaux	2 —

— Colombini —

Application de tampons d'ouate imbibés de :

Ichthyol.	5 à 10 gr.
Glycérine neutre.	125 gr.

— Balzer —

Tampon d'ouate imbibé de *rétinol* appliqué pendant 12 à 24 heures.

— Mauriac —

Insufflations dans le vagin avec le mélange :

Salol	āā
Tanin.	

Appliquer un tampon de gaze *salolée, iodoformée* ou *boro-salicylée.*

Insufflations avec le chasse-poudre : *orthoforme, europhène, dermatol, aristol, salol, alun, tanin, gallanol.*

Sur le col et dans les culs-de-sac :

Badigeons, tous les trois jours, avec un tampon d'ouate hydrophile trempé dans une des solutions :

Nitrate d'argent	1 gr.
Eau distillée.	50 gr.

ou :

Ichthyol.	20 gr.
Glycérine à 30°	120 gr.

ou :

Résorcine.	10 gr.
Eau.	200 gr.

A l'intérieur, toniques : *quinquina, kola, coca, fer* (voir *Chlorose, Anorexie*), *arséniate de soude,* 4 à 8 milligrammes par jour, *cacodylate de soude,* 3 à 5 centigrammes.

Hydrothérapie.

Si **uréthrite :**

Eaux minérales *alcalines* en assez grande quantité, 1 litre par jour : *Vals*, *Contrexéville*, *Vichy*.

Ou mieux :

Salicylate de soude.	1 gr.
Bicarbonate de soude . . 3 à	5 gr.
Sucre en poudre.	40 gr.
Essence de citron	II gouttes.

M. — Pour 1 paquet. N° 15. 1 paquet pour 1 litre d'eau à prendre dans les 24 heures.

Purgatifs salins : eau de *Carabaña*, 1 verre à bordeaux le matin ; *sulfate de soude*, *citrate de magnésie*, 25 à 40 grammes.

Trois fois par jour, 1 cachet :

Salol	āā 0 gr. 50 cent.
Bicarbonate de soude . . .	

Pour un cachet. N° 20.

Bains *alcalins* tous les 2 jours.

Interdire : café, bière, liqueurs, vin pur, vin de Champagne, aliments épicés.

Faire tous les jours, dans l'urèthre, une injection tiède, au moyen de la poire de caoutchouc n° 10 avec la sonde à courant rétrograde, avec la solution :

Sublimé.	0 gr. 02 cent.
Eau bouillie.	500 gr.

pendant quelques jours, puis avec la solution :

Sublimé.	0 gr. 04 cent.
Eau bouillie.	500 gr.

Au bout d'une dizaine de jours, on emploie la solution à 1/20000 et enfin à 1/10000 en augmentant peu à peu de 4 à 5 millièmes.

ou :

Résorcine.	3 gr.
Eau bouillie.	300 gr.

— J. CHÉRON —

Injections tous les 2 jours, dans l'urèthre avec la solution :

Acide picrique.	10 gr.
Eau.	1 litre.

On l'obtient facilement en ajoutant à de l'eau bouillante une certaine quantité d'*acide picrique* en paillettes, on sépare l'excès par décantation.

On se sert d'une seringue analogue à la seringue à instillation de Guyon, et d'une contenance de 10 centimètres cubes. A cette seringue s'adapte une sonde métallique, longue de 15 à 20 centimètres, dont la grosseur correspond au n° 16 de la filière Collin, présentant à son extrémité une légère courbure, analogue de forme, en un mot, à une sonde de femme.

Après avoir fait préalablement la toilette de la vulve, on fait un lavage intra-uréthral avec une solution *boriquée*, on introduit dans le canal de l'urèthre la sonde qui est fixée à la seringue, de la même façon que si l'on procédait à un cathétérisme ordinaire. Une fois qu'on est dans la vessie, on pousse doucement le contenu de la seringue dans la vessie et l'on retire l'instrument.

Cette injection est répétée tous les 2 jours.

La malade doit uriner aussitôt après l'injection, *lentement.*

— Doléris —

Solution de *permanganate de potasse* à $\frac{0 \text{ gr. } 25}{1000}$.

— Jullien —

Pratiquer tous les 2 jours une injection avec l'émulsion.

Sulfate de quinine	5 gr.
Sous-nitrate de bismuth . . .	10 gr.
Glycérine neutre.	40 gr.
Eau bouillie.	100 gr.

F. s. a. une émulsion.

Faire précéder son administration par une injection avec la solution de *quinine* à 1/100.

— Friedheim —

Injections répétées tous les 2 jours :

Salicylate de mercure	1 gr.
Chlorure de sodium	1 gr. 50 cent.
Eau bouillie.	300 gr.

— Boys —

Injections avec :

Teinture d'iode	2 gr.
Glycérine neutre à 30°. . . .	20 gr.
Eau bouillie.	100 gr.
Acide phénique	I goutte.

— ANDEERS (de Wursbürg) — MUNNICH (d'Amsterdam) —

Injections tous les jours avec la solution :

Résorcine	4 gr.
Eau bouillie.	100 gr.

A l'intérieur prescrire les balsamiques (?) : capsules d'*essence de santal*, *de copahu*, *de copahivate de soude*, *de cubèbe*.

Si **douleurs vives** :

Suppositoires vaginaux :

Extrait de belladone	0 gr. 01 cent.
Extrait thébaïque	0 gr. 05 cent.
Tanin.	1 gr.
Beurre de cacao.	4 gr.

Pour 1 suppositoire. N° 5.

Si **herpétisme** :

Arséniate de soude, 2 à 4 granules à 1 milligramme.

ou :

Liqueur de Fowler.	4 gr.

III à V gouttes avant chaque repas.

Blennorrhée.

Vulvaire.

— VERCHÈRE —

Désinfection des follicules et des cavités fistuleuses :
Lavages avec la solution de *sublimé* à 0 gr. 50

ou 1/1000 à l'aide de la seringue d'Anel. Irriguer séparément chaque follicule.

Destruction des follicules : cautérisations à l'aide du galvano-cautère (pile de 8 éléments au *bichromate de potasse*).

Introduire le cautère froid dans le follicule ; dès que la communication est établie, le platine est porté à l'incandescence et le follicule est cautérisé d'une façon presque instantanée. L'eschare qui apparaît le lendemain tombe vers le 3e jour. Deux ou trois cautérisations, à 8 jours d'intervalle, suffisent généralement.

Si blennorrhée hypertrophique :

Excision des follicules aux ciseaux ou au bistouri, après anesthésie locale (solution de *cocaïne* à 1/10, quelques gouttes en injection).

Uréthrite chronique.

— VAUCAIRE -- DOYEN —

Donner chaque jour une injection *tiède*, à l'aide de la *seringue à courant rétrograde* ou de la sonde à bout conique, avec la solotion :

Sublimé. . . .	0 gr. 10, 0 gr. 20 à 0 gr. 50 cent.
Acide tartrique.	1 gr.
Eau bouillie	1000 gr.

Ne pas employer la liqueur de van Swieten à cause de l'alcool (érythèmes, cuissons).

Uriner lentement, 10 minutes après l'injection.

On peut prescrire d'autres solutions antiseptiques :

Résorcine.	3 gr.
Eau distillée.	150 gr.

ou :

Sulfate de zinc.	6 gr.
Eau.	200 gr.

ou :

Acide phénique	ãã 2 gr.
Alcool	
Eau distillée.	200 gr.

ou :

Ichthyol.	2 gr.
Eau stérilisée	200 gr.

Après l'injection, introduire chaque jour dans l'urèthre un crayon long de 2 à 3 centimètres et de 3 millimètres de diamètre :

Sublimé.	0 gr. 002 millig. à 0 gr. 005 milligr.
Beurre de cacao.	Q. s.

Si uréthrite persistante :

Traitement interne (herpétisme) :

Arséniate de soude.	0 gr. 001 mill.

Pour un granule. 4 à 6 par jour.
et cachets :

Protoxalate de fer.	0 gr. 10 cent.
Phosphate de soude	0 gr. 25 cent.

Pour 1 cachet. N° 20. 2 par jour.
Eau de *Vittel* (Grande Source).

Écouvillonnage du canal avec un petit tampon d'ouate hydrophile porté sur une pince et promené sur toute la surface interne de l'urèthre, *imbibé* de la solution :

Nitrate d'argent.	1 gr.
Eau.	30 gr.

ou :

Chlorure de zinc.	1 gr.
Eau distillée.	20 gr.

ou :

Sublimé.	1 gr.
Acide tartrique	1 gr.
Eau.	500 gr.

ou :

Promener dans le canal un crayon de *nitrate d'argent* mitigé, pendant 2 minutes. Faire ensuite dans le canal une injection de solution saturée de *chlorure de sodium* (Verchère).

Si urèthre petit, peu dilatable :

Dilatation de l'urèthre à l'aide d'un dilatateur métallique, après instillation dans le canal de quelques gouttes de la solution de *cocaïne* à 1/10.

Badigeons avec la solution de *chlorure de zinc* à 1/20.

Si uréthrite proliférante :

Anesthésie par le *chloroforme :*

Curettage, raclage de l'urèthre.

Le lendemain et les jours suivants, injections avec la solution de *sublimé* à 1/1000.

Introduire ensuite dans le canal un crayon *iodoformé* ou un suppositoire long de 2 à 3 centimètres :

Iodoforme. . . . . . . 0 gr. 05 à 0 gr. 15 cent.
Beurre de cacao. . . . . . . 2 à 3 gr.
Extrait de jusquiame. . . . . 0 gr. 03 cent.

M. — Pour 1 suppositoire. N° 6.

Vaginite chronique.

Injections antiseptiques.

Lavages, matin et soir, avec un litre d'eau contenant un paquet :

Sublimé. . . . . 1 gr.
Acide tartrique . . . . 2 gr.
Teinture de carmin . . . . . . II gouttes.

Pour 1 paquet. N° 20.

ou :

Formol . . . . 12 gr.
Eau bouillie . . . . 1 litre.

Une cuillerée à soupe pour 1 litre d'eau en injections.

Promener la *canule en verre* dans les plis et replis vaginaux.

Après l'injection, appliquer un tampon de gaze *salolée* ou *iodoformée*.

Si écoulement abondant :

Bains répétés, employer le spéculum grillagé.

Cautérisations, tous les 4 à 5 jours, avec :

Chlorure de zinc. . . . . 5 gr.
Eau distillée. . . . . 500 gr.

ou :

Insuffler le mélange :

Salol	àà 10 gr.
Tanin.	
Bicarbonate de soude . . .	

Bouche (*Hygiène de la*).

Poudre antiseptique :

Salol.	2 gr.
Bicarbonate de soude	40 gr.
Iris pulvérisé.	5 gr.
Carbonate de chaux.	4 gr.
Essence de menthe	X gouttes.

Dentifrice antiseptique.

Acide phénique	1 gr.
— borique.	25 gr.
Thymol.	0 gr. 25 cent.
Essence de menthe.	XXX gouttes.
Teinture d'anis	10 gr.
Eau.	1 litre.

Une cuillerée à dessert pour une tasse d'eau, se rincer la bouche.

Elixir dentifrice antiseptique.

Salol.	3 gr.
Alcool à 90°	150 gr.
Essence de badiane. . . .	àà 0 gr. 50 cent.
— de géranium. . .	
— de menthe.	1 gr.

Poudre dentifrice.

Tanin	āā 10 gr.
Poudre de quinquina . . .	
Charbon végétal pulvérisé.	
Essence de menthe	X gouttes.

Si haleine fétide :

Gargarisme :

Saccharine	āā 5 gr.
Bicarbonate de soude. . . .	
Acide salicylique.	
Alcool.	150 gr.

Ajouter 1 cuillerée à thé à une tasse d'eau, pour se rincer la bouche.

Bromhydrose.

Lotions avec :

Teinture de belladone	10 gr.
Eau de Cologne	200 gr.

Puis saupoudrer avec le mélange :

Acide salicylique	2 gr.
Alun.	15 gr.

Laver les pieds le matin, avec le savon gras à l'*ichthyol*.

Régime tonique, fortifiant : *fer*, *protoxalate de fer*, 0 gr. 10 à 0 gr. 20 cent. en cachets de 10 centigrammes, *kola*, *coca*.

Hydrothérapie.

Bains d'amidon.

Bubon.

Repos absolu au lit.

Compresses de gaze imbibées d'eau *boriquée* tiède à 30/1000 ; recouvrir de taffetas gommé.

Ou, onctions avec la pommade :

Iodure de plomb.	} ãã 1 gr.
Extrait de ciguë.	
Vaseline.	20 gr.

ou :

Extrait d'opium.	2 gr.
Onguent mercuriel	} ãã 15 gr.
Vaseline	

ou :

Iodure de potassium . . .	3 à 4 gr.
Vaseline	30 gr.

Emplâtre de Vigo.

ou :

Ichthyol	5 gr.
Vaseline	} ãã 15 gr.
Lanoline	

Bubon suppuré :

Repos au lit, applications froides sur la tumeur. Si la douleur persiste, compresses humides boriquées chaudes qui hâtent plutôt la suppuration qu'elles ne provoquent la résolution.

L'abcès formé, le ponctionner avec la pointe du

bistouri enfoncée verticalement. Exprimer le pus, laver la peau et recouvrir d'une couche de tartalane au sublimé, puis d'ouate aseptique fixée par une bande. Pansement humide si la surface cutanée est très irritée. Le liquide perd son caractère purulent au bout de quatre à cinq jours et il ne s'écoule plus que de la sérosité citrine.

Pansements avec la gaze *salolée* ou *iodoformée*.

Grands bains prolongés.

Quinquina, *kola*, *coca* (voir *Chlorose*).

Calculs urinaires.

Traitement préventif.

Si urates :

Régime : viandes blanches, *pas de gibier*, œufs, poissons, *pas de mets épicés*. *Phosphatine*.

Ni oseille, ni épinards, ni tomates, ni asperges.

Peu de pain.

Vin blanc léger coupé avec une eau alcaline : Vichy, Alet, Contrexéville. Pas de bière, pas de liqueurs, peu de café.

Frictions lombaires. Bains aromatiques (100 grammes de *sous-carbonate de soude*, 30 grammes d'*alcoolat de lavande*).

Prescrire :

Carbonate de lithine . . . . . 0 gr. 50 cent.

Dans un verre d'eau de Seltz, avant chaque repas.

— HUCHARD —

Prendre, avant chaque repas, 2 des pilules suivantes :

Benzoate de soude	ââ 3 gr.
Carbonate de lithine	ââ 3 gr.
Extrait de stigmates de maïs.	ââ 3 gr.
Huile essentielle d'anis. . . .	III gouttes.

Pour 60 pilules argentées.

Eaux minérales :

Contrexéville, *Vittel*, *Vichy*, *Pougues*, *Rheinfelden*. *Carlsbad* (s'il y a de la goutte).

Si oxalates :

Régime alimentaire mixte, interdire l'oseille, les tomates, les épinards, les liqueurs, le café, le thé.

Pas d'alcalins.

Diurétiques : tisanes de *queues de cerises*, de *chiendent*, de *graine de lin*.

Vie à la campagne, promenades.

Capvern, *Evian*, *Ems*.

Si gravelle ammoniacale :

Régime lacté. *Phosphatine*.

Capsules de *santal*, de *térébenthine*, 2 à 6 par jour.

Lavages de la vessie avec la solution :

Résorcine	2 à 10 gr.
Eau bouillie.	1 litre.

Si gravelle phosphatique :

Cure de raisins, de fraises.

Prendre, avant chaque repas, 1 cuillerée à soupe de la potion :

Acide benzoïque.	3 gr.
Glycérine à 30°	5 gr.
Julep gommeux	120 gr.

ou :

En se couchant, une tasse de tisane de *stigmates de maïs* contenant un paquet :

Benzoate de soude	10 gr.

en 10 paquets.

Eaux minérales :

Vals, *Pougues*, *Vittel*, *Contrexéville*.

Si coliques néphrétiques :

Grands bains chauds.

Injections hypodermiques de *morphine* :

Chlorhydr. de morphine	0 gr. 10 cent.
Eau de laurier-cerise.	1 gr.
Eau bouillie.	9 gr.

1 à 3 seringues de Pravaz dans les 24 heures.

Cataplasmes *laudanisés* sur les reins, sur l'abdomen (X à XX gouttes).

Lavement :

Chloral.	1 à 3 gr.
Laudanum de Sydenham . .	X à XX gouttes.
Eau	250 gr.

Si vomissements :

Potion de Rivière, boissons gazeuses, champagne frappé.

Traitement chirurgical.

Lithotritie, taille, dilatation de l'urèthre.

— BOUILLY —

Chez la jeune fille. — Si le calcul est friable, lithotritie. S'il est petit et non friable, taille uréthrale qui respecte l'hymen. S'il est volumineux, taille sous-pubienne.

Chez l'adulte. — Dilatation de l'urèthre si le calcul ne dépasse pas 1 centimètre et demi ; sinon taille vaginale, suivie de suture immédiate.

Cancer du col de l'utérus.

Traitement palliatif :

1° Arrêter les hémorragies ;

2° Modifier les écoulements ichoreux et septiques et faire l'asepsie des parties atteintes ;

3° Détruire les produits et les tissus morbides ;

4° Calmer les douleurs ;

5° Soutenir la malade, soigner l'état général.

1° Arrêter les hémorragies :

Injections chaudes (40° à 50°) antiseptiques ou froides à 15°.

— Pozzi —

Appliquer sur les végétations cancéreuses des tampons de gaze ou de coton imbibés de *perchlorure de fer* et desséchés, ou recouverts de la pommade :

Iodoforme	8 gr.
Vaseline benzoïnée	àà 20 gr.
Lanoline	

ou :

— C. Braun —

Appliquer sur la surface de l'ulcère des bourdonnets d'ouate imbibés de :

Brome	2 gr.
Alcool pur	10 gr.

et les recouvrir de tampons ordinaires, en protégeant les parties saines de tampons saupoudrés de *carbonate de soude*.

— Guinard —

Désinfecter le plus possible la vulve et le vagin, placer des morceaux de *carbure de calcium* dans les anfractuosités de la tumeur, puis tamponnement avec gaze iodoformée. Le dégagement de l'acétylène arrête les hémorragies. Traitement douloureux.

— De Sinéty —

Porter sur les points malades au moyen d'un peu d'ouate enroulée sur un porte-topique le caustique :

Acide phénique	4 gr.
Iode métallique	1 gr.
Alcool	10 gr.

Laver à grande eau après chaque cautérisation et appliquer des tampons de gaze *iodoformée* ou *salolée*.

— VAUCAIRE —

Après le grattage, curage à la curette tranchante pratiqué jusqu'au tissu sain, cautériser avec l'anse galvanique et faire le tamponnement à la gaze *iodoformée* après insufflation avec le mélange :

Tanin	8 gr.
Salol.	20 gr.

ou :

Aristol.	30 gr.

Changer le pansement au bout de 3 jours.

Traitement interne hémostatique :

Faire prendre toutes les 2 heures une cuillerée à soupe de la potion :

Ergotine	2 gr.
Extrait fluide d'hamamelis. . .	5 gr.
Extrait de cannabis indica. . .	0 gr. 30 cent.
Sirop de bistorte	40 gr.
Eau	90 gr.

ou :

Prendre deux à trois fois par jour, dans de l'eau, 10 gouttes de

Teinture de thuya occidentalis.	10 gr.

2° **Modifier les écoulements ichoreux :**

Insufflations sur le col avec le mélange :

Salol.	5 gr.
Tanin . . . . }	ãã 10 gr.
Poudre de talc . . . . }	

ou :

Traumatol . . . . 5 gr.
Poudre de talc . . . . 25 gr.

ou :

Charbon végétal pulvérisé. . . 15 gr.
Europhène . . . . 10 gr.

Injections désinfectantes :

Permanganate de potasse.. . . 20 gr.
Eau. . . . . 300 gr.

1 cuillerée à soupe pour 1 litre d'eau.

ou :

Monol, une cuillerée à soupe par litre d'eau.

ou :

Acide phénique . . . . . } ãã 240 gr.
Alcool. . . . . }
Essence de thym. . . . . . 10 gr.

1 cuillerée à soupe dans 1 litre d'eau.

ou :

Créoline . . . . 10 gr.
Eau bouillie . . . . 1000 gr.

ou :

Chlorure de chaux. . . . . 4 gr.
Eau. . . . . 1 litre.

ou :

Teinture de thuya . . . . . 10 gr.
Eau bouillie . . . . 1000 gr.

ou :

Acide picrique . . . . 12 gr.
Eau bouillie tiède. . . . . . 1000 gr.

1 cuillerée à soupe par litre d'eau.

ou :

Sulfate de cuivre . . . . 20 gr.

en 10 paquets, 1 paquet pour 1 litre d'eau.

ou :

Solution d'*acide thymique* à 10/1000, de *chloral* à 20/1000.

Le col est mis à nu aussi largement que possible avec le spéculum à valves inégales ; la valve supérieure de ce spéculum étant plus courte que la valve inférieure, on peut découvrir largement le col sans accrocher et sans faire saigner la lèvre antérieure du museau de tanche.

On emploie une solution ainsi formulée :

Résorcine pure	30 gr.
Eau distillée.	100 gr.

On commence par laver, avec un peu d'ouate portée par une pince à pansement et imbibée de cette solution, les culs-de-sac du vagin et la partie accessible des lèvres du col et du canal cervical.

On fait une série de petits tampons d'ouate hydrophile, munis d'un fort fil de soie antiseptique, et imbibés de la même solution, puis exprimés.

On place un premier petit tampon aussi haut qu'on peut l'introduire, dans la cavité cervicale agrandie par l'ulcération cancéreuse; d'autres petits tampons semblablement préparés finissent le bourrage, l'obturation du canal cervical ; un autre tampon plus gros embrasse la surface extérieure du col. Le tout est bien maintenu en place par un tampon sec d'ouate hydrophile.

Le pansement est renouvelé tous les jours.

3° Détruire les produits et les tissus morbides :

Curetter, nettoyer les tissus gangrenés à l'aide de la curette à bords mousses. S'il y a des noyaux cancéreux limités, cautériser avec le galvano-cautère.

Tamponner ensuite l'utérus et le vagin avec de la gaze *aristolée* ou *salolée*.

Il sera prudent d'appliquer sur les parties mortifiées des tampons d'ouate imbibés de :

Chlorure de zinc	25 gr.
Eau distillée	50 gr.

(Les exprimer, afin d'éviter les cautérisations trop profondes.)

4° Calmer les douleurs :

Injections hypodermiques de *morphine :*
Solution :

Chlorhydr. de morphine . .	0 gr. 10 cent.
Sulfate d'atropine	0 gr. 0025 milligr.
Eau de laurier-cerise. . . .	1 gr.
Eau stérilisée	9 gr.

1 à 3 seringues de Pravaz dans les 24 heures.

ou :

Lavement :

Hydrate de chloral	2 à 4 gr.
Teinture d'opium.	X à XV gouttes.
Jaune d'œuf	n° 1
Eau	250 gr.

ou :

Prescrire des suppositoires :

Extrait de belladone.	0 gr. 01 cent.
Extrait d'opium	0 gr. 05 cent.
Beurre de cacao.	4 gr.

Pour 1 suppositoire. N° 6.

Potion calmante :

Sirop de morphine	ãã 30 gr.
Sirop de chloral	
Sirop de fleurs d'oranger..	
Eau de tilleul.	80 gr.

1 cuillerée toutes les heures.

ou :

Sirop de belladone.	20 gr.
Sirop d'éther	30 gr.
Sirop de fleurs d'oranger. . .	20 gr.
Eau.	100 gr.

1 cuillerée à soupe toutes les heures.

Lavements *laudanisés*, X à XX gouttes de *laudanum de Sydenham*.

Frictions lombo-sacrées avec le liniment :

Chloroforme.	ãã 15 gr.
Teinture thébaïque.	
Alcoolat de Fioraventi. . . .	150 gr.

Traitement chirurgical.

Dès le début on peut, tous les trois jours, agir sur les lèvres du col (ectropion) en faisant des scarifications sur toute la surface d'apparence ulcéreuse ou en faisant des injections interstitielles avec la solution :

Créosote	}	
Glycérine neutre.	}	àà
Alcool.	}	

Ou avec la solution :

Bichlorure de mercure. . . .	0 gr. 30 cent.
Chlorhydrate de cocaïne . . . }	àà 0 gr. 10 cent.
Chlorure de sodium . . . . . }	
Eau distillée.	30 gr.

XX à XXV gouttes.

Faire suivre les injections d'insufflations de *salol*, d'*aristol*, de *tanin*, d'*orthoforme*.

Tamponnement à la gaze *salolée*.

— Doyen — Bouilly — Pozzi — Cazin —

Hystérectomie vaginale. Amputation sous-vaginale du col.

Traitement général.

Vins de *quinquina*, de *kola*, de *coca*, de *colombo*. Vin d'hémoglobine. *Arsenic*. *Cacodylate de soude*, 0 gr. 03 à 0 gr. 05 cent. par jour.

Glycéro-phosphates granulés, 2 cuillerées à café par jour dans un peu d'eau.

Contre l'anorexie :

Prescrire avant les repas, dans un peu d'eau, VI à X gouttes de :

Teinture de noix vomique . .	4 gr.
Teinture de badiane	6 gr.

ou :

Gouttes amères de Baumé . . .	5 gr.
Liqueur de Fowler	4 gr.

IV à VIII gouttes avant les repas.

ou :

Quassine amorphe.	0 gr. 01 cent.
Excipient	Q. s.

1 pilule. 1 avant chaque repas.

ou :

Avant chaque repas, 1 cuillerée à soupe de :

Teinture de thuya	3 gr.
Arséniate de soude.	0 gr. 03 cent.
Sirop de quinquina	300 gr.

Si **constipation** (voir ce mot).

Purgatifs répétés. — Eaux de Carabana, de Montmirail. Lavement tiède additionné de 1 à 2 cuillerées de gros miel ou de *glycérine.*

ou :

1 paquet, avant chaque repas, contenant :

Poudre de rhubarbe	0 gr. 50 cent.
Poudre de noix vomique. .	àà 0 gr. 01 cent.
Poudre de belladone. . . .	àà 0 gr. 01 cent.

Pour 1 paquet.

Séjour à la campagne, au bord de la mer.

Saint-Honoré, Saint-Sauveur, Luxeuil, Allevard, Uriage, Salies-de-Béarn, Ragatz.

Cancer du corps.

(Voir *Cancer du col.*)

Mêmes indications que pour le cancer du col.

— Pozzi —

Hystérectomie vaginale toutes les fois qu'on espère tout enlever, sinon *traitement palliatif* (voir ci-dessus).

Curettage suivi de cautérisation ignée et d'un tamponnement antiseptique intra-utérin à la gaze *iodoformée* avec séjour au lit de vingt-quatre à quarante-huit heures.

Injections intra-utérines :

Permaganate de potasse . . .	0 gr. 25 cent.
Eau bouillie.	1 litre.

ou :

Liqueur de Labarraque (hypochlorite de soude). 2 cuillerées à soupe dans 1 litre d'eau.

— Vaucaire —

Injection antiseptique désinfectante :

Teinture d'eucalyptus	10 gr.
Acide salicylique.	1 gr.
Vinaigre blanc	300 gr.

1 à 3 cuillerées à soupe par litre d'eau tiède.

ou :

Acide salicylique.	0 gr. 40 cent.
Salicylate de soude.	12 gr.
Teinture d'eucalyptus	24 gr.
Eau distillée.	180 gr.

1 à 2 cuillerées pour un litre d'eau, injections toutes les 3 heures.

Appliquer sur le vagin et la vulve la pommade :

Poudre d'amidon.	2 gr.
Chlorhydrate de cocaïne . . .	0 gr. 15 cent.
Vaseline.	30 gr.

Calmants : *morphine*, *opium* (voir ci-dessus).

Cancer du sein.

Faire, tous les deux jours, 2 à 3 injections interstitielles (de 1 centimètre cube chaque) de la solution suivante stérilisée à l'étuve :

Sublimé.	1 gr.
Eau.	900 gr.
Alcool rectifié	100 gr.

Espacer les piqûres de 1 centimètre l'une de l'autre.

ou :

Faire tous les 2 ou 3 jours, neuf à douze piqûres par séance, d'*alcool pur*. Débuter par le centre de la masse cancéreuse pour finir par la zone saine. Déposer 3 à 4 gouttes d'alcool par piqûre.

Chaque jour, 2 à 3 pulvérisations antiseptiques avec la solution :

Acide phénique neigeux . . .	10 gr.
Alcool.	Q.s. p. dissoudre
Eau bouillie	1000 gr.

Pansement à la gaze *salolée*.

Lavages quotidiens avec :

Monol (permanganate de chaux). 1 cuillerée à soupe pour 1 litre d'eau.

ou :

Formol	25 gr.
Eau.	500 gr.

1 cuillerée à café pour 1 litre d'eau bouillie.

A l'intérieur :

Arsenic, arséniate de soude ; iodure de potassium, 1 à 3 grammes par jour.

Prendre, avant chaque repas, IV à VI gouttes de la mixture :

Liqueur de Fowler.	ãã 5 gr.
Gouttes amères de Baumé .	

ou :

1 cuillerée à soupe de la potion :

Arséniate de soude	0 gr. 04 cent.
Sirop de quinquina	400 gr.

Toniques : *quinquina, kola, coca.*

et :

Glycéro-phosphate de chaux . 50 cent. à 2 gr.

en cachets de 50 centigrammes.

(Voir *Anorexie, Cachexie.*)

— Boucher —

Chlorate de soude	8 gr.
Sirop de fleurs d'oranger. . .	30 gr.
Eau distillée.	100 gr.

Prendre de deux à huit cuillerées à bouche par jour de cette potion.

Applications locales de la poudre composée suivante :

Chlorate de soude	āā 10 gr.
Sous-nitrate de bismuth . . .	
Iodoforme	5 gr.

Ou bien, appliquer des bandelettes de tarlatane stérilisée, imbibées du mélange :

Iodoforme	1 gr.
Chlorate de soude	20 gr.
Glycérine	20 gr.

Contre les douleurs :

Injections hypodermiques avec la solution de *chlorhydrate de morphine* à 1/50.

1 à 2 seringues de Pravaz.

— Peyrot — Verneuil —

Ne pas opérer le cancer en cuirasse, la contre-indication se tire de l'extension locale du mal.

L'opération ne doit être faite qu'au bistouri ; enlever toute la glande, dépasser très largement les limites du mal.

Cancer du vagin.

— Pozzi —

Intervenir, extirpation du néoplasme.

Curage des surfaces cruentées suivi de cautérisations au thermocautère.

— VAUCAIRE —

Injections détersives :

Permanganate de potasse. . .	25 gr.
Eau.	500 gr.

1/2 à 1 cuiller à soupe pour un litre d'eau.

ou :

Acide picrique.	10 gr.
Eau.	1000 gr.

1 cuillerée à soupe pour 1 litre et demi d'eau bouillie.

ou :

Monol, 1 cuillerée à soupe pour 1 litre d'eau.

ou :

Naphtol β.	10 gr.
Alcool de lavande	200 gr.

1 cuillerée à café par litre d'eau bouillie.

Applications locales de :

Chlorate de soude	àà 20 gr.
Sous-nitrate de bismuth . .	
Aristol	10 gr.

ou :

Orthoforme, dermatol, europhène.

Pansement désinfectant :

Salol	20 gr.
Sulfate de quinine	2 gr.
Charbon pulvérisé.	15 gr.

Saupoudrer les parties malades et appliquer un tampon d'ouate.

— Mosetig —

Badigeons avec l'*acide lactique* liquide et concentré. Recouvrir d'ouate non hydrophile stérilisée à l'étuve.

Enlever le pansement au bout de douze heures.

Irrigations avec la solution :

Acide salicylique. . . 0 gr. 25 à 0 gr. 50 cent.
Eau bouillie. . . . . 1000 gr.

Les badigeons seront renouvelés tous les trois ou quatre jours.

Traitement fortifiant, tonique (voir ci-dessus).

Cancer de la vessie.

(Voir *Epithélioma de la vessie.*)

Cancer vulvaire.

Traitement palliatif :

Lavages fréquents, lotions répétées sur la vulve, injections *désinfectantes* :

Acide phénique.. . . . . . } àà 250 gr.
Alcool. . . . . }
Essence de verveine . . . . . 15 gr.

1 cuillerée à soupe pour 1 litre et demi d'eau.

ou :

Permanganate de potasse . . 5 gr.
Eau bouillie. . . . . 250 gr.

1 verre à liqueur pour 1 litre d'eau.

ou :

Monol, 1 cuiller à soupe pour 4 litres d'eau.

ou :

Formol	25 gr.
Eau.	500 gr.

1 cuillerée à café pour 1 litre d'eau.

ou :

Acide thymique	2 gr.
Alcool.	100 gr.
Eau.	400 gr.

1 à 3 cuillerées pour 1 litre d'eau.

Contre suintement ichoreux :

Applications pulvérulentes : *orthoforme*, *salol*, *gallanol*, *aristol*, *dermatol*.

ou :

Salol	āā 10 gr.
Charbon pulvérisé.	
Oxyde de zinc	

ou :

Chlorate de soude	āā 10 gr.
Sous-nitrate de bismuth . .	
Aristol	5 gr.

Pour prévenir l'érythème :

Onctions sur les aines et les cuisses avec :

Acide salicylique.	0 gr. 50 cent.
Oxyde de zinc.	āā 1 gr.
Poudre d'amidon.	
Vaseline.	40 gr.

Pour calmer les douleurs :

Lavement laudanisé (X gouttes de laudanum).

ou :

Lavement :

Chloral	2 à 3 gr.
Jaune d'œuf.	n° 1
Lait.	200 gr.

ou :

Injection hypodermique :

Chlorhydrate de morphine . .	0 gr. 10 cent.
Eau distillée.	10 gr.

1 à 3 seringues de Pravaz.

Onctions avec la pommade :

Chlorhydrate de cocaïne	0 gr. 25 à 0 gr. 75 cent.
Extrait de belladone.	0 gr. 50 cent.
Vaseline.	30 gr.

Le soir, 1 pilule contenant :

Extrait thébaïque	0 gr. 05 cent.
— de belladone	0 gr. 01 cent.
Poudre de réglisse.	Q. s.

Traitement général :

Toniques : *quinquina*, *arséniate de soude*, *liqueur de Fowler*, VI gouttes par jour. — *Protoxalate de fer*, 20 centigrammes en cachets, de 10 centigrammes. *kola*, *coca* (vin, teinture, saccharolé).

Candurango (vin ou granulé).

Glycérophosphates de chaux et de fer :

Cachets :

Glycérophosphate de chaux. } — de fer . . }	0 gr. 10 cent.

Pour 1 cachet. N° 20.

Injections hypodermiques de sérum minéral ozoné. 5 gr. à 20 gr. 3 fois par semaine.

Grands bains, bains de siège antiseptiques (*phéniqués* à 1/200).

Traitement chirurgical.

Extirpation complète du néoplasme au bistouri et ciseaux ou au thermocautère, s'il est nettement limité. Enlever les ganglions inguinaux engorgés.

Catalepsie.

(Voir *Hystérie*.)

Catarrhe utérin.

(Voir *Leucorrhée*, *Métrite*, *Endométrite*, *Endocervicite*.)

Cellulite pelvienne.

Début (pas de suppuration).

Repos absolu au lit.

Révulsion : ventouses sèches et même scarifiées, pointes de feu, applications de vésicatoires.

Si douleur :

Onctions sur le ventre avec la pommade :

Extrait d'opium	ãã 2 gr.
Extrait de belladone. . . .	
Ichthyol.	3 gr.
Vaseline.	30 gr.

ou :

Application sur le ventre d'un sac de caoutchouc contenant de la glace (avoir soin d'interposer une flanelle double).

ou :

Suppositoire :

Chlorhydrate de morphine . } Extrait de belladone. . . . }	àà 0 gr. 01 cent.
Beurre de cacao.	4 gr.

Pour 1 suppositoire.

ou :

Injections de la solution de *morphine* à 1/100.

Applications de petits vésicatoires et de poudre de *morphine*, 1 centigramme sur la surface dénudée.

Bains tièdes prolongés, lavements *laudanisés* (X à XX gouttes) à la *valériane*.

Injections vaginales prolongées, très chaudes (42 à 48°) ou froides à 15°, antiseptiques :

Acide phénique . . . . . } Alcool. . . . . }	àà 200 gr.
Essence de thym ou de verveine.	5 gr.

3 cuillerées pour 4 litres d'eau.

ou :

Monol. 1 cuillerée à soupe pour 1 litre d'eau.

ou :

Acide borique. . . . . 400 gr.

ou :

Borate de soude. . . . . 200 gr.

3 cuillerées pour 3 litres d'eau.

Traitement général.

Toniques, alcool à hautes doses dans les grogs, vins généreux. Injections hypodermiques de sérum artificiel, de caféine, d'éther. Champagne frappé. Café noir additionné de rhum.

Antisepsie intestinale :

Benzo-naphtol. . . . . 0 gr. 50 cent.

Pour 1 cachet. N° 15. 3 par jour.

Eviter l'auto-intoxication intestinale.

Purgatifs légers : eau de *Carabaña*.

ou :

Calomel. . . . . 0 gr. 10 cent.

Pour 1 cachet. 2 à 3.

ou 1 paquet :

Poudre de rhubarbe. . . . . 0 gr. 75 cent.
Extrait de belladone . . . . . 0 gr. 01 cent.

ou :

Cascara sagrada . . . . . . 0 gr. 50 cent.

1 cachet :

— J. Chéron —

1° *Repos absolu au lit*, dans le décubitus dorsal et horizontal. Il est bon de placer un coussin, sous le genou du côté malade, la flexion légère de la cuisse sur le bassin diminuant les douleurs.

2° Alimentation liquide, tant que la fièvre persiste. Le lait est l'aliment de choix ; s'il est mal toléré on peut l'administrer additionné d'un peu d'eau de Pougues ; le bouillon de poulet est permis.

3° Maintenir la liberté du ventre à l'aide de laxatifs légers tels que la *magnésie calcinée*, donnée en cachets de 0 gr. 50 à la dose de 2 à 3 grammes par jour.

4° Si on voit la malade dès le début de l'affection, appliquer quelques ventouses scarifiées sur la paroi abdominale, du côté douloureux ; ce moyen n'est utile à employer que dans les 2 ou 3 premiers jours.

5° Appliquer en permanence, sur la paroi abdominale, la pommade résolutive suivante :

Sulfo-ichthyolate d'ammoniaque	4 gr.
Vaseline	30 gr.

Cette pommade diminue rapidement les douleurs et active d'une façon incontestable le travail de résolution, toutes les fois que la cellulite n'est pas arrivée d'emblée à la période de suppuration, c'est-à-dire dans les cas relativement peu septiques.

6° Faire des injections vaginales chaudes (à 48°), 3 à 4 fois par jour, dès que l'état de la malade le permet. On se servira pour cette injection du liquide suivant :

Acide phénique.	40 gr.
Glycérine neutre pour dissoudre	Q. s.
Eau distillée	1 litre.

Mettre un verre à bordeaux de cette solution dans un litre d'eau chaude à 48°.

7° S'il survient quelques nausées, on les calmera avec la *potion de Rivière* administrée de préférence dans une petite quantité d'eau *de Vichy*.

— Auvard —

Si **suppuration** :

Evacuer le pus par le rectum ou par le vagin (cul-de-sac vaginal) au moyen du trocart. Fixer un drain.

Après la période aiguë, s'il n'y a pas de suppuration, quand l'inflammation est calmée. *Massage*, effleurage.

Bains sulfureux. Frictions lombaires alcooliques.

Hydrothérapie :

A l'intérieur :

Vins de *quinquina*, de *kola*, sirop *iodo-tannique*, *grogs*, *café au rhum*, *champagne*.

Si **troubles digestifs** :

Avant chaque repas, VI à X gouttes de la mixture :

Teinture de badiane	àà 5 gr.
Teinture de noix vomique .	

Si **cystite**. (Voir ce mot.)

Lavages boriqués.

Alcalins : eaux de Vichy, de Vals.

Luxeuil, *Salies-de-Béarn*, *Uriage*, *La Bourboule*.

Céphalalgie.

(Voir *Syndrome utérin, endométrite.*)

Soigner l'accès et la diathèse.

Si anémie :

Fer, quinquina, glycérophosphates.
Hydrothérapie.

Si arthritisme.

Alcalins :
Bicarbonate de soude, 2 à 4 grammes par jour, eau de Vals.

Si herpétisme.
Arsenicaux.

Accès :

Repos dans l'obscurité.
Prescrire, toutes les 2 heures, 1 cachet contenant chacun :

Bromhydrate de quinine	0 gr. 15 cent.
Antipyrine	0 gr. 50 cent.

n° 4.

ou :

Phénacétine.	0 gr. 50 cent.

1 cachet, matin et soir.

ou :

Salicylate de soude, 2 grammes le matin, 2 grammes vers midi, 2 grammes le soir.

ou :

Caféine, en pilules ou en injections hypodermiques. 0 gr. 25 cent. à 0 gr. 50 cent. dans les 24 heures.

Pilules :

Caféine	0 gr. 50 cent.
Excipient	Q. s.

Pour 2 pilules.

Solution pour injections hypodermiques :

Caféine	2 gr. 50 cent.
Benzoate de soude	3 gr.
Eau bouillie	Q. s.

pour 10 centimètres cubes.

1 à 2 seringues de Pravaz.

ou :

— Huchard —

Bromure de potassium . . . 3 à 4 gr.

En une fois, au début.

— Hepp —

Acétanilide . . . 0 gr. 25 cent. à 1 gr.

Mais jamais plus de 50 centigrammes par dose (en cachets de 25 centigrammes).

ou :

Bromidia (spécialité américaine) :

Bromure de potassium	6 gr.
Chloral	9 gr.
Extrait de cannabis indica.	ãã 0 gr. 05 cent.
Extrait de jusquiame . . .	
Eau	Q. s.

pour compléter 32 gr.

Dose 1/2 à 1 cuillerée à café par jour = 2 à 4 grammes.

ou :

Chloralamide . . . . 2 à 3 gr.

en cachets ou potion.

ou :

Hypnal (chloral-antipyrine). . . . 1 gr.

en capsules, potion, sirop.

ou :

Chlorodyne . . 0 gr. 25 cent. à 1 gr.

Par jour. Remède populaire en Angleterre (*chloroforme*, *morphine*, *sulfate d'atropine*, *alcool*, etc.).

ou :

Exalgine, 0 gr. 60 cent. en 3 fois.

Solution d'*exalgine :*

Exalgine	2 gr. 40 cent
Alcool à 90°.	20 gr.
Eau distillée.	60 gr.
Sirop d'éc. d'or. amères . . .	108 gr.
Sirop de coquelicot	16 gr.

Chaque cuillerée contient 0 gr. 20 cent. d'*exalgine.*

ou :

Cachet d'*exalgine.*

Exalgine.	0 gr. 05 cent.
Bicarbonate de soude. . . .	0 gr. 15 cent.

Pour 1 cachet. 4 à 10 dans les 24 heures.

ou :

Méthacétine. . . . . 0 gr. 20 à 0 gr. 30 cent.

En potion.

ou :

Paraldéhyde . . . . 2 à 4 gr.

en 4 fois.

Potion :

— Morselli —

Paraldéhyde . . . . 2 gr. à 4 gr.
Eau de tilleul. . . . . 70 gr.
Teinture de vanille. . . . . . XX gouttes
Sirop de laurier-cerise . . . . 30 gr.

A prendre dans les 24 heures.

ou :

Piscidia erythrina . . . . 20 gr.

20 à 30 gouttes par jour.

— Dujardin-Beaumetz —

Teinture alcoolique de piscidia erythrina . . . . .
Teinture de viburnum prunifolium . . . .
} āā 10 gr.

XL à L gouttes dans les 24 heures.

ou :

Valérianate d'antipyrine et de quinine . . . . 0 gr. 05 à 0 gr. 40

en cachets, potion.

ou :

— Bartholow —

Valérianate de zinc.	1 gr. 25 cent.
Extrait de noix vomique	0 gr. 30 cent.
Extrait de gentiane	1 gr. 25 cent.

Pour 20 pilules, 3 ou 4 par jour.

Applications externes :

Ether, eau fraiche, eau vinaigrée, eau *sédative*, crayon migraine (?). Eau *cyanure potassique* à 1/100.

Pulvérisations de *chlorure d'éthyle*.

Aimants.

— Fernet —

10 à 20 ventouses sèches le long de la colonne vertébrale.

Chancre induré.

(Voir *Syphilis*.)

Chancre mou.

Chancre vulvaire.

Pansement avec la solution de *nitrate d'argent* à 3/100 (le jour) et avec l'*aristol* (la nuit).

ou :

Lavages, quatre fois par jour, avec la solution :

Bichlorure de mercure . . .	0 gr. 50 cent.
Acide tartrique.	1 gr.
Eau distillée	1000 gr.

ou :

Monol, deux cuillerées à café pour 1 litre d'eau.

Après chaque lavage appliquer, au moyen d'un pinceau ou de l'insufflateur :

Iodoforme pur ou *aristol*.

ou mieux :

Iodoforme.	} āā 4 gr.
Café torréfié.	

Le café masque un peu l'odeur de l'iodoforme.

ou :

Orthoforme, aristol, salol, iodol, gallanol, traumatol.

— Terrillon —

Saupoudrer le chancre avec le mélange suivant :

Acide pyrogallique	10 gr.
Poudre d'amidon	10 gr.

— Neumann (de Vienne) —

Pulvériser avec l'appareil de Richardson le mélange :

Iodoforme	5 gr.
Ether sulfurique	35 gr.

Lavages avec :

Acide phénique	2 gr.
Eau distillée.	100 gr.

— Vaucaire —

Lavages fréquents avec les solutions *boriquées*

à 30/1000, *permanganate de potasse* à 1/1000, ou avec la solution :

Acide salicylique	1 gr.
Eau bouillie	1000 gr.

suivis d'un badigeonnage avec le :

Perchlorure de fer à 30°. . . .	10 gr.

tous les deux jours.

Appliquer la poudre de *salol* et n'employer l'*iodoforme* ou l'*aristol* que si la cicatrisation se fait trop attendre.

Chancre du vagin.

Quatre fois par jour, injection tiède avec :

Hydrate de chloral	20 gr.
Eau	400 gr.

1 cuiller à soupe par litre d'eau.

ou :

Permanganate de potasse. . .	25 gr.
Eau	500 gr.

1 cuiller à soupe pour 2 litres d'eau.

ou :

Solution alcoolique de *formol* dosée à 0,25 centigrammes par cuillerée à café : 1 cuiller à café pour 1 litre d'eau.

Pansement : *orthoforme*, *iodoforme*, *salol*, etc. Appliquer des petites bandes de gaze *salolée* ou *iodoformée* après un lavage soigné avec l'une des solutions employées ci-dessus ou avec :

Acide phénique . . . . . / Alcool.	àà 200 gr.
Teinture de thym	10 gr.

1 cuillerée pour 1 litre et demi d'eau.

Cautérisations avec la solution de *nitrate d'argent* à 1/30.

Chancre mou phagédénique.

Grands bains quotidiens (amidon).

Bains de siège *boriqués*.

— VAUCAIRE —

Badigeonnages avec le *perchlorure de fer* à 30°, répétés tous les jours, puis saupoudrer d'*aristol*.

Lotions avec la solution :

Permanganate de potasse. . .	1 gr.
Eau bouillie	1 litre.

Traitement général. — Toniques : *huile de foie de morue*, *quinquina*, *fer*, *arsénicaux* :

Avant chaque repas, prescrire V à X gouttes du mélange suivant :

Gouttes de Baumé.	5 gr.
Liqueur de Fowler.	4 gr.

Bains de siège avec de l'eau de son bouillie.

Hydrothérapie.

— Balzer —

Lavages avec la solution :

Tartrate ferrico-potassique . .	15 gr.
Eau distillée.	100 gr.

et insufflations d'*iodoforme.*

— Mauriac —

Appliquer la pommade :

Oxyde de zinc	ãã 2 gr.
Calomel	
Vaseline.	ãã 15 gr.
Lanoline	

Les croûtes du chancre une fois tombées, cautérisation au thermo ou au galvano-cautère.

— Auvard —

L'agent le plus efficace est :

Iodoforme.	10 gr.

Application matin et soir.

Lavages avec la solution de *bichlorure de mercure* à 1/2000. Sécher la vulve avec un peu de coton hydrophile.

Feuille d'ouate fixée sur une servi , dont la femme se garnit au moment de ses règles, maintenant l'*idoforme* au contact de la vulve.

Traitement du bubon (voir ce mot).

Repos absolu au lit.

Si bubon non fluctuant :

Badigeons avec :

Teinture d'iode	ää 10 gr.
Teinture de noix de galle .	

et appliquer des compresses de tarlatane imbibées de :

Eau de Goulard	10 gr.
Eau distillée.	300 gr.

Pansement ouaté recouvert de taffetas gommé.

Bandage compressif. Emplâtre de Vigo. Onctions avec la pommade *belladonée* à 1/30.

Si fluctuation :

Incision après pulvérisation (chez les malades pusillanimes) de *chlorure d'éthyle*.

Pansement à la gaze *iodoformée* ou *salolée*.

Introduire dans les trajets fistuleux des crayons *iodoformés :*

Iodoforme.	1 à 3 gr.
Gomme adragante.	0 gr. 20 cent.
Amidon.	Q. s.
Glycérine	

pour 10 crayons.

ou :

Injecter dans le ganglion 1/3 à 2/3 de seringue de Pravaz contenant 1/5 de *salol camphré iodoformé*. Boucher avec du collodion.

Le lendemain, inciser le bubon, le vider, le laver au *sublimé* à 1/1000 et le bourrer de gaze *aristolée*.

Bains salins, sulfureux.

Chloasma uterinum.

(Hyperchromie.)

Souvent symptomatique de grossesse (masque des femmes enceintes) ou d'une affection utérine.

Prophylaxie. — Voilettes épaisses bleues ou vertes, chapeaux à larges bords. Gants.

— Besnier —

Onctions sur le visage en se couchant avec :

Onguent de Vigo.	àà 15 gr.
Vaseline.	

qu'on étend sur de la mousseline et qu'on recouvre de taffetas gommé.

Le matin, nettoyer la figure avec du cold-cream, et ensuite avec de l'eau chaude additionnée de la solution de *sublimé* à 1/1000 dans la proportion d'un quart.

Pendant le jour appliquer la pommade :

Carbonate de bismuth . . .	àà 10 gr.
Kaolin.	
Vaseline.	40 gr.

— Brocq —

Toucher les taches, matin et soir, avec un pinceau imbibé du mélange :

Glycérine	50 gr.
Acide chlorhydrique officinal .	5 gr.
Lait virginal.	50 gr.
Chlorhydrate d'ammoniaque .	4 gr.

— VALCAIRE —

On réussit encore en faisant le soir des lotions avec :

Liqueur de Gowland. . . . . 100 gr.

L'employer coupée d'eau chaude par moitié (1 cuillerée à soupe dans une soucoupe suffit pour une lotion).

ou :

Lotions avec l'*eau oxygénée*.

ou :

Lotions avec un tampon d'ouate imbibé de la solution :

Bichlorure d'hydrargyre . . } 0 gr. 15 à 0 gr. 20
Chlorhydrate d'ammoniaque }
Emulsion d'amandes. . . 120 à 150 gr.
Teinture de benjoin . . . . . 5 gr.

Laisser sécher sur place.

Chlorose.

Repos en rapport avec l'état de la malade. Dans les cas de neurasthénie et d'anémie très prononcées, *repos absolu* au lit pendant 2 semaines au moins (Hayem).

Lait, un verre toutes les heures. Viande crue hachée ou râpée, 120 grammes, deux fois par jour.

Hydrothérapie méthodique.

Avant chaque repas un cachet contenant :

Protoxalate de fer . . 0 gr. 10 à 0 gr. 20 cent.
Phosphate de soude . 0 gr. 25 cent.

Pour 1 cachet. N° 30.

ou :

Glycérophosphate de fer . . }
— de chaux. } àâ 0 gr. 20 cent.
— de magnésie. }

Pour 1 cachet. N° 25.

Ou au milieu des repas, 1 cachet :

Fer réduit. . . . . 0 gr. 10 à 0 gr. 20 cent.

Pour 1 cachet. N° 30.

Et après, une cuillerée de :

Acide chlorhydrique . . . . XX gouttes.
Eau . . . . 300 cent. cubes.

Dès que la malade aura repris des forces, l'envoyer à la campagne, loin de l'atmosphère des villes (Legroux).

Exercice, gymnastique, bicyclette, jardinage, équitation, canotage.

Séjour dans les montagnes air, pur et sain : *Gérardmer*, *Fontainebleau*, *Spa*, *Bagnoles-dans-l'Orne*, *Forges-les-Eaux*, *Montreux*, *Saint-Maurice*.

Frictions alcooliques sur tout le corps, suivies de frictions sèches.

Douches froides, douches écossaises, bains salins, drap mouillé.

Alimentation tonique : viandes grillées, volailles, beurre, légumes verts, œufs, phosphatine, jambon, purée de lentilles, racahout, fruits cuits.

Interdire le café, le thé, les liqueurs.

Dans les cas d'anémie profonde :

Injections sous-cutanées de *sérum artificiel :*

Chlorure de sodium	2 gr.
Phosphate de soude	4 gr.
Sulfate de soude.	8 gr.
Eau stérilisée	100 gr.

Faire trois fois par semaine, une injection de 5 à 10 grammes (pli fessier).

ou :

Prendre le matin, un verre à bordeaux de :

Chlorure de sodium	7 gr.
Sulfate de soude.	5 gr.
Eau.	1000 gr.

— POTAIN —

Avant chaque repas, 2 pilules contenant chacune :

Carbonate de manganèse. . .	0 gr. 10 cent.
Extrait de gentiane.	Q. s.

Pour 1 pilule. Faire n° 100.

Prescrire les *ferrugineux* ou l'*arsenic* et les *amers.*

— COMBY —

Sous-carbonate de fer . . .	àà 10 gr.
Poudre de cannelle	
Poudre de rhubarbe. . . .	

Une bonne pincée avant chaque repas.

ou :

Lactate de fer.	0 gr. 60 cent.
Sucrate de fer.	àà 2 gr.
Oléo-saccharure de cannelle	

En 6 doses. 2 par jour.

ou :

Pilules d'iodure de fer :

Iode bi-sublimé	4 gr. 10
Limaille de fer.	2 gr.
Eau distillée.	6 gr.
Miel blanc du Gâtinais. . . .	5 gr.

Poudre de réglisse et de guimauve, parties égales et quantité suffisante.

Pour 100 pilules contenant chacune 0 gr. 05 cent. d'*iodure ferreux*.

ou :

Cachets :

Protoxalate de fer	0 gr. 15 cent.
Bicarbonate de soude	0 gr. 30 cent.

Pour un cachet. N° 20. 2 par jour.

— Bamberger (de Vienne) —

Prendre 3 fois par jour XX gouttes de :

Teinture de malate de fer . Teint. d'éc. d'oranges amères.	àà 15 gr.

Si anorexie :

Avant chaque repas, VI à X gouttes de :

Teinture de mars tartarisée. Gouttes amères de Baumé.	àà 5 gr.

ou :

Un verre à liqueur de :

Arséniate de soude.	0 gr. 10 cent.
Vin de Kola.	1 litre.

— ROGER —

Limaille de fer.	0 gr. 05 cent.
Poudre de café torréfié. . .	àà 0 gr. 20 cent.
Craie lavée	
Poudre de colombo	

Pour 1 cachet. N° 20. 1 avant le repas.

ou :

— HUCHARD —

Tartrate ferrico-potassique . .	10 gr.
Extrait de gentiane.	8 gr.
Extrait de noix vomique . .	àà 0 gr. 25 cent.
Extrait thébaïque	

En 100 pilules. 2 avant chaque repas.

— VAUCAIRE —

Cacodylate de soude. 0 gr. 02 à 0 gr. 05, 0 gr. 08 c.

Pour 1 pilule. N° 20. 1 par jour.

Vin de *quinquina*, vin de *gentiane*, vin de *colombo*. Macération de *quassia amara* avec le vin pendant les repas.

ou :

Teinture de badiane	àà 3 gr.
Teinture de rhubarbe . . .	
Teinture de noix vomique .	

VI à X gouttes dans un peu d'eau, avant le repas.

Après les repas,
1 cuillerée à soupe de la potion :

Acide chlorhydrique officinal.	XX gouttes.
Sirop de limons.	20 gr.
Eau distillée.	180 gr.

Si gastralgie :

1 cachet avant chaque repas contenant :

Poudre de colombo	āā 0 gr. 20 cent.
Poudre de rhubarbe. . . .	
Pepsine.	
Poudre d'opium brut.	0 gr. 01 cent.

Pour 1 cachet. Faire n° 20.

ou :

Après chaque repas, 1 cuillerée à dessert de la potion :

Chlorhydrate de morphine . .	0 gr. 02 cent.
Eau distillée.	150 gr.

ou :

Eau chloroformée saturée . .	100 gr.
Sirop de fleurs d'oranger. . .	30 gr.
Eau.	120 gr.

1 cuillerée à soupe avant les repas.

— HUCHARD —

1 verre à liqueur après les repas, de :

Acide chlorhydrique officinal.	1 gr.
Chlorhydrate de cocaïne . . .	0 gr. 05 cent.
Eau distillée.	300 gr.
Elixir de Garus	200 gr.

— GALLARD —

I à II gouttes, sur un morceau de sucre, de :

Hydrolat de laurier-cerise . .	5 gr.
Chlorhydrate de morphine . .	0 gr. 10 cent.

Applications de boules d'eau chaude à la région épigastrique.

ou :

Petit vésicatoire volant, qu'on pansera avec de la *morphine*, 5 milligrammes.

Si hystérie :

Valérianate de zinc.	2 gr.
Extrait de jusquiame.	4 gr.
Sous-nitrate de bismuth . . .	2 gr.
Miel blanc.	Q. s.

Pour 40 pilules. 3 à 4 par jour.

ou :

Bromure de potassium. . . .	2 à 4 gr.
Eau de laitue	120 gr.
Sirop de laurier-cerise. . . .	20 gr.

Par cuillerées à bouche dans les 24 heures.

Sirop d'*éther*, inhalations d'*éther*.

Si aménorrhée :

Quelques jours avant l'époque présumée des règles, grand bain très chaud, 15 à 20 minutes.

Pistils de safran, une pincée pour 1 tasse à thé, 3 fois par jour.

ou :

Apiol, capsule gélatineuse, à 0 gr. 20 cent. 2 par jour.

Si constipation :

Lavement frais, le matin, additionné d'une cuillerée à soupe de glycérine neutre.

ou :

Avant le dîner une pilule contenant :

Podophyllin.	0 gr. 02 à 0 gr. 03 cent.
Extrait de belladone	0 gr. 01 cent.
Excipient	Q. s.

Pour 1 pilule. N° 10.

ou :

Cascara sagrada . . .	0 gr. 50 à 0 gr. 75 cent.

1 cachet.

Si diarrhée :

Phosphate de chaux .	0 gr. 25 à 0 gr. 50 cent.

Avant chaque repas.

ou :

Benzo-naphtol.	0 gr. 25 cent.
Salicylate de bismuth	0 gr. 30 cent.

1 cachet avant chaque repas.

Lavements d'*amidon*.

Laudanum de Sydenham, 4 à 10 gouttes dans un peu d'eau sucrée.

Si le fer ne réussit pas :

Prescrire l'*arsenic*.

Avant chaque repas, une cuillerée à soupe du sirop composé :

Arséniate de soude.	0 gr. 04 cent.
Sirop de quinquina.	400 gr.

ou :

Liqueur de Fowler.	5 gr.

II à V gouttes avant chaque repas :

ou :

Arséniate de fer, granule à 1 milligramme, 4 à 10 par jour :

ou :

Arséniate de soude, granule à 1 milligramme, 3 à 6 par jour.

ou :

Liqueur de Fowler.	4 gr.
Gouttes amères de Baumé . .	6 gr.

IV à VII gouttes avant chaque repas.

Suspendre tous les 12 jours la médication arsénicale, pendant 6 jours.

— Jaccoud —

Inhalations d'oxygène.

Eaux minérales.

Forges, Orezza, Bussang, *Luxeuil*, Renlaigue (ferrugineuses), Salies, Salins, Bourbonne-les-Bains (chlorurées sodiques), La Bourboule (arsénicales), Schwalbach, Spa, Füred, Roncegno.

Chorée dans la grossesse.

La traiter très sérieusement, à cause des complications cardiaques et des troubles profonds que cette affection peut amener dans un organisme déjà affaibli par la grossesse.

Repos intellectuel, à la campagne.

Bains sulfureux fréquents, mais de courte durée.

Hydrothérapie méthodique.

Enveloppement dans le drap mouillé.

Gymnastique suédoise associée au massage.

Electricité galvanique (G. Gautier).

Suggestion hypnotique dans certains cas (hystérie, épilepsie).

Ventouses sèches appliquées sur le rachis, 20 à 30 tous les jours.

Pulvérisations de *chlorure de méthyle* ou d'*éther* sur la colonne vertébrale.

Régime tonique mais léger : viande crue hachée de bœuf, thé, lait, phosphatine, œufs, purées de légumes. Interdire le café, le thé, les liqueurs.

— PINARD —

Administrer le *chloral* de telle sorte que la malade soit plongée dans un sommeil continuel :

Chloral (hydrate de) . . .	2 à 6, 8 gr.
Sirop simple	30 gr.
Essence de menthe	II gouttes.
Eau	90 gr.

à prendre dans les 24 heures.

Ne réveiller la malade qu'au moment des repas.

Diminuer les doses de chloral s'il y a une amélioration notable, mais ne supprimer le médicament qu'après complète guérison.

Si troubles cérébraux, sommeil impossible :

Accouchement provoqué.

— Vaucaire —

Frictions sur le rachis avec le *liniment de Rosen* modifié :

Huile de muscade	àà 5 gr.
Essence de girofle	
Chloroforme	10 gr.
Ether	15 gr.
Alcoolat de genièvre	90 gr.

Bains tièdes, avec affusions fraiches (cas graves).

Lit matelassé, capitonné.

Prescrire tout d'abord la potion polybromurée suivante :

Bromure de potassium. . .	àà 8 gr.
Bromure de sodium	
Bromure d'ammonium. . .	
Eau distillée.	180 gr.

Chaque cuillerée à soupe contient 2 grammes de bromure. 1 à 4 cuillerées dans les 24 heures. Donner chaque cuillerée dans une tasse d'infusion d'*anis vert*.

Donner le *chloral* s'il n'y a pas d'amélioration.

ou :

Injection hypodermique.

Chlorhydrate de morphine.	0 gr. 10 cent.
Sulfate d'atropine	0 gr. 005 milligr.
Eau distillée.	10 c. cubes.

1 à 2 seringues de Pravaz.

Contre l'insomnie :

Bain de tilleul, l'après-midi.

Le soir, une pilule contenant :

Extrait thébaïque	0 gr. 05 cent.
Extrait de belladone.	0 gr. 01 cent.
Excipient	Q. s.

ou :

Sulfonal . . . . 0 gr. 50 cent. à 1 gr.

1 cachet.

ou :

Bromidia.

Une à une cuillerée à café et demie dans un peu d'eau.

ou :

Antifébrine (acétanilide) . . .	5 gr.
Elixir de Garus	170 gr.

M. 0 gr. 50 cent. par dose d'une cuillerée à bouche. 1 à 4 cuillerées dans les 24 heures.

ou :

Antipyrine.	ãã 1 à 3 gr.
Bromure de potassium.	

En 2 ou 3 cachets.

Si **arthritisme** :

Trois fois par semaine, un bain sulfureux.

Arséniate de soude	0 gr. 10 cent.
Eau	300 gr.

1 cuillerée à bouche avant chaque repas.

ou :

Un verre à liqueur de :

Arséniate de soude.	0 gr. 20 cent
Vin de coca.	1 litre.

Toniques : *extrait mou de quinquina*, 3 à 4 grammes dans la *potion de Todd*.

ou :

Sirop d'*hémoglobine*, 40 à 50 grammes par jour.

Kola ou *coca* granulées, 2 à 3 cuillerées à café dans de l'eau ou du vin coupé d'eau d'Evian.

Si lymphatisme, scrofule :

Tous les 2 jours, bain tiède contenant une bouteille d'eaux mères de Salies-de-Béarn.

Prendre le matin et l'après-midi, dans une tasse de lait, une cuillerée de :

Chlorure de sodium	40 gr.
Bromure de sodium	20 gr.
Iodure de sodium	10 gr.
Eau.	300 gr.

20 jours par mois (Grasset).

Contre les convulsions :

— Vaucaire —

Bromures, *morphine* (voir ci-dessus).

Inhalations d'*éther*, de *chloroforme*.

Injections sous-cutanées d'*éther*, 1 à 3 seringues dans les 24 heures.

Potion à donner par cuillerées toutes les heures :

Teinture de musc	XX gouttes.
Ether	2 gr.
Sirop de fleurs d'oranger. . .	20 gr.
Eau distillée.	120 gr.

ou :

Lavement :

Teinture de musc	1 à 2 gr.
Hydrate de chloral	2 à 4 gr.
Jaune d'œuf.	n° 1.
Eau ou lait	200 gr.

Cas graves :

Accouchement prématuré. Agir quand l'enfant est viable et employer une méthode simple (bougie, dilatateur).

Pendant la convalescence : *Néris*, *Aix*, *Bagnères-de-Bigorre*, *Gérardmer*, *Uriage*, *Balaruc*, *Lamalou*. *Champel*, *Divonne* (été), *Amélie-les-Bains* (hiver)

Chute du rectum.

Réduire le prolapsus à l'aide de la pression digitale et d'un tampon d'ouate enduit de vaseline *boriquée* à 1/30 (position génu-pectorale).

Défécation debout ou dans la position couchée.

Lavement froid à 15° tous les matins ou introduction d'un petit morceau de glace dans le rectum, ou douche ascendante froide.

Lotions astringentes. Employer l'une des solutions :

Alun.	2 à 3 gr.
Alcool camphré	20 gr.
Eau.	120 gr.

ou :

Extrait de ratanhia.	} àà 2 gr.
Alcool.	
Eau.	125 gr.

Le soir, appliquer un suppositoire :

Tanin.	} àà 1 gr.
Extrait de ratanhia.	
Beurre de cacao	4 gr.

— Vidal. — Peyrot —

Chaque jour faire, près de l'anus, 1 à 3 injections sous-cutanées de la solution :

Ergotine.	1 gr.
Eau de laurier-cerise.	1 gr.
Eau distillée.	9 gr.

1 à 2 seringues de Pravaz.

ou :

— Comby —

Sulfate de strychnine	0 gr. 10 cent.
Eau de laurier-cerise . . .	} àà 10 gr.
Eau distillée	

Injection, V à X gouttes dans le voisinage de l'anus.

Si prolapsus irréductible :

Cautérisations ponctuées ou longitudinales sur le bourrelet, avec le thermocautère.

Ablation d'une partie de la muqueuse à l'aide du galvanocautère.

— Verneuil — Routier — Segond — *Rectopexie.*

Dans la plupart des cas un prolapsus considérable sera maintenu au moyen d'un bandage spécial.

Bains salés, bains de *Salins*, de *Salies de-Béarn*.

Traitement général tonique : sirop d'*iodure de fer*, sirop *iodo-tannique, huile de foie de morue.*

Surveiller la constipation (voir ce mot).

Chute de l'utérus.

(Voir *Prolapsus utérin.*)

Coccygodynie.

(*Névralgie du coccyx.*)

Indication causale (métrite, prolapsus des ovaires, rétroflexion, etc.).

Injection hypodermique contre la douleur :

Cocaïne (chlorhydrate de). . .	0 gr. 10 cent.
Eau distillée	10 gr.

1 seringue de Pravaz.

ou :

Chlorhydrate de morphine . . .	0 gr. 10 cent.
Eau de laurier-cerise.	1 gr.
Eau distillée.	9 gr.

1 seringue de Pravaz à 2 seringues.

ou :

Appliquer 1 suppositoire :

Extrait de belladone . . . . . . 0 gr. 01 cent.
Extrait d'opium . . . . 0 gr. 05 cent.
Beurre de cacao. . . . . 4 gr.

ou :

Extrait de belladone. . . . . 0 gr. 015 millig.
Extrait d'hyosciamine . . . . 0 gr. 004 millig.
Iodoforme . . . . 0 gr. 05 cent.
Beurre de cacao. . . . . 4 gr.

Pour 1 suppositoire.

ou :

Badigeons tous les jours sur le coccyx avec la solution :

Chlorhydrate de morphine. . . 0 gr. 20 cent.
Teinture d'iode . . . . 10 gr.

Pointes de feu.

Electrothérapie.

Faradisation, un pôle sur le sacrum, l'autre sur le coccyx, 3 à 5 séances.

— Pozzi — Nott —

Extirpation du coccyx.

A l'*intérieur* :

Phénacétine . . . . 0 gr. 50 cent.

En 1 cachet.

ou :

Exalgine . . . . 0 gr. 20 à 0 gr. 40 cent.

Solution :

Exalgine	2 gr. 40 cent.
Alcool à 80°.	20 gr.
Eau distillée.	60 gr.
Sirop d'éc. d'oranges amères.	108 gr.
Sirop de coquelicot	16 gr.

Chaque cuillerée à soupe contient 0 gr. 20 cent. d'exalgine.

Hydrothérapie.

Col (cancer du).

(Voir *Cancer du col.*)

Col (Syphilis du).

(Voir *Syphilis du col, Chancre induré.*)

Col (Rigidité du).

(Voir *Rigidité du col.*)

Coliques du post partum.

(*Tranchées utérines.*)

Comprimer le fond de l'utérus, afin de provoquer l'expulsion des caillots, ou faire une injection intra-utérine avec de l'eau bouillie tiède.

Lavements *laudanisés*, X à XX gouttes de *laudanum de Sydenham* pour 1 verre d'eau tiède.

ou :

Prendre toutes les deux heures, une cuillerée à soupe de la potion :

Sirop thébaïque.	40 gr.
Sirop d'éther.	ââ 20 gr.
Sirop de fleurs d'oranger . .	
Eau	60 gr.

ou :

Toutes les heures, une des pilules suivantes :

Extrait thébaïque	0 gr. 06 cent.
Miel réglissé.	Q. s.

en 6 pilules.

Si les douleurs sont très vives :

Injection hypodermique :

Chlorhydrate de morphine .	0 gr. 10 cent.
Sulfate d'atropine	0 gr. 005 millig.
Eau distillée.	10 c. c.

1 à 2 seringues de Pravaz, dans les 24 heures.

ou :

Lavement :

Hydrate de chloral.	2 à 4 gr.
Jaune d'œuf.	n° 1
Eau ou lait	250 gr.

ou :

Toutes les deux heures, dans un peu d'eau, 10 gouttes de :

Teinture de viburnum prunifolium	ââ 15 gr.
Teinture d'hydrastis canadensis	

Dans les cas graves, inhalations d'*éther* ou de *chloroforme*.

Injections antiseptiques (voir *Accouchement*).

Coliques salpingiennes.

(Voir *Salpingite.*)

Lavements, cataplasmes sur l'hypogastre *laudanisés* (X à XV gouttes de *laudanum de Sydenham*).

Onctions sur le ventre avec la pommade :

Extrait d'opium	ãã 1 gr.
Extrait de belladone. . . .	
Vaseline.	25 gr.
Onguent napolitain.	5 gr.

Application d'une ou de deux mouches de Milan sur le point douloureux.

Application de glace sur le ventre (interposer une flanelle).

Pointes de feu.

Purgatifs salins ou lavements frais additionnés d'une cuillerée de glycérine.

Dilatation du col au moyen de tiges de laminaire (voir *Curettage*), ou du dilatateur métallique.

Pansement sur le col avec un tampon d'ouate imbibé de :

Laudanum de Sydenham. . .	2 gr.
Salol	10 gr.
Glycérine neutre.	200 gr.

Suppositoire :

Chlorhydrate de morphine . . .	0 gr. 01 cent.
Beurre de cacao.	4 gr.

pour 1 suppositoire.

Injections très chaudes antiseptiques (voir *Antisepsie gynécologique*).

Collapsus.

Révulsifs. Sinapismes. Frictions énergiques. Marteau de Mayor.

Lavement avec 1 goutte d'*huile de crotone*.

Injections d'*éther*, de *caféine*.

Solution :

Caféine	2 gr. 50 cent.
Benzoate de soude.	3 gr.
Eau distillée.	Q. s.

pour 10 centimètres cubes.

ou :

Potion à prendre par cuillerées à bouche :

Acétate d'ammoniaque . . .	3 à 8 gr.
Teinture de musc	XV gouttes.
Sirop d'éther	30 gr.
Teinture de cannelle. . . .	X gouttes.
Eau	120 gr.

Boissons chaudes diaphorétiques, grogs, bouillon chaud, lait chaud additionné de cognac ou de rhum, champagne sec.

Injection hypodermique de *sérum artificiel* :

Phosphate de soude . . . . . 4 gr.
Sulfate de soude. . . . . . . 8 gr.
Chlorure de sodium . . . . . 2 gr.
Eau distillée. . . . . 100 gr.

Ce sérum doit être stérilisé à l'étuve à 125°. Dose, 5 à 10 grammes, tous les 2 jours.

Potion tonique :

Extrait mou de quinquina. . 2 à 4 gr.
Potion de Todd . . . . 200 gr.

Comédons (Acné ponctuée).

Lotions, matin et soir, avec la solution :

— Hébra —

Borate de soude . . . . . . 10 gr.
Glycérine . . . . } àà 20 gr.
Alcool à 90°. . . . . }
Eau de roses . . . . }

Après la lotion, frictions avec :

Savon noir. . . . . 40 gr.
Alcoolat de lavande . . . . . 10 gr.
Alcool à 90° . . . . 80 gr.

— Besnier —

Appliquer tous les soirs, pendant 8 jours, la pommade :

Acide salicylique. . . . . . . 2 gr.
Soufre précipité. . . . . . } àà 50 gr.
Savon mou de potasse. . . }

Faire ensuite des applications émollientes.

Puis, faire sortir avec les doigts les comédons des conduits sébacés, lotionner ensuite la figure avec de l'eau de lavande ou de l'eau de Cologne.

— Unna —

Matin et soir, onctions avec :

Glycérine	3 gr.
Kaolin.	4 gr.
Acide acétique.	2 gr.

Agiter avant de s'en servir.

Les comédons sortiront très facilement.

Congestion utéro-ovarienne.

Révulsifs ;

Badigeons de *teinture d'iode morphinée* tous les deux jours sur le ventre :

Chlorhydrate de morphine. .	0 gr. 40 cent.
Teinture d'iode	15 gr.

ou :

Applications de pointes de feu.

ou :

Petits vésicatoires, mouches de Milan.

Lavements *laudanisés* (X à XV gouttes de *laudanum de Syhenham*).

Injections vaginales 3 fois par jour à 45°, contenant pour 1 litre et demi d'eau 1 paquet :

Borate de soude	ãã 100 gr.
Bicarbonate de soude . .	

en 20 paquets.

Badigeons de *teinture d'iode* sur le col de l'utérus.

Pansements à la *glycérine salolée* :

Appliquer tous les 2 jours un tampon d'ouate hydrophile imbibé de la solution :

Salol	10 gr.
Glycérine neutre.	180 gr.

Pédiluves sinapisés. Sinapismes sur les cuisses.

Frictions région lombaire, en se couchant, avec le liniment :

Chloroforme.	10 gr.
Ether.	15 gr.
Alcoolat de lavande	20 gr.
Alcool camphré	80 gr.

Hydrothérapie méthodique : douche en jet brisé sur le tronc et les membres, et pas sur la tête (15 secondes. Température 12° à 15°).

Administrer les reconstituants : *amers*, *ferrugineux* (voir *Chlorose*).

Surveiller la *constipation*.

Lavements frais additionnés de glycérine. Purgatifs salins (voir *Constipation*).

Éviter les promenades en voiture, l'équitation, la bicyclette, le coït.

Conjonctivite blennorrhagique.

Lotions antiseptiques, répétées toutes les 2 heures, avec de l'ouate hydrophile imbibée d'une des solutions :

Acide phénique	5 gr.
Eau bouillie.	1000 gr.
Alcool.	Q. s.

pour dissoudre.

ou :

Acide salicylique. . . . . . . 10 gr.
Borate de soude. . . . . . . 5 gr.
Eau bouillie . . . . 1000 gr.

ou :

Sublimé. . . . . 0 gr. 05 cent.
Glycérine neutre. . . . . . . 20 gr.
Eau distillée. . . . . 200 gr.

Appliquer des compresses imbibées de l'une de ces solutions et y déposer un petit sachet de glace.

Pulvérisations *phéniquées* à 1 p. 100.

Collyre :

Chlorhydrate d'ammoniaque . 0 gr. 75 cent.
Sulfate de zinc pur. . . . . . 2 gr.
Camphre dissous dans l'alcool. 0 gr. 45 cent.
Teinture de safran. . . . . . 10 gr.
Eau distillée. . . . . 100 gr.

Instiller cinq à six gouttes par jour dans l'œil malade.

Si chémosis très prononcé :

Cautériser la conjontive palpébrale avec un pinceau trempé dans la solution :

Nitrate d'argent. . . . . . . 1 gr.
Eau distillée . . . . . . 30 à 10 gr.

Neutraliser l'excès de nitrate d'argent par un badigeonnage avec la solution saturée de *chlorure de sodium*.

Après chaque cautérisation au nitrate d'argent, faire une instillation au *sulfate d'atropine :*

— Galezowski —

Sulfate d'atropine . . . . . . 0 gr. 02 cent.
Eau distillée. . . . . 10 gr.

Constipation.

Lavement frais ou tiède d'infusion de camomille, avec une cuillerée à soupe de *glycérine neutre* ou une cuillerée à café de gros sel.

Massage abdominal, méthode suédoise de Thûre-Brandt,

Régime végétarien : pain de son, pain de soja, pain de seigle, légumes verts, fruits cuits ou crus, raisin, cidre, lait, pruneaux. Phosphatine.

Électricité. Hydrothérapie.

Purgatifs osmotiques :

Eaux minérales purgatives :

Carabaña, 1 verre à bordeaux.

Villa-Cabras (91/1000 de *sulfate de soude*), 1 verre à bordeaux.

Rubinat (72/1000 de *sulfate de soude*), 1 verre à bordeaux.

Hunjadi-Janos (*sulfate de soude*), 2 grands verres.

Pullna (*sulfate de soude, magnésie*), 1 grand verre.

Birmenstoff (*sulfate de magnésie*).

Montmirail (*magnésie*), 1 à 3 grands verres.

Sedlitz (*sulfate de magnésie*), 1 à 2 grands verres.

Purgatif agréable :

Carbonate de magnésie. . . .	18 gr.
Acide citrique.	30 gr.
Sirop de cerises	30 gr.
Eau.	200 gr.

ou :

Poudre de Rogé (citrate de magnésie), 1/2 à 1 flacon dans un verre d'eau, 30 à 60 grammes.

Soude (sulf. de), sel de Glauber, 20 à 60 grammes.

Magnésie (citrate de), 20 à 50 grammes.

Magnésie (sulfate de), 20 à 60 grammes.

Purgatifs drastiques :

— **Cascara Sagrada,** 0 gr. 50 à 0 gr. 75 cent. en cachets de 25 centigrammes.

— **Aloès** (extrait), 0 gr. 20 à 0 gr. 75 cent. en pilules ou cachets :

Extrait d'aloès.	4 gr.
Sulfate de fer	6 gr.
Poudre de cannelle	12 gr.
Conserves de roses.	Q. s.

Pour 20 pilules. 1 à 3 par jour.

— **Evonymine,** 0 gr. 05 à 0 gr. 15 cent.

Pilules :

Evonymine..	1 gr.
Extrait de jusquiame.	0 gr. 20 cent.

pour 20 pilules. 1 à 3 par jour.

— **Podophyllin,** 0 gr. 01 à 0 gr. 05 cent. en pilules.

Podophyllin	0 gr. 02 cent.
Extrait de belladone	0 gr. 005 mil.
Racine de belladone pulv. . .	0 gr. 01 cent.

pour 1 pilule. 1 à 2 par jour.

— **Calomel** (protochlorure de mercure), 0 gr. 20 cent. à 1 gr.

Pilules ou cachets contenant 10 centigrammes, 1 à 5 par jour.

— **Rhubarbe**, extrait, 0 gr. 10 à 0 gr. 50 cent. ; poudre, 50 centigrammes à 3 grammes.

Extrait de rhubarbe	} ãã 1 gr. 50 cent.
Poudre de rhubarbe	
Extrait de belladone	0 gr. 15 cent.

pour 30 pilules, 2 par jour.

Ricin (**huile de**). — 20 à 30 grammes dans du bouillon, du jus d'orange, du sirop de groseille, du café noir ou du malaga.

— **Mercuriale**, 10 à 20 grammes.

Lavement :

Feuilles de séné	15 gr.
Miel de mercuriale.	10 gr.
Sulfate de soude.	15 gr.
Eau bouillante.	500 gr.

Faire infuser pendant 3/4 d'heure. Passer et ajouter le *sulfate de soude.*

Nerprun (sirop de). — 30 à 50 grammes dans une tasse de tilleul.

— DUJARDIN-BEAUMETZ —

Poudre laxative :

Follicules de séné en poudre	} ãã 6 gr.
Soufre sublimé	
Fenouil en poudre.	} ãã 3 gr.
Anis étoilé	
Crème de tartre pulv.	2 gr.
Poudre de réglisse.	8 gr.
Sucre en poudre.	25 gr.

M. 1 cuillerée à dessert à prendre le soir dans un verre d'eau.

Corps étrangers du vagin.

Faire d'abord une injection vaginale antiseptique :

Solution de *sublimé* à 0,50/1000.

ou :

Solution *phéniquée* à 10/1000.

après avoir appliqué le spéculum ou tout simplement une valve plate.

Retirer le corps étranger, s'il est petit (épingles à cheveux, étui, canule) en glissant la pince le long du doigt porté jusque sur le corps étranger (Pozzi).

Si l'objet est gros, lisse :

Employer la pince à faux germe.

Pansement antiseptique. Tampon de gaze *salolée* ou *iodoformée* imbibé de :

Résorcine	5 gr.
Glycérine	ãã 100 gr.
Eau bouillie.	

Corps fibreux.

(Voir *Fibromes*.)

Crampes de la grossesse.

Massage des muscles contracturés.

Frictions avec la solution :

Chloroforme.	10 gr.
Baume de Fioravanti.	50 gr.
Alcool camphré	90 gr.

Si crampe dans les fléchisseurs :

Etendre fortement la jambe, le pied et les orteils.

Si crampe dans les extenseurs :

Fléchir fortement.

Electricité.

Purgatifs (voir *Constipation*).

Prescrire le *bromure de potassium :*

Bromure de potassium. . . .	6 gr.
Sirop d'éther	40 gr.
Sirop de fleurs d'oranger. . .	40 gr.
Teinture de musc	XX gouttes.
Eau distillée.	60 gr.

3 cuillerées à soupe par jour.

Ceinture abdominale.

Crevasses du sein.

(Voir *Abcès du sein.*)

Avant l'accouchement, afin d'éviter les gerçures, lavages avec la solution *boriquée* à 30/1000 ou avec la solution de *sublimé* à 0,50/1000.

Sur le sein malade :

Appliquer des compresses imbibées de :

Eau de roses	100 gr.
Glycérine neutre à 30°	20 gr.
Tanin.	0 gr. 50 cent.

ou :

Nitrate d'argent	1 gr.
Eau distillée.	100 à 150 gr.

Pendant la nuit mettre sur le sein malade :

Salol	2 gr.
Menthol, ...	1 gr. 50 cent.
Huile d'olive.	10 gr.
Lanoline	40 gr.

Ou compresses imbibées de :

Salol.	1 gr.
Teinture d'hamamelis	XV gouttes.
Eau de chaux	40 gr.
Laudanum Sydenham.	XX gouttes.
Glycérine neutre, ...	100 gr.

ou :

Appliquer des compresses imprégnées d'une solution saturée d'*acide borique* et d'alcool pur ou mélangé d'un tiers d'eau.

— MONIN —

Badigeons trois fois par jour à l'aide d'un pinceau avec la solution :

Glycérine redistillée à 30°. . .	40 gr.
Teinture de baume de tolu. .	5 gr.
Teinture thébaïque.	2 gr.
Salol pulvérisé	1 gr.

Recouvrir d'ouate.

Empêcher le traumatisme de la succion en employant une téterelle bi-aspiratrice.

Si abcès du sein (voir ce mot).

Curettage de l'utérus.

(Voir *Métrite*, *Endométrite*.)

Cystite aiguë.

Repos au lit, sur la chaise longue.

Régime lacté pendant quelques jours, 2 litres de lait additionné de 3 grammes de *bicarbonate de soude,* par litre.

Eviter les mets épicés, le café, les liqueurs, le vin pur.

Thé très léger coupé de lait, boissons émollientes (graines de lin, chiendent, bourgeons de sapin). Phosphatine.

Alcalins : *bicarbonate de soude*, 4 à 8 grammes par jour, eaux de *Vichy*, de *Vals*.

Bains prolongés tous les deux jours. — Cataplasmes *laudanisés,* X à XX gouttes.

Lavements *laudanisés,* X à XV gouttes de *laudanum de Sydenham.*

ou :

Hydrate de chloral.	1 à 3 gr.
Jaune d'œuf.	N° 1
Lait ou eau	150 gr.

Cataplasmes froids sur le ventre ou application d'une poche de glace (interposer une flanelle double).

Cachets :

Benzoate de soude.	0 gr. 50 cent.

Pour un cachet. N° 20. 3 par jour.

Salol	0 gr. 50 cent.

Pour un cachet. N° 20. 3 à 4 par jour.

ou :

Biborate de soude	30 gr.
Bicarbonate de soude	10 gr.

Une cuillerée à café à prendre dans 1 litre de limonade au citron pour la journée.

Si douleurs très vives :

Employer 1 suppositoire :

Extrait thébaïque.	0 gr. 05 cent.
Extrait de belladone.	0 gr. 01 cent.
Beurre de cacao.	4 gr.

Pour 1 suppositoire. N° 5.

ou :

Chlorhydrate de morphine . } Chlorhydrate de cocaïne . . }	àà 0 gr. 01 cent.
Extrait de belladone	0 gr. 005 mil.
Beurre de cacao	3 gr.

Pour 1 suppositoire. Un toutes les cinq heures jusqu'à cessation de la douleur.

— Guyon —

Extrait de belladone . . . . } Extrait d'opium . . . . . . }	àà 0 gr. 01 cent.
Iodoforme.	0 gr. 05 cent.
Cire.	1 gr.
Beurre de cacao	3 gr.

F. un suppositoire.

Si ténesme :

— Ultzmann —

Lupulin pur.	1 gr.
Chlorhydrate de morphine . . .	0 gr. 05 cent.
Sucre blanc	3 gr.

M. et diviser en 8 paquets. 3 à 5 par jour.

ou :

Bromure de potassium. . . .	3 gr.
Sirop d'éther	30 gr.
Sirop de fleurs d'oranger . .	20 gr.
Eau.	100 gr.

à prendre par cuillerées à soupe toutes les heures.

ou :

Bromure de camphre . . . . . 20 gr.

en 20 pilules. 1 toutes les quatre heures. Ne pas dépasser quatre pilules par jour.

Si insomnie :

Lavement au *chloral :*

Hydrate de chloral	2 à 4 gr.
Jaune d'œuf	N° 1
Lait	150 à 200 gr.

ou :

Injection sous-cutanée de 1 à 2 seringues de Pravaz de la solution :

Chlorhydrate de morphine. . .	0 gr. 10 cent.
Sulfate d'atropine.	0 gr. 005 cent
Eau bouillie	10 gr.

Si **constipation** (voir ce mot).

ou :

Extrait aqueux d'aloès	0 gr. 60 cent.
Extrait thébaïque	0 gr. 25 cent.
Excipient	Q. s.

pour 8 pilules, 2 par jour.

ou :

Podophyllin	0 gr. 02 cent.
Extrait de belladone	0 gr. 005 mil.
Poudre de belladone	0 gr. 01 cent.

Pour 1 pilule. 1 à 2 par jour.

Lavements frais additionnés d'une cuillerée de *glycérine neutre*.

Cystite blénnorrhagique.

(Voir *Blennorrhagie*.)

Dès le début :

Même traitement que pour la cystite aiguë.

Prescrire les alcalins et les balsamiques.

Capsules de *santal* à 25 centigrammes, 6 à 9 par jour.

Capsules d'*extrait alcoolique éthéré de cubèbe*, de *copahu*, de *copahivate de soude*.

ou :

Prescrire la potion :

Terpine	1 gr. 20 cent.
Sirop de tolu	ãã 30 gr.
Sirop de diacode.	
Eau distillée	180 gr.

3 cuillerées à soupe par jour.

ou :

Perles de térébenthine, 3 à 5 par jour.

ou :

Prendre trois fois par jour dans un peu d'eau rougie, dix gouttes de :

Teinture de thuya occidentalis. 10 gr.

Médication antiseptique.

Salol . . . . 1 à 3 gr.

en cachet de 50 centigrammes.

ou :

Acide salicylique. . . . . 5 gr.

En 10 paquets. 2 par jour.

ou :

Salol	àà 0 gr. 50 cent.
Bicarbonate de soude . . .	àà 0 gr. 50 cent.
Magnésie anglaise	0 gr. 25 cent.

Pour 1 cachet. 3 par jour.

Traitement local.

Injecter, tous les jours, à l'aide de la seringue à anneaux de 100 grammes, la sonde en verre étant introduite dans le canal, 20 à 30 grammes de la solution :

Bleu de pyoctanine. . . . . 1 gr.
Eau stérilisée bouillie . . . . . 1 litre

Durée du traitement, 10 à 20 jours.

ou :

Grands lavages de la vessie avec le *monol*, une cuillerée à soupe pour 2 litres d'eau bouillie.

Médication calmante :

Bromure de potassium ou *d'ammonium*, 1 gramme.

ou :

Bromure de camphre, *camphre monobromé*, 0 gr. 20 à 0 gr. 75 centigrammes en pilules.

Cystite chronique.

Traitement local.

Lavage quotidien de la vessie. On emploie une sonde de verre rendue aseptique; à son extrémité on adapte une seringue de 150 grammes contenant :

Solution d'*acide borique* à 3/100.

On injecte 30 à 40 grammes de cette solution et on retire rapidement la seringue pour provoquer la sortie du liquide.

ou :

Solution de *résorcine* à 1/100.

ou :

Solution de *chlorure de sodium* à 5/100.

ou :

Solution d'*alun* à 1/200.

ou :

Solution de *permanganate de potasse* à 0 gr. 50/1000.

ou :

Solution de *bichlorure de mercure* à 1/4000.

ou :

Solution de *nitrate d'argent* à 1/500.

ou :

Solution de *monol* à 10/1000.

— MALLEZ —

Laver tous les 3 jours la vessie avec la solution :

Hyposulfite de soude	25 gr.
Eau bouillie.	100 gr.

S'assurer qu'il n'y a pas de calcul.

Si purulence :

Tous les deux jours, prendre 2 grammes de *salol* dans une infusion de rameaux de *Pichi*.

Médication lactée.

Lavages avec la solution de *permanganate de potasse* à 0,50/1000.

Tisane :

Acide benzoïque . . . . . 1 à	2 gr.
Eau distillée de fleurs d'oranger	50 gr.
Eau distillée.	900 gr.
Sucre	100 gr.

ou :

Tisane de *pareira brava* (20 à 30 grammes par litre, décoction).

— Gabriel Colin —

Traitement des cystites chroniques douloureuses, et en particulier des cystites tuberculeuses :

Injections intra-vésicales d'huile de gaïacol, d'huile de carbonate de gaïacol, simples ou iodoformées.

Solution employée :

Gaïacol.	1 gr.
Huile d'amandes douces stérilisée	20 gr.

On injecte une dose variable de 1 à 2 grammes. en une ou deux fois par jour.

— Picot —

Solution de gaïacol iodoformé :

Gaïacol	5 gr.
Iodoforme.	1 gr.
Huile d'olives stérilisée . . .	100 gr.

— Lannelongue —

Irrigation lente et abondante avec une cuillerée à soupe de l'émulsion suivante, dans un litre d'eau bouillie et tiède :

Iodoforme.	5 gr.
Glycérine	40 gr.
Gomme adragante	0 gr. 30 cent.
Eau bouillie.	100 gr.

Si spasme vésical :

Bains chauds.

Injections hypodermiques de *morphine* à 1/100, 1 à 2 seringues de Pravaz.

Suppositoires *belladonés* (voir ci-dessus).

Hydrothérapie.

Chez les *anémiques :*

Fer, quinquina, arsenic, cacodylate de soude (voir *Chlorose*).

Si Cystite hémorrhagique :

Repos absolu.

Réfrigérants région lombaire ou sur l'hypogastre.

Dragées d'*ergotine Bonjean*, 4 à 8 par jour (dragée à 0 gr. 25 centigrammes d'*ergotine*).

ou :

Suppositoire :

Ergotine.	0 gr. 50 cent.
Beurre de cacao.	3 gr.

Pour 1 suppositoire. 2 à 4 par jour.

ou :

1 à 2 seringues de Pravaz de la solution :

Ergotine	1 gr.
Eau bouillie	10 gr.

Potion hémostatique :

Teinture de cannabis indica. .	2 gr.
Hydrolat de tilleul.	100 gr.
Hydrolat de fleurs d'oranger.	25 gr.
Teinture de cannelle.	5 gr.
Julep gommeux	120 gr.

F. s. a. Une cuillerée à soupe toutes les heures et :

Sulfate de quinine. . 0 gr. 20 cent. à 1 gr.

en cachets de 25 centigrammes.

Eaux minérales :

Pougues, Vichy, Alet, Evian, Couzan, Royat, Saint-Nectaire, Contrexéville, Vittel, Capvern.

Danse de Saint-Guy.

(Voir *Chorée.*)

Déchirure du col.

Si déchirure peu étendue :

Cautérisations au thermocautère suivies d'un pansement antiseptique à la gaze *salolée* imprégnée de :

Salol	10 gr.
Glycérine neutre.	150 gr.
Eau bouillie.	120 gr.

ou :

Teinture d'iode	XX gouttes.
Glycérine neutre.	200 gr.

Insuffler : *aristol*, *dermatol*, *orthoforme*, *europhène*.

Lavages, injections avec *monol*.

Une cuillerée à soupe pour 2 litres d'eau.

Si déchirure étendue.

Opération de Schrœder ou excision de la muqueuse.

Decidua menstrualis.

(Voir *Dysménorrhée membraneuse*.)

Délivrance.

(Voir *Accouchement*.)

Déplacement de l'utérus.

(Voir *Antéversion*, *Antéflexion*, *Rétroversion*, *Rétroflexion*, *Prolapsus utérin*.)

Diarrhée.

Indication causale. Diète lactée (additionner le lait d'*eau de chaux médicinale*). Phosphatine.

Antisepsie intestinale :

Bétol (salinaphtol), 1 à 2 grammes en 4 fois, cachets de 0 gr. 50 centigrammes.

ou :

Benzo-naphtol, 4 grammes par jour au maximum par cachets de 0 gr. 25 à 0 gr. 50 cent.

ou :

Salicylate de bismuth . . .	}	àà 10 gr.
Salol ou naphtol β	}	
Charbon	}	

En 30 cachets, 2 à 4 par jour.

Salicylate de bismuth . . . 1 à 3 gr.

ou :

Sous-nitrate de bismuth. . . 1 à 4 gr.

— Dujardin-Beaumetz —

Sous-nitrate de bismuth. . . .	10 gr.
Laudanum de Sydenham . . .	X gouttes.
Eau de menthe.	10 gr.
Sirop de ratanhia.	30 gr.
Infusion de bistorte.	70 gr.

de 2 à 6 cuillerées par jour.

Tisane albumineuse.

Œufs... n° 2, les battre avec du sucre en poudre, ajouter quelques gouttes de kirsch ou de vin d'Espagne.

Limonade lactique :

Acide lactique	2 à 5 gr.
Eau.	800 gr.
Citron.	N° 1
Sirop de sucre.	200 gr.

Purgatifs salins (voir *Constipation*).

Opium à petites doses :

Extrait thébaïque	0 gr. 01 cent.
Excipient	Q. s.

pour 1 pilule, 5 par jour.

ou :

Laudanum de Sydenham, III à X gouttes dans 1 demi-verre d'eau sucrée.

Extrait de belladone, 0 gr. 01 à 0 gr. 02 cent. en pilules avec *extrait thébaïque*, 0 gr. 03 à 0 gr. 05 cent.

ou :

Opium brut en poudre . . .	0 gr. 20 cent.
Craie préparée . . . . }	à 10 gr.
Sous-nitrate de bismuth. . }	

en 10 paquets. 1 paquet avant le repas.

— Hayem —

Acide lactique . . . . . 2 à	4 gr.
Potion gommeuse..	100 gr.

Une cuillerée à dessert toutes les heures.

— Manche —

Résorcine. . 0 gr. 30 cent à	1 gr.
Julep gommeux	100 gr.

Une cuillerée à dessert toutes les 2 heures.

Lavements d'amidon *laudanisés* (X à XV gouttes de *laudanum de Sydenham*).

Lavement :

Charbon de Belloc.	2 cuill.
Eau tiède	200 gr.

ou :

Naphtol β.	10 gr.

en 2 doses. 1 dose pour 1 litre d'eau.

— Henoch —

Irrigations rectales avec :

Eau tiède	1 gr.
Acide salicylique	1 gr.
Alcool.	Q. s.

pour dissoudre.

Si diarrhée adynamique :

— Jaccoud —

Prendre 1 cuillerée à soupe toutes les 2 heures de la potion :

Extrait aqueux de quinquina .	3 à 4 gr.
Alcoolat de cannelle.	8 gr.
Cognac	30 à 80 gr.
Sirop d'éc. d'oranges amères.	30 gr.
Vin rouge.	100 gr.

Potion de *Todd*, vin de *Banyuls*.

Injections hypodermiques d'*éther*.

Réchauffer les extrémités, frictions, boules d'eau chaude.

Boissons diaphorétiques très chaudes — (*bourrache*, *tilleul*, *camomille*).

Diarrhée chronique.

Antisepsie intestinale rigoureuse.

Irrigations rectales *boriquées* à 10/1000.

Pilule :

Nitrate d'argent. . . 0 gr. 01 à	0 gr. 03 cent.
Extrait de belladone.	0 gr. 01 cent.
Extrait d'opium	0 gr. 04 cent.

pour une pilule.

— DAUCHEZ —

Grandes irrigations intestinales à l'aide de solutions antiseptiques :

Nitrate d'argent à 1/2000, données avec une longue sonde introduite dans le rectum, tous les jours ou tous les deux jours.

Alterner avec un purgatif, 5 à 10 grammes de sulfate de soude.

ou :

Cachets :

Calomel	0 gr. 05 à 0 gr. 20
Benzonaphtol.	0 gr. 25 à 1 gr.

ou :

Salol.	0 gr. 30 à 0 gr. 70

Pour un cachet.

Du sixième au quinzième jour, donner opium et sous-nitrate de bismuth.

Introduire de grandes quantités de liquide à une faible pression (1 mètre au plus), la malade étant couchée sur le dos, la hanche gauche soulevée par un coussin.

Régime sec. Hydrothérapie. Viande crue, poudre de viande. Phosphatine.

Ceinture de flanelle.

Dilatation de l'estomac.

Interdire :

Potages liquides, ragoûts, sauces grasses, salade, condiments, féculents en coque, entremets, pâtisseries, fruits crus.

Permettre :

Œufs, viandes grillées, poisson bouilli, purées de légumes passées, fruits cuits. Phosphatine.

Pas de liqueurs.

Bière coupée avec eau de Vals ou eau d'Alet.

— BOUCHARD —

2 repas par jour, séparés par un intervalle de 9 heures ; ou bien 3 repas, 4 heures entre le premier et le second et 8 heures entre le deuxième et le troisième. Manger lentement, pas d'aliments liquides, croûte de pain ou pain grillé.

Déjeuner : Œuf à la coque, fruits cuits en marmelade.

Dîner : Viandes chaudes braisées, purées de viandes, poisson bouilli, crèmes, purées de légumes, fromages, compotes de fruits.

Pour les fruits frais : fraises, pêches, raisin et figues.

Boire un verre et demi à chaque repas, *jamais de vin rouge :* vin blanc coupé avec de l'eau d'Alet. Pas d'eaux minérales gazeuses.

Si diarrhée :

Prendre, avant chaque repas, un des cachets :

Salicylate de bismuth. . . }
Bicarbonate de soude. . . } ää 10 gr.
Magnésie anglaise . . . . }

en 30 cachets :

ou :

Bétol.	
Salicylate de bismuth. . .	ää 20 gr.
Magnésie.	

en 30 cachets. 1 avant chaque repas.

Si constipation :

Avant chaque repas, 1 cachet contenant :

Poudre de colombo	
Poudre de rhubarbe	ää 0 gr. 25 cent
Bicarbonate de soude . . .	
Poudre de noix vomique. . .	0 gr. 01 cent.

pour 1 cachet. N° 20.

— Gilbert —

Prendre, avant chaque repas, dans un peu d'eau, 1 cuillerée à café du mélange :

Magnésie.	
Crème de tartre.	ää 10 gr.
Soufre précipité	

Traitement de la dilatation symptomatique d'une affection utérine (métrite, corps fibreux).

Avant chaque repas, dans une cuillerée d'eau, prendre V à X gouttes de la mixture :

Teinture de badiane	
Teinture de noix vomique .	ää 5 gr.
Teinture de rhubarbe . . .	

Après chaque repas, un cachet contenant :

Charbon végétal pulvérisé. . .	0 gr. 50 cent.
Bétol.	0 gr. 30 cent.
Poudre d'opium brut	0 gr. 01 cent.

pour un cachet. N° 20.

Si gastralgie :

Applications de boules d'eau chaude à la région épigastrique.
ou frictions avec le liniment :

Laudanum	ää 10 gr.
Chloroforme	
Baume de Fioravanti. . . .	80 gr.

— Potain —

Avant le repas, X à XV gouttes de :

Liqueur d'Hoffmann.	ää 3 gr.
Teinture de badiane	
Teinture de rhubarbe , . .	
Teinture de noix vomique . .	1 gr.

ou :

— Gallard —

gouttes blanches,

Hydrolat de laurier-cerise . . .	5 gr.
Chlorhydrate de morphine . . .	0 gr. 10 cent.

1 goutte, avant le repas, sur un morceau de sucre.
ou :

Après le repas ou au milieu, une cuillerée à dessert de :

Chlorhydrate de morphine. .	0 gr. 02 cent.
Eau distillée	120 gr.

ou :

Eau chloroformée saturée . .	150 gr.
Eau distillée.	100 gr.
Eau de fleurs d'oranger . . .	50 gr.

— Debove —

Lavage de l'estomac avec le siphon de Debove.
Employer un liquide tiède :

Eau de Vichy. . . . . 1 litre.
Eau chloroformée saturée . 1 à 3 cuill.

ou :

Acide borique. . . . . 5 gr.
Eau. . . . . 1 litre.

Électricité (courants continus).
Massage suédois vibratoire de l'épigastre.
Hydrothérapie.
(Voir *Syndrome utérin.*)

Dilatation du col et de l'utérus.

(Voir *Curettage.*)

Douleurs menstruelles.

(Voir *Dysménorrhée.*)

Drainage.

(Voir *Curettage.*)

Le drainage consiste à introduire jusqu'au fond de l'utérus une bande de gaze *iodoformée* ou *salolée*, la dilatation étant faite.

On fait surtout ce drainage après le curettage. Mais il est une autre application du drainage qui rend de grands services dans les affections suivantes :

Aménorrhée.

Dysménorrhée.

Catarrhe cervical.

Endométrite catarrhale ou purulente.

Congestion de l'appareil utéro-ovarien.

Sub-involution utérine.

Technique :

Antisepsie vaginale (voir *Antisepsie gynécologique*).

Employer le drain en crin de Florence, rendu aseptique par l'immersion prolongée dans l'*acide picrique* en solution aqueuse à 1 p. 100, après lavage à l'*éther*.

Placer le drain dans la cavité utérine au moyen du porte-drain.

Application d'un tampon de gaze *iodoformée*.

Les malades doivent garder le repos au lit pendant 3 à 4 jours après l'introduction du drain.

Action physiologique :

Décoloration du col, sa diminution de volume, resserrement de la cavité utérine dans ses différents diamètres, apparition passagère de coliques; et, vers le troisième jour, écoulement séro-sanguinolent, qui devient bientôt séro-muqueux, diminue peu à peu et finit par se tarir complètement au bout de 3 à 6 semaines (Chéron).

Dysménorrhée.

Indication causale.

a. — Origine *nerveuse.*

b. — Origine *ovarienne.*

c. — Origine *utérine.*

Dysménorrhée nerveuse, congestive.

Pour calmer les douleurs vives :

Lavements *laudanisés* (X à XV gouttes de *laudanum de Sydenham*).

ou :

Lavement au *choral*, 1 à 4 grammes.

ou :

Lavement à la *valériane* :

Racine de valériane . .	15 à 30 gr.
Eau bouillante.	300 gr.

Passer et ajouter :

Teinture de musc.	V à X gouttes.
Jaune d'œuf	n° 1

ou :

Teinture d'opium	X gouttes.
Camphre pulvérisé	0 gr. 20 cent.
Jaune d'œuf	n° 1
Eau bouillie.	250 gr.

Faire un lavement émulsionné.

ou :

Injection hypodermique :

Antipyrine.	5 gr.
Eau distillée de laurier-cerise. .	1 gr.
Eau bouillie.	9 gr.

1 seringue de Pravaz contient 50 centigrammes d'*antipyrine*.

— FARLOW —

Suppositoire :

Extrait de cannabis indica. / Extrait de belladone. . . .	ãã 0 gr. 01 cent.
Beurre de cacao	4 gr.

M. Pour 1 suppositoire. Faire n° 5.

Introduire un suppositoire tous les cinq jours, à partir du cinquième jour avant les règles.

— DE SINÉTY —

Potion :

Teinture de cannabis indica. .	1 gr. 50 cent.
Hydrolat de laurier-cerise . .	10 gr.
Hydrolat de tilleul.	100 gr.
Sirop d'opium. . . . . . . / Sirop d'éther	ãã 20 gr.

Prendre 1 cuillerée à soupe toutes les heures.

Solution d'*exalgine* :

Exalgine.	2 gr. 40 cent.
Alcool à 80°	20 gr.
Eau distillée.	60 gr.
Sirop d'éc. d'oranges amères.	108 gr.
Sirop de coquelicot	16 gr.

Chaque cuillerée à soupe contient 0 gr. 20 d'exalgine.

Prendre toutes les demi-heures 1 cuillerée à café jusqu'à sédation de la douleur.

Si névropathie :

— Vaucaire —

Chez les jeunes filles, massage de la région lombo-sacrée pratiqué régulièrement une quinzaine de jours avant les époques.

Dix jours avant l'époque présumée des règles prescrire, avant le dîner, une des pilules suivantes :

Extrait de belladone	0 gr. 10 cent.
Sulfate de quinine	1 gr. 50 cent.
Extrait d'opium	0 gr. 30 cent.
Excipient	Q. s.

Pour 10 pilules.

Prendre, les deux ou trois premiers jours des règles, avant chaque repas, une cuillerée à soupe de :

Salicylate de soude	10 gr.
Rhum.	40 gr.
Sirop simple.	100 gr.

Ou, le soir, une cuillerée à soupe dans un peu d'eau de la potion :

Bromure de potassium. . .	ãã 5 gr.
Hydrate de chloral.	
Teinture de cannabis indica. .	X gouttes.
Sirop de menthe	60 gr.

— Huchard —

Prendre 4 à 5 fois par jour, XX gouttes de :

Teinture de piscidia erythrina	ãã 10 gr.
Teinture de viburnum prunifolium.	

Contre les douleurs dysménorrhéiques ou :

— DELIOUX —

Prendre en 3 fois la potion suivante :

Acétate d'ammoniaque . . .	2 à 5 gr.
Hydrolat d'oranger	40 gr.
Hydrolat de mélisse	80 gr.
Sirop de safran	30 gr.

— AUVARD —

Faire prendre, en 24 heures, XX à C gouttes de :

Viburnum prunifolium (teinture au demi).

Traitement général :

Hydrothérapie méthodique : *douche en jet brisé sur le tronc et les membres et pas sur la tête* (15 secondes. — Température 12 à 15°).

Injections vaginales chaudes, 40 à 50°.

Bromure de potassium, 1 à 3 grammes par jour.

Potion bromurée :

Bromure de sodium	ãã 10 gr.
Bromure de potassium. . .	
Bromure d'ammonium. . .	
Eau distillée.	300 gr.

Chaque cuillerée à soupe contient 1 gr. 50 de sel, 1 à 2 cuillerées par jour.

— CHAMBERS (New-York) —

Oxalate de cérium.	0 gr. 25 cent.
Miel.	Q. s.

Pour 10 pilules. 1 avant chaque repas.

— Vaucaire —

Faire chaque jour le massage de la région lombaire : frictions, pressions, pétrissage, hachures, tapotements, etc.

Bains stimulants salins (voir *Bains*) ou bains sulfureux.

Le soir, frictions lombaires avec le liniment :

Chloroforme	10 gr.
Huile de muscade	àà 5 gr.
Essence de girofle	
Ether	15 gr.
Alcoolat de genièvre	90 gr.

Régime tonique, fortifiant (voir *Chlorose*).

Si chloro-anémie :

Avant chaque repas, prendre dans un peu d'eau, une cuillerée à café de :

Citrate de fer et de quinine .	1 gr.
Alcool à 90°	10 gr.
Eau	240 gr.

ou :

Teinture d'iode	
Teinture de safran	àà 5 gr.
Alcoolat de mélisse	

XII gouttes avant les principaux repas, pendant deux mois (Monin).

ou :

Teinture de mars tartarisée . .	4 gr.
Teinture de safran	6 gr.
Gouttes amères de Baumé . .	4 gr.

X à XV gouttes avant chaque repas.

ou,

Pilules :

Oxyde de zinc.	àà 0 gr. 10 cent.
Extrait de valériane	
Protoxalate de fer.	0 gr. 15 cent.
Excipient	Q. s.

Pour 1 pilule. N° 20, 1 avant chaque repas.

Electrothérapie.

Bains électriques (voltaïques, faradiques).

a. Faradisation utérine ou lombo sus-pubienne chez les vierges.

b. Voltaïsation.

Electrolyse intra-utérine (pôle +) avec électrode de platine ou de charbon (métrorrhagie).

Rigoureuse antisepsie.

Massage de l'utérus et des annexes (méthode suédoise).

Eaux minérales :

Luxeuil, Forges, Néris, Royat, Plombières, Uriage.

Dysménorrhée d'origine ovarienne.

Contre les douleurs (voir ci-dessus).

Douche mobile en jet, très courte, région lombaire.

Injections vaginales chaudes, 40 à 45°, ou froides, 10 à 15°.

Pédiluves sinapisés.

Sinapismes à la partie interne des cuisses. Révulsifs à la région ovarienne :

Badigeons de teinture d'*iode morphinée :*

Teinture d'iode	15 gr.
Chlorhydrate de morphine . .	0 gr. 20 cent.

ou :

Applications de pointes de feu.

ou :

Mouches de Milan.

— Pozzi —

Dans les cas graves, douleurs intolérables revenant périodiquement et altérant la santé :

Oophorectomie, Castration.

Si **hystérie** (voir ce mot) :

Castration simulée (?).

Dysménorrhée d'origine utérine.

Contre les douleurs (voir ci-dessus).

Si **métrite** :

Curettage de la cavité utérine.

Injection intra-utérine antiseptique, *phéniquée* à 2/500.

Cas *graves :*

Application de sangsues sur le col.

ou :

Scarifications du col de l'utérus (15 à 20 grammes de sang chacune).

Après chaque scarification ou chaque application de sangsues, lavage soigneux du col utérin avec la solution antiseptique :

Résorcine	2 gr.
Eau distillée.	125 gr.

Si **atrésie du col** (voir ce mot) :

Dilatation du col : tiges de laminaire, dilatateur métallique de Sims ou bougies de Hégar.

Introduire dans la cavité utérine, le col étant dilaté, un crayon de *salol* ou d'*aristol*.

Incisions avec les ciseaux de Küchenmeister.

Si **déviations, flexions de l'utérus** (voir ces mots) :

Massage de Brandt.

HYDROTHÉRAPIE.

Si **corps fibreux, polypes** :

Enucléation, morcellement de la tumeur.

Electrothérapie (?).

Dysménorrhée membraneuse.

Contre les douleurs (voir ci-dessus.)

Le soir un lavement :

Laudanum de Sydenham . .	} āā X gouttes.
Teinture de belladone . . .	
Teinture d'asa fœtida.	3 gr.
Eau tiède	150 gr.

Révulsifs sur le col : scarifications, sangsues, badigeons de *teinture d'iode*.

Badigeonner la cavité utérine avec la solution de *nitrate d'argent* à 1/1000.

A l'intérieur :

Apiol.

4 à 6 capsules de 0 gr. 25 cent.

ou :

Extrait fluide de viburnum prunifolium.	ãã 10 gr.
Teinture d'hydrastis canadensis.	

XX gouttes dans un peu d'eau, 4 à 5 fois par jour.

ou :

Lavement :

Antipyrine	1 à 3 gr.
Eau tiède	250 gr.

Si hémorragie.

Repos absolu, réfrigération locale, réchauffement des extrémités :

— CHURCHILL —

Teinture de cannabis indica .	2 gr.
Hydrolat de tilleul.	100 gr.
Teinture de cannelle.	10 gr.
Julep gommeux	100 gr.

Une cuillerée à soupe toutes les heures.

— FREUND —

Hydrastine. . . . . . 0 gr. 05 à 0 gr. 20 cent.

— FALK —

1 à 2 seringues de Pravaz de la solution suivante, en injections hypodermiques :

Chlorhydrate d'hydrastine . .	1 gr.
Eau distillée bouillie.	20 gr.

Appliquer à la partie supérieure de la poitrine des bouteilles d'eau très chaude.

Eaux minérales :

Luxeuil, Salins, Salies-de-Béarn, Kreusnach, Allevard, Uriage, Plombières, Néris, La Malou, Saint-Honoré, Rheinfelden.

Dyspepsie utérine.

Si dilatation de l'estomac (très fréquente) :

Régime alimentaire.

1er repas, le matin : 2 œufs à la coque ;

2e repas, à midi : poisson bouilli, viande froide ou très cuite, fruits cuits ;

3e repas, le soir : poisson bouilli, viande grillée bien cuite, avec une purée de légumes.

Vin coupé d'eau de Bussang, en petite quantité.

INTERDIRE :

Potages, sauces grasses, ragoûts, friture, légumes en coque, fruits crus, pâtisserie, liqueurs, boissons gazeuses.

PERMETTRE :

Œufs, viandes grillées, poisson cuit à l'eau, légumes en purée, fruits cuits. Phosphatine.

Bière légère ou vin blanc coupé avec de l'eau d'*Alet* ou de l'eau d'*Evian*.

ou :

Avant chaque repas, 1 des cachets suivants :

Bétol	} ãã 10 gr.
Magnésie calcinée	
Bicarbonate de soude. . . .	

En 30 cachets.

ou :

V à X gouttes de la mixture suivante dans 1 cuillerée d'eau :

Teinture de badiane	} ãã 3 gr.
Teinture de rhubarbe . . .	
Teinture de noix vomique .	} ãã 1 gr.
Liqueur d'Hoffmann	

Si stagnation alimentaire :

Bicarbonate de soude	2 à 6 gr.

ou :

Magnésie calcinée	25 gr.
Crème de tartre	20 gr.
Fleur de soufre	15 gr.
Bicarbonate de soude.	10 gr.
Sucre de vanille	5 gr.

1 cuillerée à café par jour.

ou :

— Germain Sée —

Une demi-cuillerée à café avant chaque repas du mélange :

Magnésie calcinée	⎱ ãã 15 gr.
Craie lavée	⎰
Poudre de colombo	1 gr.
Poudre de vanille	0 gr. 50 cent.

Lavage de l'estomac avec de l'eau tiède, puis avec de l'éau de Vichy (tube siphon de Faucher ou de Debove).

Massage méthodique de la région de l'estomac.

Appliquer les courants continus faibles d'abord, puis moyens : un pôle au bas de la colonne vertébrale, l'autre sur l'estomac, 5 à 15 milliampères (tous les 2 jours).

Dyspepsie par défaut de sécrétion du suc gastrique.

Poudre de viande, lait, peptones.

Avant chaque repas, prescrire un cachet contenant :

Pepsine.	⎱ ãã 0 gr. 25 cent.
Poudre de rhubarbe	⎰
Poudre de noix vomique . . .	0 gr. 01 cent.

Pour un cachet. N° 20.

ou :

— Pozzi —

VI à VIII gouttes de la mixture :

Liqueur de Fowler.	4 gr.
Teinture de noix vomique . .	3 gr.

Avant chaque repas.

ou :

1 cachet contenant :

Protoxalate de fer	0 gr. 15 cent.
Poudre de rhubarbe	0 gr. 30 cent.

Pour 1 cachet. N° 20.

Après chaque repas, une cuillerée à soupe de la potion :

Acide chlorhydrique officinal.	XV gouttes.
Sirop de limons	40 gr.
Eau.	200 gr.

Si dyspepsie douloureuse :

Une cuillerée à bouche, de quart d'heure en quart d'heure, au moment des crises, de la potion :

— Richelot —

Eau chloroformée saturée . .	100 gr.
Eau de fleurs d'oranger . . .	150 gr.
Teinture de badiane	5 gr.

ou :

— Bouilly —

Gouttes noires anglaises . I à V gouttes.

Eaux minérales :

Vals, Pougues, Vichy, Alet, Bussang.

Dyspepsie avec exagération du suc gastrique.

Régime végétal : œufs, légumes, fruits. Féculents en purée, légumes très cuits. Fruits cuits.

Pain grillé, croûte de pain.
Vin blanc léger coupé avec de l'eau d'*Alet*.
Pas de liqueurs, pas de vin pur.
Avant chaque repas, un des cachets suivants :

Salicylate de bismuth . . .	àà 10 gr.
Magnésie anglaise.	
Naphtol β.	
Bicarbonate de soude . . .	

Pour 40 cachets.

ou :

Bétol.	àà 0 gr. 30 cent.
Charbon végétal pulvérisé.	
Bicarbonate de soude . . .	

Pour 1 cachet. N° 20. 1 avant chaque repas.

ou :

1 cachet, avant chaque repas. contenant :

Magnésie calcinée.	0 gr. 25 cent.
Craie lavée	0 gr. 30 cent.
Poudre de colombo	0 gr. 20 cent.

Pour 1 cachet. N° 20.

ou :

— Huchard —

Pancréatine	àà 4 gr.
Magnésie	
Bicarbonate de soude. . . .	
Poudre de noix vomique. . .	0 gr. 10 cent.

1 cuillerée à café, une demi-heure avant le repas.

Si constipation (voir ce mot) :

Rhubarbe, aloès, semences de psyllium.

— Pozzi —

Avant chaque repas 1 cuillerée à bouche de *moutarde blanche* ou de *graines de lin* dans un demi-verre d'eau.

ou :

Aloès.	} àà 0 gr. 50 cent.
Rubarbe	
Savon amygdalin	Q. s.

Pour 1 pilule.

ou :

Cascara sagrada.	0 gr. 50 cent.

En 1 cachet.

Pas de purgatifs salins.

Hydrothérapie.

Lavage de l'estomac avec le siphon Faucher.

Electrisation abdominale.

Immobilisation des anses intestinales par une ceinture bien adaptée.

Si **dyspepsie nerveuse** :

Diète lactée, alimentation légère.

Prendre, avant chaque repas, 1 à 3 cuillerées à café de :

Chlorhydrate de morphine . .	0 gr. 02 cent.
Eau.	125 gr.

Si **pyrosis** :

— Peter —

Bicarbonate de soude	0 gr. 25 cent.
Craie lavée et pulvérisée	0 gr. 10 cent.
Extrait de noix vomique. . . .	0 gr. 01 cent.

Pour 1 cachet. 3 par jour.

Electrothérapie :

Hydrothérapie : Douche froide, chaude, écossaise, avec eau naturelle ou sulfureuse.

Bains sulfureux, bains de mer.

Activité musculaire, promenades à pied.

Eviter les veilles, les fatigues.

Massage vibratoire de la région épigastrique.

Recommander ceinture abdominale.

Eaux minérales :

Pougues, Châtel-Guyon, Royat, Vals, Saint-Nectaire, Brides, Kissingen, Marienbad, Carslbad.

Eclampsie.

Traitement préventif :

Si une femme enceinte devient albuminurique, elle pourra devenir éclamptique. — Analyses d'urine fréquentes (tous les 15 jours pendant les 6 premiers mois de la grossesse, et tous les 3 jours le dernier mois).

Régime lacté exclusif, 3, 4 à 5 litres de lait par jour pris, à petites doses, à intervalles réguliers :

1er jour : 1 litre de lait, peu d'aliments.

2e jour : 2 litres de lait, peu d'aliments.

3e jour : 3 litres de lait, peu d'aliments.

4e jour et suivants : 4 litres de lait, sans aliment.

Après chaque tasse, se rincer la bouche avec un gargarisme à la menthe.

Boire le lait chaud ou froid, bouilli ou non, sucré ou salé (Demelin).

Révulsifs le long de la colonne vertébrale et sur la région lombaire :

Ventouses sèches tous les quatre jours, ventouses scarifiées (si la femme est pléthorique) ; pulvérisations d'*éther*, de *chlorure de méthyle*.

Contre l'hyperhémie rénale :

Prescrire les diurétiques : *teinture de digitale*, X à XXV gouttes par jour dans de la tisane de *chiendent* ou de *queues de cerises*.

ou :

Teinture de colchique.	6 gr.
Teinture de digitale.	18 gr.
Liqueur d'Hoffmann	5 gr.

Toutes les quatre heures, X à XV gouttes.

Purgatifs salins.

ou :

Jalap	1 gr.
Calomel.	0 gr. 50 cent.
Sucre.	5 gr.

M. et d. en 10 paquets. 1 paquet toutes les deux heures.

Injections sous-cutanées d'eau salée.

Solution (sérum physiologique) :

Chlorure de sodium	7 gr. 50 cent.
Eau stérilisée (bouillie).	1 litre.

On verse cette eau dans un vase en forme de carafe muni d'un bouchon en caoutchouc que traversent deux tubes en verre. L'un des tubes est long; il plonge au fond du vase et, par sa partie supérieure recourbée, il communique, au moyen d'un tube en caoutchouc, avec une aiguille creuse. L'autre tube, plus court, n'atteint pas le niveau du liquide; il communique extérieurement avec une poire en caoutchouc destinée à injecter le liquide en refoulant l'air dans le récipient.

Le meilleur endroit pour pratiquer l'injection est la *région fessière*. Après avoir placé la malade sur le côté opposé à celui qui est choisi pour l'injection, on pratique l'asepsie de la peau de cette région. Le liquide destiné à l'injection étant à la température de 37°,5 à 38° (pour la maintenir à ce niveau, le vase contenant le liquide est plongé dans un récipient plus grand contenant de l'eau à la température nécessaire), on commence par amorcer l'appareil et l'on en chasse tout l'air qu'il peut contenir, puis on enfonce l'aiguille profondément sous la peau et l'on fait jouer l'appareil. Il se forme alors dans la profondeur, près de l'aiguille, une induration de plus en plus saillante, à la surface de laquelle la peau prend un aspect blanchâtre et comme grenu. Pour faciliter la résorption du liquide, on pratique un léger massage. Il est bon d'*injecter en une fois un litre de liquide*, ce qui exige environ vingt minutes. Si les tissus deviennent trop tendus avant qu'un litre ait eu le temps d'y pénétrer, on fait immédiatement une piqûre à l'autre fesse et l'on y injecte le reste du liquide (Porak).

Combattre l'anémie :

Ethérolé de perchlorure de fer.	àà 10 gr.
Teinture de malate de fer.	
Eau distillée de cannelle. . .	20 gr.

Le matin, à midi, le soir, une cuillerée à café dans un verre à liqueur de vin de Malaga.
ou :

Perchlorure de fer, X à XXV gouttes, dans un 1/2 verre d'eau, par cuillerées.

Si **femme pléthorique :**

Saignée (200 à 400 grammes) ou sangsues mastoïdiennes.

Dans les **cas graves :**

Avortement ou accouchement provoqué.
Grands bains prolongés.

— BAR —

Si **irritabilité nerveuse :**

Hydrate de chloral, 4 à 10 grammes dans les 24 heures (potion, lavement).

Traitement curatif des accès :

Au début de la crise :

Purgatif drastique : *eau-de-vie allemande*, 10 à 20 grammes.

Pendant l'attaque :

Malade sur un lit large éloigné du mur. Pour

éviter les morsures de la langue, repousser la langue en arrière à l'aide d'un mouchoir tendu passé entre les dents écartées et maintenir le maxillaire inférieur.

Anesthésier la malade : *chloral* et *chloroforme.*

Potion :

Chloral (hydrate de)	20 gr.
Sirop d'éc. d'oranges amères.	100 gr.
Eau.	200 gr.

Une cuillerée à soupe contient 1 gramme de *chloral*, 2 à 12 cuillerées dans les 24 heures.
ou :

Sirop de chloral (Codex) . . . 2 à 10 cuillerées.

Si la malade ne peut ouvrir la bouche,

Lavement :

Chloral	2 à 4 gr.
Jaune d'œuf.	n° 1
Lait.	150 gr.

ou :

Chloroforme.	2 à 3 gr.
Jaune d'œuf.	n° 1.

délayer et ajouter le mélange :

Gomme arabique pulvérisée .	6 gr.
Lait ou eau	125 gr.

Anesthésie par le *chloroforme*, inhalations continuées pendant la durée de l'accès, 4 à 36 heures quelquefois.

Inhalations de *nitrite d'amyle*, souvent utiles (coma, syncopes).

Lotions vinaigrées, sinapismes.

— Davis —

Injections hypodermiques, 3 fois par jour, de XV gouttes de :

Teinture d'ellébore vert . . . 10 gr.

Maintenir le calme à l'aide du *chloral* et du *chloroforme*.

— Binz —

Injections sous-cutanées de morphine :

Chlorhydrate de morphine . . 0 gr. 10 cent.
Eau distillée. . . . . 10 gr.

2 à 8 seringues de Pravaz, dans la journée, 1 seringue toutes les deux heures.

Si coma et asphyxie :

Saignée, 400 à 500 grammes de sang et davantage quelquefois.

Sangsues mastoïdiennes.

Diurétiques, sudorifiques.

Injections sous-cutanées d'*éther*.

TRAITEMENT OBSTÉTRICAL

— Pinard — A. Ribemont — Lepage —

Chez une femme éclamptique, au cours de la grossesse, il ne faut recourir ni à l'accouchement provoqué, ni à l'accouchement forcé.

— Braun (de Vienne)

Expectation. — Si accouchement en train, hâter; si sommet engagé, *forceps*. Eviter autant que possible la version. Si col pas dilaté et état de la mère très grave, *craniotomie*.

Post partum :

Frictions alcooliques sur les membres inférieurs et supérieurs.

Prescrire la potion :

Teinture de digitale . . .	X à XX gouttes.
Julep gommeux	150 gr.

Par cuillerées à soupe dans les 24 heures.

Continuer le régime lacté.

Si **albuminurie persiste** :

Injection hypodermique :

Caféine	ãã 3 gr.
Benzoate de soude.	
Eau distillée	10 c. cubes.

1 à 3 seringues de Pravaz dans les 24 heures.

Si **collapsus** :

Injections d'*éther*, de *caféine* (voir ci-dessus).

Potion :

Carbonate d'ammoniaque. . .	3 gr.
Teinture de musc	X gouttes.
Sirop simple.	20 gr.
Eau.	120 gr.

1 cuillerée à soupe toutes les demi-heures ou toutes les heures.

Lait coupé d'eau de *Contrexéville*.

(Voir *Accouchement*.)

Ce traitement de l'éclampsie s'applique aussi après l'accouchement, dès que la présence de l'albumine est constatée.

Ecouvillonnage.

(Voir *Antisepsie gynécologique*.)

C'est une excellente intervention très efficace dans les cas de métrites et de lésions superficielles de l'utérus. Elle permet souvent d'éviter le curettage.

Cela consiste à badigeonner, *brosser* la surface interne de l'utérus au moyen d'un instrument appelé *écouvillon* ou d'un porte-topique entouré d'ouate :

1° Dilater la cavité utérine, en y introduisant une tige de *laminaire* (voir *Curettage. Dilatation lente*).

2° Injections vaginales antiseptiques.

3° Laisser la tige de laminaire pendant 2 jours environ ; la retirer.

4° Badigeonner avec l'écouvillon imbibé de la solution :

Créosote de hêtre	ãã 20 gr.
Alcool à 90°.	
Glycérine à 30°	

5° Injection intra-utérine avec la solution *phéniquée* à 1/1000.

6° Insufflation de poudre d'*iodoforme* ou de *salol*.

7° Appliquer un tampon de gaze *salolée*.

Renouveler le pansement au bout de 24 heures.

Avant chaque pansement, injections chaudes (44°) avec la solution *phéniquée* à 1/100 ou avec la solution de *sublimé* à 1/4000.

Repos au lit, 4 jours environ.

Renouveler ces cautérisations tous les 15 jours, jusqu'à guérison.

Ectropion.

(*Hypertrophie folliculaire des lèvres du col.*)
(Voir *Métrite*, *Endocervicite*.)

Cautérisations fréquentes : *teinture d'iode*, solution de *créosote* au tiers, *stérésol*.

Faire suivre ces cautérisations d'insufflations médicamenteuses à l'aide de l'insufflateur contenant le mélange :

Salol	} ãã
Tanin.	
Oxyde de zinc	

ou :

Europhène, *orthoforme*, *salol*, *aristol*, *iodoforme*, *gallanol*, *acide borique*, etc.

Tamponnement à la gaze *salolée*, *boriquée*, *iodoformée*, etc.

Cas plus accentués :

Asepsie.

Scarifications du col avec le *scarificateur*, le bistouri ou la herse de Doléris (10 à 15 grammes de sang chaque fois), 1 à 3 fois par semaine.

Insuffler sur le col :

Salol	ää
Iodoforme.	
Tanin.	

Pour modifier la surface des ectropions et le canal cervical, employer les topiques liquides portés à l'aide du porte-topique de Playfair.

1° Solution normale de *perchlorure de fer.*

2° *Résorcine*, solution à 20 ou 40 p. 100.

Catarrhe purulent :

3° *Acide picrique* en solution aqueuse saturée.

Catarrhe muqueux :

4° *Teinture d'iode* pure.

5° *Glycérolé d'ichthyol* à 20 p. 100.

Injections avec :

Monol, une cuillerée à soupe pour un litre d'eau.

— AUVARD —

Dans les cas intenses :

Injections interstitielles dans le col, au moyen d'une seringue à long piston, avec la solution :

Créosote de hêtre	ää
Glycérine à 30°	
Alcool.	

Traiter un jour une lèvre, le lendemain l'autre lèvre de l'ectropion, 4 à 5 piqûres sur chaque lèvre, en injectant quelques gouttes chaque fois.

Cas graves :

Opération de Schrœder (excision de la muqueuse hypertrophiée) :

Le curettage terminé, sectionner à l'aide de forts ciseaux, les deux commissures du col, écarter fortement les deux lèvres du col (le col étant abaissé).

Incision transversale de la muqueuse interne de la lèvre postérieure et incision demi-circulaire de la muqueuse externe (*avivement*). L'incision doit pénétrer assez profondément pour dépasser en hauteur et en profondeur les parties malades de la muqueuse. Dissection, en dédolant, du tissu à enlever (*segment prismatique*). Renversement en dedans du lambeau extérieur obtenu, suture de ce lambeau flottant au lambeau de muqueuse intra-utérin par cinq ou six points au catgut.

Même dissection et même suture sur la lèvre antérieure.

— Pozzi —

Le curettage du corps utérin sera fait de préférence en dernier lieu pour ne pas être gêné par le suintement sanguin.

Passer une bougie de Hégar pour s'assurer que le col est bien libre.

Saupoudrer le col de *salol* ou d'*iodoforme*. Gaze *iodoformée* dans l'utérus, tamponnement vaginal à la gaze *iodoformée*.

Sonder la malade.

Après l'opération, prescrire la potion :

Teinture de viburnum prunifolium.	XXX	gouttes.
Elixir de Garus	30	gr.
Sirop simple.	40	gr.
Eau.	90	gr.

1 cuillerée à soupe toutes les deux heures.

Pansement changé le troisième jour et ensuite tous les trois jours. Lever de la malade vers le onzième jour. A partir du seizième jour, supprimer le pansement et prescrire les injections antiseptiques (voir *Antisepsie gynécologique*).

Eczéma du mamelon.

Appliquer des compresses trempées dans l'eau *boriquée* à 30/1000, recouvrir de taffetas gommé.

Employer la pommade :

Acide salicylique	1	gr.
Oxyde de zinc	àà 2	gr.
Poudre d'amidon	àà 2	gr.
Vaseline	30	gr.

ou :

Acide pyrogallique.	1 à 2	gr.
Vaseline.	20	gr.

ou :

Collodion au *sublimé*, solution de *résorcine* à 5/100, solution de *nitrate d'argent* à 1/100.

ou :

Appliquer sur les parties affectées le mélange:

Ichthyol		4 gr.
Lanoline	} àà	5 gr.
Glycérine		
Huile d'amandes douces		1 gr.

ou :

Employer la pommade suivante :

Beurre de cacao	20 gr.
Huiles d'amandes douces	4 gr.
Extrait de ratanhia	1 gr.

F. s. a. une pommade.

Eczéma de la vulve.

(Voir *Éruptions vulvaires.*)

Éléphantiasis de la vulve.

Au début, scarifications linéaires. Électrisation galvanique : pôle — sur les parties malades, pôle + sur les parties saines.

Ablation avec le bistouri.

Réunir la plaie par première intention.

Potion :

Iodure de potassium	15 gr.
Eau distillée	300 gr.

1 cuillerée contient 1 gramme d'iodure. 2 à 4 cuillerées par jour.

Changement de climat.

S'abstenir de boissons alcooliques, d'aliments épicés.

Si fièvre :

Sulfate de quinine . . . 0 gr. 25 cent. à 1 gr.

par jour.

Bains sulfureux.

Enchondrome de la vulve.

(Très rare.)

Excision suivie de cautérisation au thermocautère.

Endocervicite catarrhale.

(*Catarrhe cervical.*)

1° Prescrire, matin et soir, une injection vaginale chaude, 40 à 45°, contenant pour 1 litre et demi d'eau 1 paquet :

Borate de soude. . . . . . . 200 gr.

en 20 paquets.

ou :

Acide borique . . . . 200 gr.

en 10 paquets.

ou :

Monol, une cuillerée à soupe pour un litre d'eau.

ou :

Sulfate de cuivre . . . . 30 gr.

en 10 paquets.

ou :

Sublimé.	0 gr. 25 cent.
Acide tartrique	1 gr.

pour 1 paquet. Nº 20.

Traitement palliatif : bains de siège émollients (*guimauve, pavot, son*).

2º Modifier la surface des *ectropions* (voir ce mot) et le canal cervical en y faisant 2 à 3 fois par semaine des applications médicamenteuses à l'aide du porte-topique de Playfair entouré d'ouate hydrophile imbibée d'une des solutions suivantes :

Teinture d'iode pure (catarrhe purulent).

Résorcine (solution de) à 10/100 ou 20/100.

Glycérolé d'ichthyol :

Ichthyol.	10 gr.
Glycérine neutre.	200 gr.

— J. Chéron —

Acide picrique en solution aqueuse saturée (catarrhe muqueux).

ou :

Créosote de hêtre.	5 gr.
Glycérine neutre à 30º Baumé.	15 gr.

3º Saupoudrer le col, à l'aide de l'insufflateur, du mélange suivant :

Salol.	āā 20 gr.
Tanin	
Alun.	

ou :

Poudre de *salol*, d'*iodoforme*, d'*aristol*, de *gallanol*, d'*oxyde de zinc*, d'*acide borique*.

4° Appliquer sur le museau de tanche un tampon d'ouate hydrophile, lié en son milieu par un fil, imbibé de :

Salol	10 gr.
Glycérine neutre à 30°	200 gr.

ou :

Acide borique.	20 gr.
Glycérine à 30°	200 gr.

ou :

Sulfate d'alumine et de potasse	15 gr.
Glycérine neutre.	200 gr.

ou :

Sulfo-ichthyolate d'ammoniaque.	10 gr.
Glycérine neutre.	250 gr.

ou :

Pansement à la gaze *salolée* ou *iodoformée*.

Si congestion du col, si ectropion :

Scarifications du col, en prenant *rigoureusement* les précautions antiseptiques (15 à 30 grammes de sang), 1 à 3 fois par semaine.

Hersage du canal cervical avec la herse de Doléris ou de Bouilly (voir ce mot).

Cas invétérés :

— Bouilly —

Après dilatation par la laminaire et curettage du corps de l'utérus, creuser au bistouri deux demi-gouttières qui enlèvent les parties malades en élargissant le conduit cervical et laissant de chaque côté de la gouttière une petite bandelette de muqueuse afin d'empêcher la rétraction cicatricielle. Tamponner avec la gaze *salolée* trempée dans de la *glycérine créosotée*.

Si **névralgie lombo-abdominale :**

Frictions lombaires, en se couchant, avec le liniment :

Chloroforme.	10 gr.
Ether.	20 gr.
Alcool camphré	100 gr.

Si **douleurs abdominales :**

Lavements laudanisés, X à XV gouttes de *laudanum de Sydenham*.

Ou employer un suppositoire :

Extrait de belladone	0 gr. 01 cent.
Extrait thébaïque.	0 gr. 05 cent.
Beurre de cacao	4 gr.

pour 1 suppositoire. N° 5.

ou :

Onctions sur l'hypogastre avec la pommade :

Extrait d'opium.	ãã 1 gr.
Extrait de belladone. . . .	
Vaseline	25 gr.
Onguent napolitain	5 gr.

M.

Et appliquer un cataplasme chaud.

Boules d'eau chaude, sac de caoutchouc sur le ventre.

ou :

Applications de compresses imbibées d'au froide et tordues, recouvertes de taffetas gommé.

Révulsifs :

Badigeons de teinture d'iode *morphinée* à 1/30, application de mouches de Milan, de pointes de feu.

Si constipation :

Purgatifs salins, éviter les purgatifs drastiques. Lavement frais additionné d'une cuillerée de glycérine neutre.

Si anorexie (voir ce mot) **:**

Gouttes amères de Baumé, III à VI gouttes avant les repas.

Si chlorose :

Teinture de Mars tartarisée.	} àà	5 gr.
Gouttes amères de Baumé.	}	

V à X gouttes avant chaque repas.

ou :

Protoxalate de fer. . . . . 0 gr. 15 cent.

en 1 cachet. 1 avant chaque repas.

Si névropathie :

Bromure de potassium . . . . 2 gr.

par jour.

Hydrothérapie.

Bains salins, bains sulfureux.

Eaux minérales :

Luxeuil, Salins, Salies-de-Béarn, Néris. Saint-Nectaire. Saint-Honoré, Uriage.

Endométrites.

A. — Endométrite cervicale ou catarrhe du col (voir *Endocervicite*).

B. — Endométrite utérine aiguë.

C. — Endométrite chronique (exfoliante, glandulaire, interstitielle, polypeuse, post abortum, parenchymateuse, hémorrhagique) (voir *Métrites*).

B. — **Endométrite aiguë :**

Repos complet. Grands cataplasmes sur le bas-ventre.

Grands bains de son prolongés.

Laxatifs : lavements d'eau de son ou de guimauve additionnés de VIII à XII gouttes de *laudanum de Sydenham*.

Onctions abdominales avec la pommade *mercurielle belladonée :*

Extrait de belladone.	1 gr.
Extrait d'opium.	2 gr.
Vaseline	20 gr.
Onguent napolitain.	10 gr.

ou :

Appliquer sur l'hypogastre des compresses de Priessnitz imbibées d'eau fraiche ou d'alcool à 90°, recouvertes de taffetas gommé ou d'une toile de caoutchouc.

Injections vaginales émollientes antiseptiques : eau de *pavot* additionnée d'*acide borique*, 30/1000 : eau de guimauve *phéniquée* à 5/1000, ou additionnée de 0 gr. 50 cent. de *sublimé* pour 2 litres d'eau.

Potion calmante et antispasmodique.

Bromure de potassium. . . .	2 gr.
Sirop d'éther	ãã 30 gr.
— thébaïque	ãã 30 gr.
— de fleurs d'oranger. . .	20 gr.
Eau distillée.	90 gr.

Une cuillerée à soupe toutes les heures.

Applications sur le col de tampons d'ouate hydrophile imbibés de :

Laudanum de Sydenham. . .	2 gr.
Salol	10 gr.
Glycérine neutre à 30°	200 gr.

Si cas très aigu et malade non anémiée :

Application de sangsues sur l'hypogastre.

Si **cystite** (voir ce mot) :

Boissons diurétiques, rafraîchissantes : *chiendent, queues de cerises, lait.*

Alcalins : *eau de Vichy, eau de Vals.*

Si **vomissements, nausées** :

Boissons gazeuses froides et même glacées.
Potion de Rivière.
Vésicatoire au creux de l'estomac.
Potion :

Eau chloroformée saturée . .	50 gr.
Sirop de fleurs d'oranger . .	30 gr.
Eau.	100 gr.

Une cuillerée à soupe toutes les 2 heures.

Si gastralgie :

Potion :

Chlorhydrate de morphine. .	0 gr. 02 cent.
Eau de laurier-cerise.	2 gr.
Sirop d'éther	20 gr.
Eau.	100 gr.

1 à 5 cuillerées par jour.

Applications chaudes à l'épigastre.

C. — **Endométrite chronique** (voir *Métrite*).

Engorgement utérin.

Appliquer sur les lèvres du col et laisser en place pendant 6 heures un tampon d'ouate imbibé du mélange.

Teinture d'iode	20 gr.
Acide tannique	40 gr.
Glycérine neutre à 30°. . . .	200 gr.

Laisser dissoudre et filtrer.

Répéter le pansement tous les 2 ou 3 jours.

Entéralgie.

Lavements *laudanisés*, V à X gouttes de *laudanum de Sydenham*.

Cataplasmes *laudanisés* sur l'hypogastre.

Onctions sur le ventre avec la pommade :

Extrait de belladone . . . }	ãã 1 gr.
Extrait d'opium. . . . . . }	
Vaseline	25 gr.
Onguent napolitain.	5 gr.

A l'intérieur :

Potion :

Sirop thébaïque.	40 gr.
Teinture de lobélie.	X gouttes.
Sirop d'éther	20 gr.
Eau.	100 gr.

2 à 6 cuillerées par jour.

Antipyrine . . . . 1 à 3 gr.

en cachets de 0 gr. 50 cent.

ou :

Chlorhydrate de morphine. .	0 gr. 02 cent.
Sirop d'eau de laurier-cerise.	10 gr.
Eau	120 gr.

2 à 4 cuillerées à soupe par jour.

Entérite.

Aiguë.

Diète.

Tisane albumineuse, boissons mucilagineuses (*graines de lin*, de *psyllium*).

Cataplasmes *laudanisés* sur le ventre.

Lavements *laudanisés*, V à XII gouttes de *laudanum de Sydenham*.

Antisepsie intestinale.

Bétol. . . . . 2 à 4 gr.

en cachets de 0 gr. 50 cent.

ou :

Benzo-napthol. . . . . . . 1 à 4 gr.

en cachets de 0 gr. 50 cent.

— Moncorvo —

ou :

Salol . . . . 1 à 2 gr.

en cachets de 1 gramme.

ou :

Salicylate de bismuth . . .	àà 0 gr. 25 cent.
Benzo-naphtol.	
Charbon végétal pulvérisé.	

Pour 1 cachet, 2 à 6 dans la journée.

Fomentations sur le ventre avec :

Huile de camomille. . . . . . 88 gr.
— de jusquiame. . . . . . 40 gr.

Entérite pseudo-membraneuse (due à la constipation).

Interdire :

Graisses, sauce, viandes grasses, féculents en coque, pâtisserie, liqueurs.

Permettre :

Viande hachée, pulpe de viande, thé de bœuf, légumes en purée, phosphatine.

Bière de Strasbourg coupée d'eau d'*Alet*.

Matin et soir, grand lavement avec 1 litre d'eau tiède de guimauve.

Avant chaque repas, 1 cachet contenant :

Charbon végétal pulvérisé . . . 0 gr. 30 cent.
Bétol . . . . 0 gr. 25 cent.
Magnésie . . . . 0 gr. 30 cent.

N° 20.

Ceinture de flanelle.

Irrigations rectales avec :

Acide borique	15 gr.
Eau distillée bouillie	1000 gr.

ou :

Charbon de Belloc. . . .	2 à 3 cuill. à soupe.
Eau bouillie.	300 gr.

Entérite chronique :

Viande crue hachée mélangée aux œufs brouillés, au bouillon.

Régime lacté exclusif.

Combattre la diarrhée :

Salicylate de bismuth	0 gr. 30 cent.
Charbon pulvérisé.	0 gr. 30 cent.
Bétol	0 gr. 50 cent.

Pour 1 cachet. 2 à 4 par jour.

Sirop de *ratanhia*, 20 à 80 grammes.

Si **constipation** (voir ce mot).

Purgatifs drastiques légers.

Cascada sagrada . . . . 0 gr. 50 cent. à 1 gr.

En 1 à 2 cachets.

Eviter la stercorémie.

Frictions stimulantes, bains salins.

Toniques : *quinquina*, *kola*, *coca*, *glycéro-phosphate de chaux*.

Séjour à la campagne, dans les montagnes.

Plombières, *Châtel-Guyon*, *Brides*.

Éphélides.

(Voir *Chloasma uterinum.*)

Lotions avec la solution suivante, deux fois par jour :

Sublimé.	1 gr.
Alcool.	10 gr.
Eau.	500 gr.

ou avec :

Liqueur de Gowland.	150 gr.

L'employer coupée d'eau chaude par moitié en l'appliquant avec un petit tampon d'ouate hydrophile.

— Besnier —

Pendant le jour appliquer le mélange :

Carbonate de bismuth . . .	āā 5 gr.
Kaolin	
Vaseline	20 gr.

ou :

Appliquer tous les deux jours une couche de la préparation suivante sur les taches de rousseur :

Précipité blanc.	āā 4 gr.
Sous-nitrate de bismuth. .	
Glycérolé d'amidon.	15 gr.

— Hardy —

Eau cosmétique orientale :

Sublimé	7 gr.
Eau distillée	1 litre.
Blancs d'œufs	n° 4.
Suc de citron.	n° 4.
Sucre blanc	30 gr.

Appliquer le soir une couche de cette mixture sur les taches de rousseur, laisser sécher sur place.

ou :

Oxyde de zinc.	0 gr. 30 cent.
— jaune de mercure. . .	1 gr. 25 cent.
Huile de ricin.	ãã 30 gr.
Beurre de cacao	
Essence de roses	X gouttes.

Pommade à employer deux fois par jour.

Épilepsie menstruelle.

(Voir *Dysménorrhée d'origine nerveuse.*)

Épithélioma du vagin.

(Voir *Cancer du vagin.*)

Épithélioma de la vessie.

Traitement palliatif :

— Bouilly —

Repos au lit si *hématurie*.
Applications fraiches sur le ventre.
Lavements froids.

A *l'intérieur :*

Perchlorure de fer, X à XV gouttes dans un verre d'eau, à prendre par cuillerées à soupe.

Alcalins, *bicarbonate de soude*, 2 à 6 grammes par jour.

ou :

Salol . . . . 0 gr. 20 cent.
Bicarbonate de soude . . . . . 0 gr. 50 cent.

Pour 1 cachet. 2 à 4 par jour.

ou :

Benzoate de soude. . . . . . . 0 gr. 50 cent.

Pour 1 cachet. 4 à 6 par jour.

Lavements *laudanisés*.
Suppositoire :

Extrait de belladone. . . . } ãã 0 gr. 01 cent.
Chlorhydr. de morphine . . }
Beurre de cacao. . . . . . . 4 gr.

Pour 1 suppositoire. 1 à 3 par jour.

Injections intra-vésicales :

— Thompson —

1 à 2 fois par jour, injection intra-vésicale avec la solution.

Perchlorure de fer. . . XX à LX gouttes.
Eau bouillie. . . . . 125 gr.

ou :

Nitrate d'argent. . . 0 gr. 05 à 0 gr. 30 cent.
Eau distillée. . . . . 125 gr.

— Guyon —

Injections intra-vésicales avec :

Tanin. . . . . 1 gr. à 1 gr. 50 cent.
Eau bouillie. . . . . 100 gr.

à employer tiède.

ou :

Permanganate de potasse. .	0 gr. 20 cent.
Eau distillée	1000 gr.

ou :

Monol, 1 cuillerée à soupe pour 1 litre d'eau.

Si hématurie :

1 cuillerée à soupe de demi-heure en demi-heure de la potion :

Ergotine de Bonjean.	1 gr.
Eau distillée.	500 gr.
Sirop d'éc. d'oranges amères.	50 gr.

et :

Injections vésicales de 50 à 60 grammes au plus de la solution :

Nitrate d'argent.	1 gr.
Eau distillée.	500 gr.

Tisane :

Acide benzoïque.	1 à 2 gr.
Eau dist. de fleurs d'oranger .	50 gr.
Eau distillée simple	900 gr.
Sucre.	100 gr

Si cystalgie et ténesme vésical :

Etablir une fistule vésico-vaginale.

Traitement curatif :

Ablation par les voies naturelles (Bouilly, Richelot).

— Guyon — Bazy —

Cystotomie *hypogastrique.*

Erosions du col de l'utérus.

(Voir : *Chancre induré. Syphilides érosives. Syphilides papulo-hypertrophiques. Chancre mou. Herpès. Ectropion. Endométrite.)*

Éruptions vulvaires.

Vulvite folliculeuse.

Applications froides et émollientes (eau de guimauve *boriquée*).

Lotions fréquentes antiseptiques : eau *boriquée* à 30/1000.

Bains de siège.

L'inflammation passée, appliquer entre les grandes lèvres des tamponnets d'ouate imbibée de la solution :

Acétate de plomb	2 gr.
Sulfate de zinc	1 gr.
Laudanum de Sydenham. . .	4 gr.
Eau distillée.	250 gr.

ou :

Sublimé.	} ãã 0 gr. 50 cent.
Acide tartrique	
Eau.	500 gr.

ou lotions avec :

Sulfate de cuivre.	10 gr.
Eau	1000 gr.

et saupoudrer avec :

— Auvard —

Alun pulvérisé	ãã 10 gr.
Poudre de talc.	
Sous-nitrate de bismuth. .	

Herpès.

Traitement interne :

Alcalins. *Bicarbonate de soude*, 2 à 4 grammes par jour. Eau de *Vals*, eau de *Vichy*.

Arséniate de soude, 2 à 4 granules de 1 milligramme.

Traitement local :

Bains alcalins, bains d'amidon ou de son.

Lotions locales d'eau très chaude.

Herpès sec.

— Besnier —

Onctions à la vaseline, puis poudrer avec le mélange :

Oxyde de zinc	ãã 1 gr.
Calomel.	
Sous-nitrate de bismuth. . .	3 gr.

Lotions fréquentes avec l'eau *boriquée* à 4/100.

Herpès humide.

Lotions avec une solution *phéniquée* à 1/100.

Poudrer avec :

Amidon.	100 gr.
Tanin.	1 gr.
Sous-nitrate de bismuth . . .	5 gr.

ou :

— VACCAIRE —

Appliquer, matin et soir, le glycérolé suivant :

Salol.	2 gr.
Poudre d'amidon.	4 gr.
Glycérine neutre	60 gr.

Prurigo.

Hydrothérapie.

Bains sulfureux ou alcalins avec 300 grammes de *carbonate de soude.*

Lotions émollientes additionnées de *chloral* à 1/100.

Onctions, matin et soir, sur la vulve avec la pommade suivante :

Bromure de potassium . .	ãã	1 gr.
Acide salicylique		
Glycérolé d'amidon.		20 gr.
Calomel à la vapeur		0 gr. 40 cent.
Extrait de belladone		0 gr. 20 cent.

ou :

Poudrer avec le mélange :

Oxyde de zinc pulvérisé. .	ãã	10 gr.
Sous-nitrate de bismuth. .		
Poudre de talc		40 gr.

ou :

Poudre d'amidon.	30 gr.
Camphre pulvérisé	6 gr.

Lotions avec la solution chaude de *sublimé* à 1/2000 ou la solution de *sulfate de cuivre* à 5/1000.

Muguet.

Lotions fréquentes avec *eau de Vichy* ou solution de *bicarbonate de soude* à 10/1000.

Badigeonner la vulve avec le mélange :

Borate de soude	8 gr.
Glycérine neutre	60 gr.

ou :

— Vidal —

Solution de *van Swieten* appliquée avec un pinceau.

Syphilides.

Cautérisations avec la solution de *nitrate d'argent* à 1/20 suivies immédiatement après de l'attouchement avec le crayon de zinc métallique.

Eczéma.

Traitement général :

Granules de Fowler, 1 à 2 avant chaque repas.

Pas de café, ni de liqueurs, pas de vin pur, pas de poisson ni de charcuterie.

Lait en grande quantité.

Pommade :

Acide salicylique	0 gr. 50 cent.
Oxyde de zinc.	ãã 3 gr.
Poudre d'amidon	
Vaseline	20 gr.

Surveiller la constipation.

Cataplasmes de fécule.

Saupoudrer les ulcérations avec le mélange :

Oxyde de zinc	ãã 10 gr.
Sous-nitrate de bismuth. .	
Europhène ou salol. . . .	

Cautérisations avec la solution de *nitrate d'argent* à 1/50.

ou :

Appliquer la pommade :

Menthol	0 gr. 50 à 2 gr.
Oxyde de zinc	ãã 10 gr.
Poudre d'amidon	
Vaseline	50 gr.

Vittel. Contrexéville. Vals. Royat. Ragatz.

Érysipèle cataménial.

Repos au lit.

Matin et soir, 1 cachet :

Salol	0 gr. 20 cent.
Benzo-naphtol	

Saupoudrer les plaques avec :

Benzoate de bismuth	30 gr.
Poudre d'amidon.	70 gr.

ou :

Badigeonner 2 et 3 fois par jour la plaque érysipélateuse, en la dépassant de 1 centimètre sur toute sa périphérie, avec la solution suivante :

Acide picrique.	1 gr.
Eau distillée.	200 gr.

— Pozzi —

Applications de poudre de *talc*, d'*oxyde de zinc*.
Badigeons avec la teinture *éthérée de camphre*.

— Vaucaire —

Matin et soir, prendre 2 granules de Fowler.
Saupoudrer avec :

Salicylate de bismuth.	10 gr.
Poudre d'amidon.	àà 20 gr.
Poudre de talc	

— Hüter —

Injections hypodermiques de 1 à 2 seringues de Pravaz de la solution *phéniquée* à 1/50 sur les limites de la plaque érysipélateuse, matin et soir.

Erythème de la vulve.

Soins de propreté minutieux.
Compresses émollientes (*guimauve*, *pavot*, *son*).
Grands bains *alcalins*.
Lotions, matin et soir, avec la solution :

Alun	4 gr.
Eau distillée.	200 gr.

ou :

Tanin.	10 gr.
Eau distillée.	500 gr.

ou :

Eau blanche pure ou coupée d'eau par moitié.

Puis, onctions avec la pommade :

Acide borique	} àà	1 gr.
Poudre d'amidon		
Vaseline		30 gr.

et poudrer avec :

Amidon pulvérisé.	} àà
Poudre de talc	

Esthiomène ulcéreux de la vulve.

Syphilome, épithélioma, tuberculose (lupus tuberculeux).

Traitement suivant l'origine des ulcérations.

— J. Chéron —

Application tous les jours, au moyen d'une baguette de verre, de la solution :

Sulfure de carbone	30 gr.
Iodoforme	5 gr.

— Vaucaire —

Cautérisation interstitielle fragmentée avec le galvanocautère ou le thermocautère (employer une pointe très fine et courte).

Anesthésie locale : pulvérisations de *chlorure d'éthyle*, ou injection sous-cutanée de *cocaïne*.

Après la cautérisation, appliquer des compresses de tarlatane imbibées d'eau *boriquée* à 30/1000 ou de la solution de *sublimé* à 1/2000.

Lavages quotidiens avec ces solutions. Si elles ne

sont pas bien supportées, onctions avec la pommade :

Acide salicylique . . . . 1 gr.
Vaseline. . . . . 40 gr.

Si **suppuration** :

Saupoudrer avec :

Iodoforme, *aristol*, *iodol*, *salol*, *europhène*, *orthoforme*.

Si **bourgeons charnus hypertrophiés** :

Excision suivie de cautérisation avec le crayon de *nitrate d'argent*.

Attouchements de *teinture d'iode*.

Si **esthiomène érythémateux** :

Scarifications linéaires quadrillées, suivies de lotions à la liqueur de *van Swieten*.

ou :

Raclage suivi de cautérisations avec l'*acide lactique* pur.

Hydrothérapie.

Traitement général :

Huile de foie de morue blonde, 4 à 6 cuillerées à soupe par jour.

Arsénicaux : *liqueur de Fowler*. IV à VIII gouttes par jour. *Arséniate de soude*, granules à 1 milligr., 4 à 8 par jour.

ou :

Liqueur de Fowler . . . . 4 gr.
Teinture de Mars tartarisée . . 8 gr.

VI à X gouttes avant chaque repas, dans un peu d'eau.

— Pozzi —

Sirop iodo-tannique, sirop d'iodure de fer, sirop de raifort iodé.

— Hardy —

Chlorure de sodium, 1 à 3 grammes par jour.
Hydrothérapie.
Vie à la campagne, à la mer.

Eaux minérales :

Chlorurées sodiques : *Salins*, *Salies-de-Béarn*, *Kreusnach*.
Arsénicales : *La Bourboule*.
Sulfureuses : *Uriage*, *Barèges*, *Cauterets*.
Ferrugineuses : *Forges-les-Eaux*, *Luxeuil*.

Excoriations du mamelon.

— Pinard —

Appliquer des compresses trempées dans la solution :

Acide borique.	4 gr.
Eau bouillie.	150 gr.

Recouvrir d'un taffetas gommé.

ou :

— Vaucaire —

Sous-acétate de plomb. . . .	2 gr.
Glycérine neutre à 30°. . . .	40 gr.
Eau distillée.	100 gr.

Badigeonner tous les 2 jours avec la solution :

Nitrate d'argent	0 gr. 05 cent.
Eau distillée	30 gr.

— CHAMPETIER DE RIBES —

Toucher les excoriations avec le collodion :

Salol ou dermatol.	3 gr.
Chlorhydrate de cocaïne. . . .	0 gr. 20 cent.
Ether sulfurique	3 gr.
Collodion.	30 gr.

— AUVARD —

Compresses imbibées de *vin aromatique* après application de *tanin*.

— MAYGRIER —

Pommade contre les fissures du mamelon :

Acide salicylique	0 gr. 50 cent.
Oxyde de zinc.	àà 2 gr.
Poudre d'amidon	àà 2 gr.
Vaseline	30 gr.

(Voir *Allaitement*.)

Extase.

(Voir *Hystérie*.)

Fausse couche.

(Voir *Avortement*.)

Fécondation artificielle.

(Voir *Stérilité*.)

Fétidité de la bouche.

Granules de *cachou*.

Se rincer plusieurs fois par jour la bouche avec

un verre d'eau contenant une cuillerée à café de :

Saccharine	}	àà 5 gr.
Bicarbonate de soude . . .	}	àà 5 gr.
Acide salicylique	}	àà 5 gr.
Alcool		150 gr.

— MILLER —

Alcoolat :

Acide thymique.	0 gr. 25 cent.
— benzoïque.	3 gr.
Teinture d'eucalyptus	15 gr.
Alcool.	100 gr.
Huile de menthe.	0 gr. 75 cent.

ou :

— VIAU —

Elixir neutre.

Alcool à 90°	1000 gr.
Essence de menthe.	10 gr.
— de badiane.	6 gr.
— d'anis	2 gr.
Teinture de benjoin. . . . }	àà 5 gr.
— de cochenille . . }	àà 5 gr.

Mêlez et filtrez.

Une cuillerée à café pour un demi-verre d'eau, ou, une cuillerée à café de la solution :

Permanganate de potasse. . .	0 gr. 50 cent.
Essence de menthe.	XV gouttes.
Eau	200 gr.

Le matin, nettoyage des dents avec la poudre :

Bicarbonate de soude.	20 gr.
Charbon pulvérisé	12 gr.
Quinquina gris pulvérisé . . .	10 gr.
Essence de menthe.	X gouttes.

et employer l'eau dentifrice :

Thymol	0 gr. 25 cent.
Acide phénique.	0 gr. 50 cent.
Eau.	1 litre.

S'il y a *mauvaise odeur de la bouche*, on préconise de mâcher différentes substances ; telles sont les tablettes suivantes :

Salol.	28 gr.
Gomme adragante	1 gr.
— arabique.	3 gr.
Saccharine	60 gr.
Essence de citron.	X gouttes.
Eau distillée	Q. s.

pour faire 100 tablettes.

Fibrome utérin.

A. — Traitement médical (symptomatique).

B. — Traitement chirurgical.

A. *Traitement médical* (symptomatique) :

(Voir *Syndrome utérin, métrite.*)

Compression du ventre à l'aide d'une ceinture hypogastrique en tissu léger, maintenue à l'aide de sous-cuisses.

Séjour au lit, pendant la *durée* des règles, afin d'éviter les hémorrhagies.

Frictions lombaires en se couchant avec le liniment :

Chloroforme.	20 gr.
Ether.	30 gr.
Alcool camphré . . . . . }	ãã 100 gr.
Eau de Cologne . . . . . }	

ou :

Chloroforme	10 gr.
Essence de girofle . . . . }	ãã 5 gr.
Huile de muscade. . . . }	
Ether	15 gr.
Alcoolat de genièvre	100 gr.

Si douleur :

Lavements *laudanisés*, X à XV gouttes.

Cataplasmes *laudanisés*.

Compresses chaudes sur le ventre.

Suppositoire :

Extrait de belladone.	0 gr. 01 cent.
— d'opium.	0 gr. 05 cent.
Beurre de cacao.	4 gr.

Pour 1 suppositoire. N° 10.

A l'intérieur :

Exalgine, 0 gr. 20 à 0 gr. 40 cent. en cachets de 20 centigrammes.

ou :

Phénacétine, 0 gr. 50 cent. à 1 gramme en cachets de 50 centigrammes.

Potion sédative :

Bromure de potassium. . . .	20 gr.
Sirop de fleurs d'oranger. . .	50 gr.
Hydrolat de tilleul.	250 gr.

1 à 2 cuillerées à soupe par jour. 1 cuillerée contient 1 gramme de bromure.

Potion résolutive :

Iodure de potassium.	15 gr.
Sirop d'éc. d'oranges amères.	300 gr.

1 cuillerée à soupe contient 1 gramme d'iodure, 1 à 4 par jour.

ou :

— WELLS —

Chlorure de calcium . . 10 à	20 gr.
Sirop de ratanhia	10 gr.
Eau.	140 gr.

1 à 2 cuillerées par jour.

— HILDEBRANDT (Berlin) — BYFORD (Philadelphie) — E. BUMM —

Ergotine	5 gr.
Hydrate de chloral	1 gr.
Eau distillée.	100 gr.

Injecter XII gouttes par jour (25 centigrammes). Il faudrait 20 à 30 injections pour obtenir la réduction ou l'expulsion du fibrome.

Faire la piqûre dans le grand fessier ou le deltoïde.

Si constipation :

Un cachet avant chaque repas :

Bétol	0 gr. 30 cent.
Poudre de rhubarbe. . . .	àà 0 gr. 25 cent.
Poudre de cascara sagrada.	

Pour 1 cachet. N° 10.

ou un des suivants :

Salol	0 gr. 15 cent.
Magnésie calcinée	1 gr.

Si **hémorrhagies** :

Tous les 2 jours injection hypodermique d'une seringue de Pravaz de :

Extrait aqueux d'ergot. . .	àà 3 gr.
Glycérine neutre.	
Eau stérilisée	15 gr.

— Mac-Clintock — Churchil —

Teinture de cannabis indica. . 10 gr.

X gouttes, 3 fois par jour.

ou :

Teinture de cannabis indica. .	1 gr.
Julep gommeux	100 gr.
Teinture de cannelle.	5 gr.

1 cuillerée à soupe toutes les 2 heures.

Injections vaginales antiseptiques chaudes, 45° à 50°.

et :

Teinture de viburnum prunifolium.	àà 10 gr.
Teinture de piscidia erythrina	

4 à 5 fois par jour, X gouttes dans un peu d'eau sucrée.

ou :

Hydrastis canadensis (teinture d'). XXV gouttes plusieurs fois par jour.

Tamponnement antiseptique à la gaze *salolée*.

Introduire dans la cavité utérine, une tige de laminaire.

Electricité galvanique : pôle — sur la paroi abdominale, pôle + dans la cavité utérine.

Si hémorrhagie grave :

Curettage.

Antipyrine sous forme de lavement, à la dose de 2 grammes.

Traitement tonique :

Arsénicaux.

Arséniate de fer, granules à 1 milligramme 8 à 12 par jour.

Sirop arsénical ferrugineux (Yvon).

Pyrophosphate de fer et de soude	6 gr.
Arséniate de soude	0 gr. 06 cent.
Eau de fleurs d'oranger	25 gr.
Alcool à 90°	25 gr.
Sirop simple	1200 gr.

2 à 4 cuillerées par jour.

ou :

Liqueur de Fowler (arsénite de potasse), II à IV gouttes avant chaque repas.

ou :

Liqueur de Pearson (arséniate de soude), XX à XXX gouttes avant chaque repas.

Hydrothérapie méthodique.

Massage suédois.

Electrothérapie (faradisation et électrolyse).

— Bouilly —

Conseiller l'électrothérapie si :

1° Petit ou moyen fibrome, ne dépassant pas l'ombilic.

2° Fibrome unique ou peu lobulé, interstitiel ou sous-muqueux, plutôt mou que dur.

3° Ménorrhagies.

4° Fibrome sans lésion des annexes.

5° La femme est proche de la ménopause.

Faradisation. — Employer la pile de Gaiffe, de Chardin ou de Trouvé, appliquer un pôle sur le col et l'autre sur l'abdomen. — Méthode longue et peu dangereuse qui peut provoquer, dans certains cas, l'expulsion d'un fibrome peu volumineux.

Electrolyse. — (Souvent dangereuse.)

Méthode d'Apostoli. — Courants intenses, 50 à 250 milliampères. Pôle +, hystéromètre de platine introduit dans l'utérus. Pôle — appliqué sur l'abdomen au moyen d'un gâteau de terre glaise destiné à diffuser le courant.

Méthode de Brivois :

Employer l'électrode de charbon.

Durée : 5 à 12 minutes.

— Richelot —

L'électricité est le meilleur des palliatifs, elle peut suffire dans quelques cas.

— Tillaux —

Courants continus.

Intervertir les courants pour éviter la production des eschares.

— Danion — L. Championnière —

Courants continus, 45 à 70 milliampères — généralement 50 à 60.

Excitateur utérin : olives ou index en platine portés sur une tige isolée et malléable.

Electrode : électrode en étain recouverte d'amadou ou de peau de chamois.

Placer l'excitateur utérin dans la cavité du col ou simplement en contact avec le col.

Durée des séances, 5 à 12 minutes.

Renverser les pôles.

— Quénu —

Appliquer l'électricité dans les cas où l'opération n'est pas possible.

— J. Chéron —

Courants continus interrompus.

Traitement thermal.

— Pozzi — Bouilly — Tillaux —

Hydrothérapie.

Saisons à *Salins* (Jura), à *Salies-de-Béarn* ou à *Kreusnach*, *Luxeuil*, *Rheinfelden*.

B. *Traitement chirurgical.*

— Doyen —

Si fibrome interstitiel :

Enucléation.

Ablation par morcellement.

Si fibromes interstitiels multiples :

Curettage.
Hystérectomie vaginale totale.

Si fibrome sous-muqueux :

Enucléation.
Extirpation par torsion ou par morcellement.

Si fibrome sous-séreux ;

Hystérectomie vaginale totale.
Laparotomie suivie de l'énucléation ou de l'hystérectomie sus-vaginale.

Si fibromes multiples :

Laparotomie suivie d'hystérectomie sus-vaginale ou hystérectomie vaginale totale, suivant les cas.

Fièvre puerpérale.

(Voir *Septicémie puerpérale.*)

Fissure à l'anus.

(Voir *Anus* [fissure à l'].)

Fistules à l'anus.

(Voir *Anus* [fistules à l'].)

Fistules recto-vaginales.

Si petites fistules :

Cautérisation avec le thermocautère ou le crayon de *nitrate d'argent.*

Les fistules plus étendues se traitent par l'*avivement* et la *suture*.

Avant l'opération :

Purgatifs salins. — Lavements.

Antisepsie du vagin : injections avec la solution de *sublimé* à 0,25/1000.

Antisepsie du rectum : lavements d'eau *boriquée*.

Antisepsie intestinale :

Salicylate de bismuth	0 gr. 30 cent.
Charbon	0 gr. 25 cent.
Bétol	0 gr. 30 cent.

Pour 1 cachet, 2 à 3 par jour.

Constiper la malade pendant une huitaine de ours.

Extrait thébaïque.	0 gr. 05 cent.
Miel	Q s.

pour 1 pilule. 1 pilule par jour pendant 5 à 6 jours.

Opération par le vagin ou par le rectum ou par le périnée suivant les cas.

Si fistule incurable :

Prescrire, pour pallier à l'incontinence intestinale, un obturateur vaginal (ballon de caoutchouc) (Auvard).

Fistule uréthro-vaginale.

Antisepsie vaginale.

Avivement du pourtour de la fistule. Suture des bords de l'orifice avec des fils métalliques.

Sonde à demeure, excepté dans les cas simples.
Si **perforation uréthrale considérable** :
Obturer par une autoplastie.

Fistule vésico-utérine.

— Bouilly —

Inciser la lèvre antérieure du col jusqu'à ce qu'on ait atteint la fistule, aviver les bords de celle-ci et placer des sutures sur le col, de manière à réunir les lèvres de l'incision et de la fistule.

Si **fistule trop élevée** :

Oblitérer le col par des sutures.

Fistule vésico-vaginale.

— Pozzi —

Opérer les jours qui suivent immédiatement les règles.
Oblitérer directement la fistule (galvanocautère).
Avivement par les caustiques suivi de suture.
Réunion primitive de la fistule préalablement avivée.

Flueurs blanches.

(Voir *Catarrhe utérin*, *Métrite*.)

Folliculites du col.

Injections chaudes avec :

Naphtol.	5 gr.
Alcoolat de lavande	200 gr.

1 cuiller à café pour 1 litre d'eau.

ou :

Monol, 1 cuiller à soupe pour 1 litre d'eau.

Badigeons de *teinture d'iode*.

ou :

Cautérisation tous les deux jours avec :

Créosote de hêtre.	10 gr.
Glycérine neutre	30 gr.

Pansement avec un tampon d'ouate hydrophile imbibé de :

Salol	30 gr.
Glycérine	150 gr.

ou :

Teinture d'iode	2 gr.
Glycérine neutre.	200 gr.

ou :

Ichthyol.	10 gr.
Glycérine	150 gr.

ou :

Insuffler sur le col le mélange :

Salol.	15 gr.
Oxyde de zinc	10 gr.
Tanin	5 gr.

ou :

Orthoforme.

Pansement avec la gaze *salolée.*

Scarifications du col.

Folliculite vulvaire.

(Voir *Éruptions vulvaires.*)

Galactorrhée.

Compression des seins avec plusieurs feuilles d'ouate.

La femme portera un corsage forme boléro qui comprimera l'ouate sur la poitrine.

Appliquer des compresses de tartalane imbibées d'eau très chaude, bien exprimées.

Onctions avec la pommade :

Chlorhydrate de morphine . .	0 gr. 50 cent.
Extrait de belladone	1 gr.
Vaseline	30 gr.

Lotions avec la solution de *sublimé* à 1/1000.

Purgatifs (voir *Constipation*).

Prescrire, chaque jour, 1 à 2 cuillerées à soupe de la potion :

Iodure de potassium.	10 gr.
Sirop d'éc. d'oranges amères.	50 gr.
Eau	100 gr.

dans une tasse d'infusion de *pervenche.*

Gale de la femme enceinte.

— Besnier —

Frictions le soir, pendant 4 à 6 jours, avec la pommade suivante :

Naphtol β. . . . . 5 à	10 gr.
Ether.	Q. s. p. diss.
Essence de menthe	Q. s.
Vaseline	100 gr.

Bain d'amidon tous les 2 jours.

ou :

— Fournier —

Employer la pommade suivante, 2 fois par jour :

Gomme adragante.	1 gr.
Fleur de soufre.	100 gr.
Glycérine.	200 gr.
Carbonate de soude	50 gr.
Teinture de benjoin.	XX gr.

ou :

Frictions en se couchant avec l'*huile salolée* à 5 p. 100, puis poudrer avec de la *fleur de soufre.*

Gangrène de la vulve.

Cautérisation au thermocautère autour de l'eschare.

Badigeons avec la solution de *perchlorure de fer.*

Pulvérisations avec la solution :

Acide phénique	1 gr.
Alcool	5 gr.
Eau.	500 gr.

ou :

Sublimé.	0 gr. 50 cent.
Acide tartrique	1 gr.
Eau bouillie.	1 litre.

Saupoudrer avec le mélange :

Iodoforme	15 gr.
Poudre de quinquina	10 gr.
Charbon	20 gr.

ou :

Salol, aristol, gallanol, iodol, orthoforme, europhène.

Lavages fréquents, lotions répétées avec :

Permanganate de potasse. . .	20 gr.
Eau bouillie.	300 gr.

ou :

Monol, 1 cuillerée à soupe pour 1 litre d'eau.

— VAUCAIRE —

Saupoudrer avec :

Salol.	ãã 10 gr.
Charbon pulvérisé	
Oxyde de zinc	

ou :

Europhène.

Isoler les lèvres en interposant un tampon d'ouate hydrophile, enduit de *vaseline salicylée* à 1/50.

Pour calmer la douleur :

Lavement :

Chloral.	2 à 3 gr.
Lait.	200 gr.
Jaune d'œuf.	n° 1

Onctions avec la pommade :

Extrait d'opium	ãã 1 gr.
Extrait de belladone. . . .	
Vaseline	30 gr.

Lavements *laudanisés*, X à XX gouttes.

Traitement général. — Toniques : *quinquina, kola, sirop d'iodure de fer.*

Liqueur de Fowler. III à V gouttes avant chaque repas.

Gastralgie menstruelle.

(Voir *Dysménorrhée.*)

Prendre, pendant les crises, 1 cuillerée à café toutes les heures de la potion :

Bromure de sodium. . . .	ãã 2 gr.
Bromure de strontium. . .	
Teinture d'aconit	1 gr.
Chlorhydrate de morphine. .	0 gr. 02 cent.
Eau distillée.	90 gr.

ou :

Potion :

Eau chloroformée saturée . .	60 gr.
Eau de fleurs d'oranger . . .	50 gr.
Eau.	140 gr.

2 à 3 cuillers à soupe :

ou :

3 fois par jour, X gouttes de la mixture :

Teinture de viburnum prunifolium	ãã 10 gr.
Teinture de piscidia erythrina	

Soigner l'endocervicite, la métrite, l'endométrite.

Après dilatation du col, badigeonner la cavité cervicale avec la solution :

Chlorhydrate de cocaïne . . .	1 gr.
Eau	20 gr.

Frictions lombaires avec :

Chloroforme	10 gr.
Ether	15 gr.
Alcool camphré	90 gr.

Gerçures du sein.

(Voir *Crevasses du sein. Eczéma du mamelon. Abcès du sein.*)

Gingivite des femmes enceintes.

Employer le gargarisme :

Borate de soude.	6 gr.
Chlorhydrate de cocaïne . . .	1 gr.
Eau.	500 gr.

Poudre :

— Vaucaire —

Bicarbonate de soude	15 gr.
Talc (poudre)	60 gr.
Salol	2 gr.
Carmin	0 gr. 10 cent.
Essence de menthe.	XV gouttes.

Ou, craie camphrée :

Camphre.	25 gr.

Pulvériser dans un mortier et ajouter :

Craie précipitée.	100 gr.
Poudre de racine d'iris . . .	40 gr.

— Pinard —

Badigeonner légèrement le bord libre des gencives enflammées avec un petit tamponnet d'ouate imbibé de la solution :

Hydrate de chloral. . . .	ãã 10 gr.
Alcoolat de cochléaria. . .	

ou poudrer avec :

Poudre de ratanhia.	10 gr.
Poudre de quinquina	30 gr.
Chlorate de potasse.	70 gr.

Employer l'élixir dentifrice :

Salol	3 gr.
Alcool à 90°.	150 gr.
Essence de badiane	0 gr. 50 cent.
Essence de menthe.	1 gr.

ou :

Pratiquer des attouchements avec l'acide *chromique.*

Glandes de Bartholin (Abcès, kystes des).

(Voir *Abcès des glandes de Bartholin.*)

Goitre exophtalmique.

(Maladie de Basedow.)

Eviter : café, tabac, liqueurs et l'*iodure de potassium.*

Repos intellectuel, séjour à la campagne.

Hydrothérapie méthodique :

Commencer par des lotions froides à l'éponge *ruisselante* suivie de frictions chaque matin.

ou :

Douche générale, tiède tout d'abord, puis froide, légèrement percutante au début. Augmenter la pression de la douche et abaisser la température. Durée, 15 à 30 secondes, puis douche en pluie sur tout le corps.

Combattre **l'anémie** :

En hiver, *huile de foie de morue brune.*

En été, *sirop d'iodure de fer, sirop iodo-tannique.*

Avant chaque repas, 1 cachet :

Glycérophosphate de fer. .	āā 0 gr. 30 cent.
— de chaux	

Pour 1 cachet. N° 30.

Contre les palpitations :

Bromure de potassium. . . .	20 gr.
Sirop d'écorces d'oranges am.	250 gr.
Sirop de fleurs d'oranger . .	50 gr.

1 cuillerée à soupe, matin et soir, dans une tasse de tisane d'anis ou de tilleul.

ou 1 pilule, matin et soir, contenant :

Poudre de feuilles de digitale. .	0 gr. 02 cent.
Poudre d'ipéca	0 gr. 05 cent.
Extrait d'opium	0 gr. 002 mgr

pendant 5 jours.

— Friedreich —

Applications de glace région précordiale.

— Ballet —

Prendre toutes les heures, 1 cuillerée à soupe de la potion :

Poudre de feuilles de digitale. 0 gr. 10 à 0 gr. 15 cent.

Macération dans :

Eau distillée.	150 gr.

Ajouter :

Sirop de belladone . . . . . . 10 gr.

ou :

Teinture de veratrum viride. X à XX gouttes.

par jour, en 4 fois, pendant plusieurs mois (Germain Sée).

Méthode de la médication hypodermique :

Suc thyroïdien :

Doses : 1 gramme à 6 grammes de liquide pur, dose moyenne, 2 à 4 grammes.
ou :

— Vaucaire —

Sérum artificiel ozoné :

Chlorure de sodium.	1 gr. 50 cent.
Phosphate de soude	5 gr.
Sulfate de soude.	6 gr.
Eau distillée.	100 gr.

N'employer que des sels chimiquement purs et de l'eau distillée chimiquement pure. Stériliser le sérum à froid par l'ozone.

Injecter, tous les 2 ou 3 jours, 5 à 20 grammes de sérum (fossette rétro-trochantérienne).

Électrothérapie :

Galvanisation du cordon cervical du grand sympathique (courants continus), séance de cinq minutes, 5 à 10 milliampères. Plus tard, courants faradiques.

Tuméfaction du corps thyroïde :

Appliquer, matin et soir, à l'aide d'un pinceau :

Teinture d'iode. . . . . . } ãã 10 gr.
Teinture de noix de Galle. }

Air marin, *huile de foie de morue.*

Eaux minérales :

Néris, Saint-Sauveur, Divonne, Gérardmer, Saint-Honoré, Royan.

— Doyen (Reims) — Guinard —

Thyroïdectomie.

Granulations.

(Voir *Ectropion. Endocervicite. Folliculites. Erosions du col.*)

Grossesse (Hygiène de la).

Régime : Alimentation mixte, plutôt végétale chez les femmes robustes, plutôt animale chez les femmes débilitées. *Phosphatine.*

Éviter les liqueurs.

Combattre la constipation :

1 verre à bordeaux d'eau de *Carabaña* le matin à jeun.

ou :

1 à 2 cachets avant le diner :

Cascara sagrada.	0 gr. 50 cent.
Benzo-naphtol.	0 gr. 25 cent.

Pour 1 cachet. N° 15.

ou, de temps en temps avant chaque repas, s'il y a des troubles digestifs, un cachet contenant :

Magnésie	} àà 0 gr. 25 cent.
Bétol	
Bicarbonate de soude. . . .	

ou :

Magnésie	0 gr 30 cent.
Charbon végétal pulvérisé .	} àà 0 gr. 25 cent.
Benzo-naphtol	

Si chloro-anémie :

— HAYEM —

Prescrire avant chaque repas 1 cachet contenant :

Protoxalate de fer.	0 gr. 15 cent.
Phosphate de soude	0 gr. 25 cent.

Pour 1 cachet. N° 20.

ou :

Avant chaque repas, dans 1 cuillerée à soupe d'eau, VI à X gouttes de la mixture :

Teinture de mars tartarisée.	} àà 5 gr.
Teinture de noix vomique.	

Si Dyspepsie :

Gouttes amères de Baumé .	} àà 5 gr.
Liqueur de Fowler.	

V à X gouttes avant chaque repas.

Si anorexie :

Teinture de badiane. . . .	āā 3 gr.
Teinture de voix vomique . .	
Teinture de rhubarbe . . .	
Liqueur d'Hoffmann.	1 gr.

VI à X gouttes avant chaque repas dans un peu d'eau.

Vêtements un peu larges, ne jamais serrer le corset.

Porter une ceinture abdominale si le ventre est douloureux (endométrite, salpingite).

Laver les mamelons à l'eau fraiche *boriquée* pendant le cours de la grossesse.

Bains : Prendre tous les 8 à 15 jours un bain de 20 minutes contenant 1 paquet :

Sous-carbonate de soude	āā 150 gr.
Amidon pulvérisé	

Continuer les injections tièdes chaque matin contenant, pour 1 litre d'eau, 1 cuillerée à soupe de *borate de soude*.

Savonnages vulvaires fréquents.

Défendre les travaux pénibles, le coït pendant les derniers mois de la grossesse.

Si vomissements :

Boissons glacées en petite quantité, eaux gazeuses, aliments froids, manger couchée.

Prendre 1 à 2 cuillerées à soupe de la potion :

Chlorhydrate de morphine. .	0 gr. 02 cent.
Sirop de limons.	20 gr.
Eau.	120 gr.

ou :

Perles d'éther amyl-valérianique. 1 à 2 avant les repas.

ou :

— HUCHARD —

Prendre, dans un peu d'eau, X gouttes matin et soir, au moment des repas de :

Teinture d'iode.	5 gr.
Eau chloroformée saturée. . .	15 gr.

ou

— DUJARDIN-BEAUMETZ —

Chlorhydrate de cocaïne . . .	0 gr. 50 cent.
Eau distillée.	300 gr.

2 à 3 cuillerées à café, toutes les heures.

ou :

— POZZI — BRAUN (de Vienne) —

Oxalate de cérium.	5 gr.

en 20 cachets.

Prendre 1 cachet toutes les heures.

— GOTTSCHALK —

Prendre 1 cuillerée à café toutes les heures de la potion :

Menthol	1 gr.
Alcool.	20 gr.
Sirop de sucre	80 gr.

Douche d'*éther* ou de *chloroforme* pulvérisé sur la région épigastrique.

Hématocèle pelvienne intra-péritonéale.

Repos absolu au lit.

Compresses froides sur le ventre, cataplasmes froids, glace sur le bas-ventre.

Vider régulièrement la vessie par le cathétérisme afin d'éviter le moindre mouvement.

Champagne, potion de Todd, limonade vineuse, boissons acidulées.

Traitement médical.

1° Calmer les douleurs :

Lavements *laudanisés*, V à XV gouttes.

Et provoquer la constipation :

Suppositoire :

Extrait de belladone.	0 gr. 01 cent.
Extrait d'opium	0 gr. 05 cent.
Beurre de cacao.	4 gr.

Pour 1 suppositoire. N° 5.

A *l'intérieur :*

1 à 3 des pilules suivantes, contenant chacune :

Extrait thébaïque	0 gr. 02 cent.
Excipient	Q. s.

ou :

Potion à prendre par cuillerées toutes les 2 heures :

Sirop d'opium.	30 gr.
Perchlorure de fer.	XXV gouttes.
Eau de Rabel	2 à 4 gr.
Eau.	120 gr.

2. Administrer l'ergotine :

Prendre 4 à 6 pilules par jour des pilules :

Ergotine . . . . Sulfate de quinine.	} ää 3 gr.
Extrait de jusquiame. . . Poudre de digitale.	} ää 0 gr. 30 cent.

Pour 30 pilules.

ou :

Solutions pour injections hypodermiques :

Ergotine.	1 gr.
Eau distillée	10 gr.

1 à 2 seringues de Pravaz.

ou :

Ergotinine	0 gr. 01 cent.
Acide lactique.	0 gr. 02 cent.
Eau de laurier-cerise.	2 gr.
Eau distillée.	8 gr.

III à VIII gouttes, 1 seringue de Pravaz contient 1 milligramme d'ergotine.

ou :

Prendre, chaque jour, 4 cuillerées à soupe de la potion :

Ergotine.	1 à 3 gr.
Vin cordial	100 gr.
Sirop d'éc. d'oranges amères.	3 gr.

Médication locale :

Appliquer des vésicatoires sur le ventre.

Les renouveler. Surveiller la vessie.

Si troubles de la vessie :

Alcalins : eau de Vichy, eau de Vals.

Salol en cachets de 0 gr. 50 cent. 2 à 4 par jour.

Sonder la malade.

Application de glace dans le vagin.

Contre la constipation :

Purgatifs salins (voir *Constipation*).

Lavements émollients frais (guimauve, son) additionnés d'une cuillerée de *glycérine* neutre.

Suppositoires *glycérinés*.

Traitement chirurgical.

— Pozzi — Routier —

Si collection fait saillie dans le cul-de-sac de Douglas :

Incision vaginale, lavage antiseptique, drainage et tamponnement lâche avec la gaze *iodoformée* ou *salolée* pendant 48 heures. On attire le col de l'utérus en avant, on place l'index gauche dans le rectum et on fait une incision suivant le grand axe de la tumeur.

Si tumeur fait saillie du côté de l'abdomen :

Laparotomie sous-péritonéale.

Hématocèle extra-péritonéale.

Traitement médical :

(Voir ci-dessus.)

Traitement chirurgical :

Laparotomie sous-péritonéale.

Hématocolpos.

1° Hématocolpos total et hématométrie partielle :

Anesthésier la malade.

Si oblitération du vagin :

Incision très petite et, dès que la collection est évacuée, incision cruciale.

Injection antiseptique.

Tamponnement vaginal à la gaze *salolée* ou *iodoformée*, laissé 48 heures en place.

Puis, injection quotidienne avec :

Permanganate de potasse. . .	10 gr.
Eau.	100 gr.

1 cuillerée pour 1 litre d'eau.

2° Hématocolpos partiel et hématométrie partielle ou totale, poche sanguine profonde :

Eviter l'urèthre en plaçant un cathéter.

Eviter le rectum en y introduisant l'index gauche.

Dissection lente jusqu'à la tumeur sanguine avec le bistouri. Puis, ponction à l'aide du trocart.

Après l'évacuation du sang, tamponnement à la gaze *salolée*.

Hématome de la vulve.

(Voir *Thrombus de la vulve.*)

Hématomètre.

Hématométrie totale (Atrésie du col).

Traitement chirurgical :

Dilatation du col au moyen de tiges de laminaire (voir *Curettage*) ou du dilatateur métallique de Sims, dans les cas urgents.

Abaisser l'utérus avec grande prudence.

ou :

— Pozzi —

Ponction avec un trocart, puis agrandir l'orifice avec le bistouri ou les ciseaux.

Lavages répétés au moyen de la sonde intra-utérine avec la solution *phéniquée* à 1/200 ou avec la solution :

Naphtol β.	10 gr.
Alcool.	ãã 100 gr.
Eau bouillie.	

1 cuillerée à café pour 2 litres d'eau bouillie.

(Voir *Antisepsie gynécologique.*)

Tamponnement avec la gaze *iodoformée* ou *salolée*.

Drainage à l'aide du tube en verre en croix.

— Doléris —

Placer un drain en caoutchouc fixé sur le col l'aide d'un point de suture.

Faire, pendant 15 jours, des lavages antiseptiques.

Traiter la métrite par le curettage.

Hémato-ovarie.

Traitement médical :

Révulsion région ovarienne : pointes de feu, badigeons de *teinture d'iode*, vésicatoires.

Si **douleur vive** :

Cataplasmes *laudanisés*.

Lavements *laudanisés*, X à XV gouttes.

Glace sur le bas-ventre.

Opium à l'intérieur (voir ci-dessus).

Surveiller la constipation (voir ce mot).

Ceinture hypogastrique.

Bains prolongés.

Traitement chirurgical :

Ablation de l'ovaire par la laparotomie.

— PÉAN — CAMESCASSE — RICHELOT —

Hystérectomie vaginale.

Hématosalpinx.

Repos absolu. Expectation.

Révulsion : pointes de feu, petits vésicatoires le long de la trompe malade.

Massage suédois, d'après la méthode de Thure-Brandt.

Hydrothérapie méthodique.

Dilatation du col. Drainage. (Voir *Endométrite.*)

Si **insuccès** et si **tumeur volumineuse :**

Salpingotomie. Ponction *dangereuse.*

Hémorrhagies de la délivrance.

(Voir *Accouchement.*)

Hémorrhagies puerpérales.

(Voir *Avortement.*)

Hémorrhagies utérines.

(Métrorrhagie.)

(Voir *Métrite. Fibrome utérin. Cancer.*)

Immobilité. Repos absolu au lit.

Compresses froides, vessie de glace sur le ventre.

Si l'hémorrhagie provient du col :

Compression, tamponnement antiseptique avec la gaze ou l'ouate *salolée* ou *iodoformée* imbibée de *perchlorure de fer*, ou de la solution :

Alun.	5 gr.
Eau distillée	50 gr.

Injections vaginales chaudes à 50°, antiseptiques au *monol*.

Dans certains cas, pincer le col à l'aide de la pince de Museux.

Si hémorrhagie d'origine utérine :

Boissons froides : champagne, bouillon.

Constater que l'utérus est vide.

Injections intra-utérines d'eau chaude bouillie *boriquée* à 20/1 000.

Injections sous-cutanées :

Ergotine	1 gr.
Eau distillée	10 gr.

1 à 2 seringues de Pravaz.

ou :

Ergotinine	0 gr. 01 cent.
Acide lactique.	0 gr. 02 cent.
Eau de laurier-cerise.	2 gr.
Eau bouillie.	8 gr.

III à X gouttes dans les 24 heures.

ou :

— HUCHARD —

Ergotine	ãã 2 gr.
Sulfate de quinine	ãã 2 gr.
Extrait de jusquiame.	0 gr. 20 cent.

Pour 20 pilules, 4 à 8 par jour.

ou :

— DOLÉRIS —

Teinture d'hydrastis canadensis.

XX à XXX gouttes par 24 heures, dans de l'eau sucrée,

ou :

— J. CHÉRON —

Teint. d'hydrastis canadensis.	4 gr.
Elixir de Garus	20 gr.
Sirop simple.	30 gr.
Eau.	120 gr.

1 cuillerée toutes les 2 heures.

Si ménorrhagie par dysménorrhée d'origine nerveuse :

Teint. d'hydrastis canadensis.	ãã 5 gr.
Teint. de piscidia erythrina.	ãã 5 gr.
Teint. de viburnum prunifolium	ãã 5 gr.
Teint. de chanvre indien. . .	2 gr. 50. cent.

XX gouttes, 3 ou 4 fois par jour.

ou :

Teint. de piscidia erythrina.	ãã 10 gr.
Teint. de viburnum prunifolium	ãã 10 gr.

X à XX gouttes, 3 fois par jour.

ou :

Teinture d'hamamelis virginica.

X à XX gouttes par jour.

Tamponnement vaginal, précautions antiseptiques.

Tamponnement intra-utérin : bande de gaze *salolée* longue de 3 mètres et large de 4 centimètres introduite dans l'utérus abaissé à l'aide de la pince de Museux et poussée au moyen du porte-topique de Playfair garni d'ouate. Retirer la gaze après 24 heures.

Injection sous-cutanée de sérum minéral ozoné, 10 à 40 grammes :

Chlorure de sodium	1 gr.
Phosphate de soude	5 gr.
Sulfate de soude.	6 gr.
Eau.	100 gr.

Traitement général :

Toniques, potion de Todd additionnée de 3 grammes d'*extrait mou de quinquina*, *champagne*, *kola*, *coca* (granulée ou extrait fluide), vin d'*hémoglobine*.

Hémorrhoïdes.

Combattre la constipation (voir ce mot) : laxatifs, massage, électricité.

Bain de siège tous les soirs, et lavement frais.

Eviter les excès de table, les mets épicés, la bicyclette.

Employer les suppositoires :

Extrait de ratanhia.	0 gr. 50 cent.
Chlorhydrate de morphine. . .	0 gr. 01 cent.
Beurre de cacao.	4 gr.

Pour 1 suppositoire. N° 5.

ou :

Chlorhydrate de cocaïne. . . .	0 gr. 05 cent.
Extrait de belladone	0 gr. 02 cent.
Beurre de cacao	3 à 5 gr.

M. 1 suppositoire.

— Brindlez James —

Appliquer du *calomel* sur les bourrelets hémorrhoïdaires.

ou :

— Preismann (d'Odessa) —

Appliquer d'heure en heure des petits bourrelets d'ouate imbibés de

Iodure de potassium	2 gr.
Iode pur.	0 gr. 20 cent.
Glycérine.	35 gr.

Pour arrêter les phénomènes congestifs :

— J. Chéron —

Poudre de capsicum annuum.	5 gr.
Poudre de réglisse.	Q. s.
Miel	Q. s.

Pour 30 pilules. 1 à 2 avant les repas.

ou :

Extrait aqueux de capsicum. .	0 gr. 80 cent.
Poudre de réglisse	Q. s.

Pour 20 pilules. 5 à 8 par jour.

— ADLER —

Faire usage du liniment suivant :

Extrait fluide d'hamamelis virginica.	} àà 16 gr.
Extrait fluide d'hydrastis canadensis	
Teinture de benjoin composée.	
Teinture de belladone. . . .	4 gr.
Huile d'olive phéniquée. . .	32 gr.

Mêlez. Usage externe.

ou :

Teinture d'hamamelis virginica.

X à XX gouttes par jour.

Si hémorrhoïdes internes :

Iodoforme	0 gr. 30 cent.
Chrysarobine.	1 gr.
Extrait de belladone	0 gr. 50 cent.
Beurre de cacao	20 gr.

Pour 10 suppositoires. 1 suppositoire par jour.

ou :

Acide tannique	0 gr. 20 cent.
Extrait thébaïque	0 gr. 05 cent.
Stéarine	2 gr.

Pour 1 suppositoire.

Si hémorrhoïdes externes :

Onctions avec la pommade :

Aristol.	4 gr.
Opium pulvérisé	1 gr.
Vaseline.	20 gr.

Pommade :

Extrait de jusquiame . . .	} àà	2 gr.
Extrait de belladone . . .		
Onguent populeum		20 gr.

Pommade :

Chlorhydrate de cocaïne . . .	0 gr. 20 cent.
Extrait de ratanhia	2 gr.
Vaseline	20 gr.

ou encore :

Chlorhydrate de cocaïne. . . .	0 gr. 20 cent.
Antipyrine.	1 gr. 50 cent.
Salol.	1 gr.
Vaseline	15 gr.
Cire	Q. s.

pour consistance assez solide.

Appliquer dans l'anus 2 à 3 fois par jour gros comme une noisette.

Pendant la crise (hém. gonflées et douloureuses) :

Lavages avec l'eau *aluminée* à 3/100 ; lotions fraîches.

Appliquer des sangsues dans le voisinage des hémorrhoïdes ou scarifications.

Bains de siège tièdes.

— Nœgeli-Ackerblom —

Saupoudrer les bourrelets hémorrhoïdaux avec du *calomel*, en même temps on donne aux malades des laxatifs.

Pour les *hémorrhoïdes internes*, on peut employer des suppositoires au calomel.

Matin et soir, après chaque selle, laver soigneusement l'anus avec l'eau boriquée puis appliquer sur et dans l'anus une couche de la pommade :

Vaseline.	ââ 15 gr.
Lanoline.	
Calomel	

Si étranglement :

— VIDAL —

Injecter dans la masse gonflée la solution :

Extrait aqueux d'ergot. . . .	1 gr.
Glycérine neutre.	ââ 5 gr.
Eau.	

1 seringue de Pravaz.

Application d'un sac de glace avec interposition de flanelle.

Si hémorrhagies profuses :

Toutes les 2 à 3 heures, 1 à 2 des pilules suivantes :

Sulfate de fer cristallisé. . .	2 gr.
Extrait de réglisse.	Q. s.

Pour 30 pilules.

Si ulcérations :

Cautérisations avec le *nitrate d'argent*, crayon ou solution à 1/20.

Après la crise :

Dilatation de l'anus à l'aide des deux pouces introduits dans l'anus écartés fortement.

— ROUTIER — CHAPUT —

Si bourrelet hémorrhoïdaire saillant :

Ablation : on dilate l'anus, on saisit la tumeur avec une pince-érigne, on en lie la base avec une série de ligatures en chaîne portées à l'aide d'une aiguille de Reverdin et on excise au bistouri.

Hersage.

(Voir *Métrite, Curettage, Endocervicite.*)

Herpès génital.

Herpès vulvaire :

(Voir *Eruptions vulvaires.*)

Herpès du col :

Injections, matin et soir, contenant pour 1 litre d'eau 1 cuillerée à soupe de la solution :

Monol.

ou :

Biborate de soude . . . . . . 200 gr.

En 20 paquets. — 1 paquet par litre d'eau.

ou :

1 paquet :

Sublimé	0 gr. 50
Acide tartrique.	1 gr.
Teinture de carmin.	II gouttes.

Insuffler sur le col le mélange :

Salol.	ãã
Tanin	
Oxyde de zinc.	

Pansement avec un tampon d'ouate imbibé de :

Salol	5 gr.
Tanin.	4 gr.
Poudre d'amidon	6 gr.
Glycérine neutre.	100 gr.

— Gaucher —

Poudre :

Alun pulvérisé.	ãã 10 gr.
Poudre d'amidon.	

Mêlez. Usage externe.

On saupoudre avec ce mélange la région vulvaire. La guérison est généralement rapide.

Ou :

Poudre d'aristol.	2 gr.
Poudre de talc.	8 gr.

Traitement général.

(Voir *Eruptions vulvaires*, *Herpès*).

Uriage, Saint-Gervais, Bagnères-de-Luchon, Luxeuil.

Hydramnios.

Aiguë :

Ponction capillaire à travers l'abdomen.

Si cela ne suffit pas, et si le liquide se reproduit,

provoquer l'avortement et l'accouchement prématuré (voir *Avortement*) au moyen de la sonde de Krause.

Traitement général :

Diurétiques, purgatifs, saignée.

Chronique :

Traitement antisyphilitique (?).
Chaque jour une pilule contenant :

Protoiodure de mercure. . . .	0 gr. 05 cent.
Extrait mou de quinquina. . .	0 gr. 20 cent.
— d'opium.	0 gr. 01 cent.
Excipient.	Q. s.

Pour une pilule. N° 30.

ou :

Iodure de potassium.	20 gr.
Sirop d'éc. d'oranges amères.	300 gr.

1 à 2 cuillerées à soupe par jour.

ou :

1 cuillerée à soupe de sirop de Gibert.

ou :

Injections hypodermiques mercurielles :

Biiodure de mercure	0 gr. 20 cent.
Huile stérilisée.	50 cent. cubes

1 à 2 centimètres cubes tous les jours.

ou :

— VAUCAIRE —

Sublimé.	0 gr. 20 cent.
Chlorure de sodium	1 gr.
Phosphate de sodium	2 gr.
Eau.	100 cent. cubes.

1 à 2 centimètres cubes tous les deux jours.

— AUVARD —

Au moment du travail, rompre prématurément la poche des eaux, si la présentation est normale, et si la dilatation est grande comme une pièce de 2 francs.

Hydrorrhée.

Repos au lit.

Si douleurs internes :

Lavements *laudanisés*, XV à XXX gouttes et même LX gouttes, dans les 24 heures.

ou :

Injection hypodermique avec la solution :

Chlorhydrate de morphine. . .	0 gr. 10 cent.
Eau de laurier-cerise.	2 gr.
Eau bouillie.	8 gr.

2 à 5 seringues de Pravaz, dans les 24 heures.

Potion à prendre, par cuillerées à soupe, si menace de fausse couche :

Teinture de viburnum prunifolium	XXX gouttes.
Elixir de Garus.	20 gr.
Sirop simple.	30 gr.
Eau.	100 gr.

Si fausse couche :
(Voir *Avortement.*)

Hydrosalpinx.

Au début, massage suédois d'après la méthode de Thure Brandt.

Révulsion unilatérale ou bilatérale, suivant les cas : pointes de feu, *teinture d'iode*, petits vésicatoires.

Compresses froides appliquées sur le bas-ventre, recouvertes d'une feuille de taffetas gommé.

Hydrothérapie méthodique.

Frictions lombaires, matin et soir, avec :

Chloroforme.	10 gr.
Ether.	20 gr.
Alcool camphré	ãã 50 gr.
Eau de Cologne	

Contre les douleurs : lavements *laudanisés*, X à XV gouttes.

Suppositoires *opiacés*, — *belladonés*.

A l'intérieur : *iodure de potassium*, 1 à 3 grammes par jour.

Si hydrosalpinx volumineux :

Laparotomie, enlever la trompe, lier le pédicule et agir comme après l'ovariotomie.

Hygiène de la grossesse.

(Voir *Grossesse* [*Hygiène de la*].)

Hypertrophie du col.

Ignipuncture du col — (thermocautère ou mieux anse galvanique) — Chaque semaine faire sur chaque lèvre trois à cinq cautérisations profondes d'un centimètre environ.

Pansement avec la gaze *salolée*.

Injections avec la solution de *permanganate* de *potasse* à 0 gr. 50/1000.

Les injections interstitielles seront employées avec succès :

Solution :

Acide phénique.	1 gr.
Glycérine neutre.	10 gr.
Eau	90 gr.

ponction avec la seringue de Pravaz; 4 à 10 piqûres autour du col. Le contenu d'une seringue suffit à chaque séance pour les 10 piqûres.

— Pozzi —

Amputation biconique du col.

Hystérectomie vaginale.

— Doyen (de Reims) — Tillaux — Segond — Richelot — Bouilly — Berlin (de Nice) —

Indications :

Cancer utérin (col ou corps).

Certaines suppurations pelviennes.

Certaines métrites rebelles hémorrhagiques.

Petits fibromes multiples donnant lieu à des accidents sérieux (Pozzi).

Prolapsus récidivant.

Inversion de l'utérus.

Rétroversion douloureuse et rebelle, si insuccès après hystéropexie abdominale.

Fistules génito-urinaires rebelles.

— Berlin — Doléris —

Technique :

Abaissement de l'utérus.

Désinsertion circulaire du vagin, au bistouri.

Décollement de la vessie et du rectum avec les doigts.

Ouverture des culs-de-sac antérieur et postérieur du péritoine.

Pincement des ligaments larges avec des pinces spéciales en nombre suffisant.

Section de ces ligaments entre ces pinces et les bords latéraux de l'utérus.

Extirpation de l'utérus.

Tamponnement antiseptique à la gaze *iodoformée*. Retirer, au bout de 48 heures, les pinces placées sur les ligaments larges.

Pansements ultérieurs, injections vaginales avec la solution *phéniquée* à 1/100 ou la solution de *sublimé* à 1/4000.

Hystérie.

Traitement psychique, hygiène morale.

Isolement de la jeune fille dans une maison de santé (le meilleur traitement). Vie à la campagne, occupations manuelles, jardinage, équitation, bicyclette, gymnastique.

Hypnotisme employé avec prudence.

Pas de spectacles, pas de réunions mondaines.

Hydrothérapie méthodique :

Douche en jet brisé sur le tronc et les membres, et pas sur la tête (15 secondes. — Température 12 à 15°).

ou :

Douche écossaise, lotions froides à l'éponge *ruisselante*, enveloppement dans le drap mouillé.

Massage.

Bains tièdes et prolongés, au moment des crises.

Electricité statique.

Pendant l'attaque :

Desserrer les vêtements, aspersion d'eau fraiche flagellations avec une serviette mouillée.

Compression d'une des zones hystérogènes et des ovaires.

Appliquer les doigts sur les paupières fermées de la malade afin d'obtenir le sommeil hypnotique.

Inhalations d'*éther*, de *chloroforme*, ou de *nitrite d'amyle*, V à X gouttes sur un mouchoir.

Traitement psychique :

— CHARCOT — DEBOVE — WEIR MITCHELL (Amérique) —

1° Éloignement du lieu où s'est développée l'hystérie ;

2° Séparation respective des personnes atteintes ;

3° Suppression de toutes visites de la part des parents ou amis.

Traitement médical :

S'abstenir autant que possible de prescrire le bromure, n'en donner qu'aux malades robustes ayant des crises hystéro-épileptiques fréquentes :

Bromure de strontium . . } — de potassium . . }	ãã 10 gr.
Eau distillée	300 gr.

1 cuillerée à soupe, matin et soir, dans une tasse d'infusion d'anis ou de tilleul, ou de tilleul et de camomille.

ou :

Valérianate d'ammoniaque (Pachaut), 1 cuillerée à café dans un demi-verre d'eau.

Prescrire les toniques :

Sirop d'iodure de fer, sirop iodo-tannique, quinquina, coca, kola, maté. Phosphatine.

Si anorexie :

Régler les heures des repas ; toutes les 3 heures une tasse de lait, purée de viande crue et 1 à 2 œufs à la coque.

Prendre avant chaque repas, dans un peu d'eau, IV à VIII gouttes de :

Teinture de mars tartarisée . . 8 gr.
Liqueur de Fowler. . . . . . . 4 gr.

ou :

Teinture de noix vomique. ⎫
— de badiane. . . . ⎬ ââ 3 gr.
— de rhubarbe . . . ⎭
Liqueur d'Hoffmann. . . . . 1 gr.

V à X gouttes avant les repas.

ou :

Gouttes amères de Baumé. ⎫ ââ 5 gr.
Liqueur de Fowler. . . . . ⎭

IV à VIII gouttes.

Si insuccès, alimentation à l'aide de la sonde.

Si névralgie, migraine :

Antipyrine . . . . 1 à 2 gr.

en cachets de 0 gr. 50 cent.

ou :

Phénacétine. . . . . 0 gr. 50 cent.

en 1 cachet.

ou :

Exalgine, 2 à 4 comprimés contenant chacun 0 gr. 05 cent. d'exalgine ou 1 cuillerée à soupe du sirop d'exalgine contenant 0 gr. 20 cent. de principe actif.

ou :

Acétanilide. . . . . 0 gr. 25 à 1 gr.

mais jamais plus de 0 gr. 50 cent. par dose (en cachets de 0 gr. 25).

Si coxalgie hystérique :

Effleurage suivi de massage

et :

Sulfate de strychnine.	0 gr. 02 à 0 gr. 05 cent.
Eau distillée.	150 gr.

1 cuillerée à café avant chaque repas dans un peu de bière ou de sirop d'écorces d'oranges amères.

Si insomnie :

Sulfonal . . . . 0 gr. 50 à 1 gr. 50 cent.

en se couchant. Cachets de 0 gr. 50 cent.

ou :

Bromidia (spécialité américaine), dose : 2 à 4 grammes par jour :

Bromure de potassium . . .	6 gr.
Chloral	9 gr.
Extrait de cannabis indica.	ââ 0 gr. 05 cent.
Extrait de jusquiame . . .	ââ 0 gr. 05 cent.
Eau.	Q. s.

pour compléter 32 grammes.

1/2 à 1 cuillerée à café, en se couchant, dans un peu d'eau.

Si anémie :

— HAYEM —

Au milieu de chaque repas, prendre un cachet contenant :

Protoxalate de fer.	0 gr. 15 cent.
Phospha[illegible] le soude.	0 gr. 25 cent.

et immédiatement après, 1 cuillerée à soupe de la potion :

Acide chlorhydrique officinal.	XII gouttes.
Sirop de limons.	20 gr.
Eau.	180 gr.

Suralimentation (Ballet).

Si **arthritisme** (héréditaire?) :

20 jours par mois, 1 à 2 cuillerées à café de la solution suivante, avant le dîner, dans un 1/4 de verre d'eau de Vichy :

Iodure de sodium	12 gr. 50 cent.
Eau distillée.	125 gr.

Saison à *Lamalou*, *Plombières*, *Ragatz*.

Si **scrofulo-tuberculose** :

Surveiller l'hydrothérapie.

Avant chaque repas une cuillerée à soupe de la potion :

Arséniate de soude.	0 gr. 03 à 0 gr. 06 cent.
Sirop de quinquina	400 gr.

et le matin :

2 à 4 cuillerées d'*huile de foie de morue blonde*.

Saison à *Royat*, *Saint-Sauveur*, *Bagnères-de-Bigorre*.

Si **paralysies hystériques** :

— CHARCOT —

Électricité : malades sur un tabouret isolant.

Si hémi-anesthésie hystérique. Contracture :

Métallothérapie. Applications répétées d'un aimant (transfert).

Massage.

Gymnastique suédoise.

Hypnotisme. Endormir la malade par la fixation du regard et une fois le sommeil obtenu (ou tout au moins l'état suggestible), ordonner la disparition de la manifestation symptomatique (Grasset).

Eaux minérales :

Néris, Evian, Divonne, Gérardmer, Royat, Aix, Bagnères-de-Bigorre, Lamalou, Ussat, Ragatz.

Si lésion utéro-ovarienne :

Luxeuil, Salies-de-Béarn, Ussat, Sylvanès, Saint-Sauveur, Plombières, Ragatz.

Hystéropexie abdominale.

Indications (?) :

Prolapsus de l'utérus accentué.

Rétroversion de l'utérus.

Ignipuncture du col.

Les pointes de feu sur le col faites à l'aide du thermocautère (pointe fine) dans les cas d'endocervicite, d'ectropion, de métrite du col, donnent un moins bon résultat que les scarifications avec le bistouri.

Ces cautérisations rendent des services après le curettage de l'utérus, s'il y a des ectropions.

Imperforation de l'utérus.

(Voir *Hématomètre.*)

Imperforation du vagin.

(Voir *Hématocolpos.*)

Impuissance sexuelle de la femme.

— Hammond —

Prescrire les pilules suivantes :

Extrait de chanvre indien.	} àà 2 gr.
Extrait de noix vomique. .	
Extrait aqueux d'aloès. . . .	0 gr. 60 cent.

pour 100 pilules. 3 par jour.

Hydrothérapie.

Massage. Bain électro-statique.

Incontinence nocturne d'urine.

Hydrothérapie méthodique.

Bains frais. Bains sulfureux.

Frictions le long du rachis et région lombaire, matin et soir, avec :

Chloroforme.	15 gr.
Ether.	30 gr.
Alcool camphré.	} àà 90 gr.
Alcoolat de genièvre . . .	

Si paralysie de la vessie :

Prendre chaque jour de l'*arséniate de strychnine*, 1 à 4 granules à 0 gr. 001.

Lavages vésicaux antiseptiques, lavements froids.

Électricité (courants continus).

Si irritabilité vésicale :

Prescrire 1 à 4 cuillerées par jour de la potion :

Bromure de potassium . . } Bromure de strontium . . }	ãã 10 gr.
Sirop d'éc. d'oranges amères.	200 gr.
Sirop de fleurs d'oranger . .	50 gr.

1 cuillerée contient 1 gr. de bromure.

Et le soir en se couchant 1 pilule contenant :

Extrait de belladone	0 gr. 01 cent.
Extrait thébaïque.	0 gr. 02 cent.
Poudre de réglisse	Q. s.

1 à 3 pilules.

ou :

Suppositoire :

Extrait de jusquiame.	0 gr. 01 cent.
Extrait de belladone.	0 gr. 02 cent.
Extrait de stramonium.	0 gr. 03 cent.
Beurre de cacao. . . . . . . 3 à	5 gr.

Avant chaque repas, prendre dans un peu d'eau, V à X gouttes de :

Teinture de noix vomique . . .	5 gr.

et, deux heures après chaque repas, une capsule de

Bromure de camphre.	0 gr. 10 cent.

— Thure Brandt —

Traitement par le massage :

L'index gauche enduit de vaseline est introduit dans le vagin et s'applique à la face postérieure de la symphyse pubienne ; on le recourbe légèrement de manière à bien l'appliquer sur toute l'étendue du canal de l'urèthre et à atteindre le sphincter de la vessie.

La main droite saisissant le poignet gauche fait alors exercer à l'index gauche des pressions dirigées alternativement de droite à gauche et de gauche à droite, en comprimant l'urèthre contre la face postérieure du pubis. A ces pressions s'ajoute un mouvement de trépidation sur place dirigé dans le sens des pressions.

Ces pressions se répètent cinq à six fois de suite, l'index restant toujours absolument immobile et n'exécutant aucun autre mouvement que ceux qui lui sont communiqués par la main droite.

Après 15 à 20 séances, on obtient presque toujours une guérison complète et définitive de l'incontinence d'urine ; l'amélioration est déjà très évidente après les 7 et 8 premières séances.

Si **hystérie, origine psychique** (voir ce mot).

Extrait fluide de rhus aromatica

V à X gouttes, puis XV à XX gouttes, 4 fois par jour.

— Liébault —

Psychothérapie, suggestion.

Abstinence de boisson entre les repas.
Pas d'alcool, pas de café, pas d'excitants.
Contrexéville, Plombières, Vittel, Evian.

Inertie utérine.

(Voir *Accouchement, Hémorrhagie post-partum.*)

Injection intra-utérine.

Si septicémie, hémorrhagie grave :

Injections intra-utérines.

Employer la sonde métallique à double courant de Doléris ou celle de Budin.

Antisepsie minutieuse (voir *Antisepsie gynécologique*), aseptisation des mains et des instruments.

1° Savonnage de la vulve et du vagin ;

2° Lavage du vagin avec la solution de *sublimé* à 1/4000 ;

3° Emploi du spéculum à cuvette ;

4° Injection vaginale avec la solution de *sublimé* à 1/2000 ;

5° Introduction de la sonde à double courant dans l'intérieur de l'utérus ;

6° Faire passer 1 à 8 litres d'eau bouillie ou légèrement antiseptisée (température 38 à 40°) ;

Acide phénique.	12 gr.
Alcool.	āā 80 gr.
Eau	

1 cuillerée pour un litre d'eau bouillie. Chaque cuillerée contient 2 gr. d'*acide phénique* ;

ou :

Acide borique. . . . . 200 gr.

en 10 paquets. 1 paquet par litre d'eau ;

ou :

Monol. 1 cuillerée à soupe pour 2 litres d'eau ;

ou :

Solution de sublimé à 1/20000 :

Sublimé.	ãã 1 gr.
Acide tartrique	
Eau.	1 litre.

2 cuillerées à soupe par litre d'eau.

NOTA. — Après le curettage on fait, suivant les cas, des injections intra-utérines médicamenteuses : *perchlorure* de fer, *acide picrique*, *teinture d'iode*, *glycérine créosotée*, etc.

Injections vaginales.

Les solutions employées sont formulées aux chapitres : *Antisepsie gynécologique*, *Accouchement*, *Avortement*, *Métrite*, *Endocervicite*, *Cancer de l'utérus*, *Catarrhe utérin*, etc.

But de l'injection : laver et désinfecter tous les replis du vagin et les culs-de-sacs vaginaux.

Employer les injections chaudes, 40° à 50°, ou froides, 10° à 15°.

Prescrire l'injecteur douche d'Esmarch en métal émaillé ou mieux le bock en verre (2 à 8 litres), muni d'un long tube de caoutchouc avec *canule en verre*.

Placer l'appareil à une hauteur de 50 centimètres à 1 mètre et demi.

La femme *bien portante* prendra, matin et soir, une injection hygiénique assise sur un bidet.

La femme *malade* prendra ses injections placée dans le décubitus dorsal, étendue sur son lit, ayant sous le siège un bassin en porcelaine avec tube d'écoulement.

Irrigations continues :

Employer 15 à 20 litres par injection, 4 à 6 fois par jour.

Éviter la percussion sur le col ; la pression du jet doit être faible (placer l'irrigateur à 1/2 mètre au-dessus de la malade).

La nature et la quantité du liquide varient suivant les cas.

Injections et irrigations froides :

Hémostatiques.

Température 18° à 14°. — Eau glacée.

Ne pas en prescrire, elles sont dangereuses (cystite, névralgie lombo-abdominale, troubles du système nerveux, troubles digestifs, etc.).

Injections tièdes et irrigations tièdes :

Injections hygiéniques quotidiennes.

Température, 18° à 37°.

Injections chaudes et irrigations chaudes, 38° à 45° et 50° :

Hémostatiques (métrite, avortement, hémorrhagie de la délivrance, fibrome, cancer de l'utérus).

Employées pour décongestionner l'appareil utéro-ovarien, calmer les douleurs, modifier le volume de l'utérus et diminuer les sécrétions.

Pour éviter le contact douloureux de l'eau chaude avec la région vulvaire, employer le spéculum à double courant ou isoler la vulve à l'aide de vaseline *boriquée* à 1/30.

Inversion utérine.

Procédés de douceur : douches vaginales chaudes à 40°, massage de l'utérus, pression continue (pessaire à air).

Massage méthodique de Thure Brandt.

Réduction de l'utérus : repousser l'utérus en masse, la paume de la main droite sur le fond de l'organe et les doigts embrassant ses parties latérales. La main gauche appuyée sur l'hypogastre guide l'opérateur et dirige le sens des pressions.

La réduction obtenue, tamponnement intra-utérin avec la gaze *salolée*, pansement vaginal.

Injection hypodermique, 1 à 2 seringues de Pravaz de la solution :

Ergotine.	1 gr.
Eau bouillie	10 gr.

ou :

Ergotinine.	0 gr. 01 cent.
Acide lactique	0 gr. 02 cent.
Eau de laurier-cerise	10 gr.

IV à X gouttes.

Renouveler le pansement *salolé* tous les 2 à 3 jours.

Laxatifs (lavements frais glycérinés ou huileux).

Si réduction impossible :

Hystérectomie vaginale totale.

Irrigations continues.

(Voir *Injections vaginales.*)

Kyste de la glande vulvo-vaginale.

(Voir *Abcès et kyste de la glande de Bartholin.*)

Kystes de l'ovaire.

(Voir *Laparotomie.*)

Traitement chirurgical seul rationnel :

Traitement médical à prescrire :

Toniques : *quinquina, kola, coca, sirop d'iodure de fer, glycérophosphates.*

Avant les repas : amers, stomachiques.

Teinture de noix vomique .	àà 3 gr.
Teinture de gentiane. . . .	
Teinture de badiane	

X à XII gouttes avant chaque repas, dans une cuillerée d'eau.

Laxatifs légers : lavement d'eau de guimauve,

d'eau de son additionnée d'une cuillerée de glycérine ou d'huile d'olives.

Hydrothérapie.

Bains sulfureux.

Ceinture hypogastrique.

Ne pas pratiquer l'*électrolyse*, elle est inutile et dangereuse (Pozzi).

Le seul mode de traitement des kystes ovariens et parovariens est l'*ovariotomie* (Tillaux; Péan, Bouilly, Richelot, Doyen, Routier, Doléris, Peyrot, Guinard, Poirier).

Ponction par la paroi abdominale si l'ovariotomie ne peut être faite (affections organiques graves, mauvais état général).

Ovariotomie.

— Pozzi —

Kystes pédiculés.

1er temps. — Ouverture de l'abdomen ;

2e temps. — Rupture des adhérences :

Adhérences à la paroi abdominale.

Adhérences avec l'épiploon.

Adhérences avec les intestins.

Adhérences pelviennes.

Évacuation du kyste à l'aide du trocart.

3e temps. — Extraction du kyste et ligature du pédicule.

4e temps. — Toilette du péritoine et occlusion de l'abdomen.

Pansement : la plaie étant affrontée, laver le ventre avec la solution de *sublimé* à 1/2000, saupoudrer la ligne de suture avec de l'*iodoforme*, appliquer un gâteau de gaze *iodoformée* coupée en lanières et chiffonnée, par-dessus une couche de coton hydrophile, puis, après avoir mis une feuille de tourbe enveloppée dans une enveloppe de gaze, appliquer un bandage en flanelle faisant le tour du corps.

Soins consécutifs :

La malade est transportée dans un lit modérément chauffé, les cuisses un peu relevées par un coussin placé au-dessous des genoux, entourée de boules d'eau chaude.

Contre le shock opératoire :

Champagne frappé, à petites doses, grog froid, petits morceaux de glace.

Injections sous-cutanées d'*éther* ou de *sérum artificiel* ou de *caféine* :

Caféine.	2 gr. 50 cent.
Benzoate de soude	3 gr.
Eau bouillie	Q. s.

Pour 10 centimètres cubes.

Le 2e jour, lait froid coupé d'eau de Vals.
Sonder la malade trois fois par jour.

Si vomissements, hoquets :

Petits morceaux de glace à sucer.
Piqûres de *morphine*, solution à 0,10/10.
Vessie de glace sur l'abdomen (interposer une flanelle) ou plaque à réfrigération de Galante.

Si constipation (dès le 3e jour) :

Lavements purgatifs (voir *Constipation*).

Purgatifs doux : *citrate de magnésie, calomel, pilules rhéo-ferrées* (2 à 3), *huile de ricin, cascara sagrada* 0,50 cent. à 1 gramme en cachets.

Si occlusion intestinale :

— Bode (de Dresde) —

Lavements forcés d'infusion chaude de camomille additionnée d'huile et de savon, introduire plusieurs litres et coucher la malade sur le côté gauche.

Si insuccès, rouvrir le ventre et rechercher l'obstacle.

Si météorisme abdominal :

Desserrer le pansement, cathétérisme rectal.

Pansement.

Le laisser en place pendant 8 à 10 jours.

Retirer la moitié des fils et appliquer un autre pansement. — Cinq jours après, enlever les fils et appliquer sur la cicatrice du collodion *iodoformé* ou *aristolé*.

Le 21e jour, lever de la malade. Lui faire porter une ceinture de flanelle.

Convalescence.

Luxeuil, Gérardmer. Plombières, Ussat, Saint-Honoré, Néris, Uriage, Saint-Sauveur.

Kystes tubaires.

Tenter l'évacuation du contenu de la trompe par les voies naturelles : dilatation répétée de la cavité cervicale et du canal cervical (voir *Dilatation* et *Drainage*).

Massage et compression élastique.

Le massage doit être fait avec la plus grande douceur, et avec les plus grandes précautions pendant les premières séances ; si elles ne provoquent ni douleur, ni réaction fébrile d'aucune sorte, on peut augmenter progressivement et la durée de chaque massage et la force des compressions.

Deux doigts de la main gauche étant placés dans le cul-de-sac latéral gauche (pour le massage de la trompe gauche), soulèvent légèrement les annexes et les rapprochent de la paroi abdominale ; la main droite, placée sur la paroi abdominale, exerce des compressions douces et lentes du haut en bas, d'arrière en avant et de la partie externe vers la partie interne, comme pour faire écouler le contenu de la trompe dans l'utérus.

Quant à la compression élastique de l'hypogastre, elle est obtenue, à l'aide d'une certaine quantité d'ouate hydrophile, recouverte d'une bande de taffetas gommé, le tout maintenu serré convenablement à l'aide d'une ceinture très simple. Cette compression très douce et très régulière est facilement tolérée pendant toute la nuit et la malade peut l'appliquer elle-même, tous les soirs, en se couchant.

Les douleurs sont rapidement atténuées par ce mode de traitement qui, dans un certain nombre de cas, permet d'obtenir la réduction de volume des kystes tubaires anciens, et l'évacuation de leur contenu par les voies naturelles. (Chéron.)

Kystes du vagin.

— Pozzi —

Antisepsie gynécologique (voir ce mot).

Ponction ou incision insuffisantes.

Extirpation complète ou partielle : *complète* si la tumeur siège près de la vulve, *partielle* si les kystes siègent un peu haut dans le vagin.

Pour faciliter la dissection de certaines tumeurs, on remplit le kyste de blanc de baleine après l'avoir vidé et fait solidifier par l'application de glace.

Excision partielle. — Embrocher le kyste avec un tenaculum et emporter d'un coup de ciseaux un segment de la poche avec la muqueuse qui le recouvre.

Tamponner le fond du kyste avec la gaze *iodoformée* ou *salolée*.

Kystes vulvo-vaginaux.

(Voir *Abcès de la glande de Bartholin.*)

Lacération du col.

Opération d'Emmet (trachélorraphie).

1° Avivement en forme de V des bords de la déchirure ;

2° Excision complète du noyau cicatriciel ;

3° Réunion des deux surfaces avivées à l'aide de

sutures bien aseptiques à la soie, au crin de Florence ou au catgut.

Pansement changé le 3e jour.

Renouveler le pansement à la gaze *salolée*, tous les 3 à 4 jours.

Le seizième jour la malade peut se lever ; supprimer le pansement.

Injections vaginales chaudes antiseptiques :

Naphtol β.	20 gr.
Alcool.	400 gr.

1 cuillerée à café pour un litre d'eau bouillie ;

ou :

Monol. 1 cuillerée à soupe pour deux litres d'eau.

Retirer les sutures dès le 20e jour.

Si **endométrite, métrite** :

Faire précéder du curettage l'opération d'Emmet.

Laparotomie.

1° Antisepsie de l'opérateur et de ses aides (voir *Antisepsie gynécologique*).

2° Opération en ville. — Local :

Chambre vaste, claire, dégarnie de tous ses meubles, tapis, tableaux, etc.

Nettoyer le plancher, les murs, les portes avec des serviettes imbibées de :

Acide phénique	50 gr.
Alcool.	Q. s.
Eau.	1 litre.

Pulvérisations *phéniquées* avec la même solution jusqu'à saturation de l'atmosphère.

Température de la chambre, 23 à 28°.

3 tables en bois blanc lavées, savonnées à l'eau bouillante, recouvertes de linges passés à l'étuve. Une servira pour l'opérateur, les autres pour recevoir les cuvettes, bassins contenant les instruments et les objets nécessaires au pansement.

Les *instruments*, après avoir séjourné une heure dans une étuve à la température de 120 à 145°, resteront dans la solution phéniquée à 50/1000 pendant l'opération.

Faire préparer de l'eau bouillie attiédie et de l'eau bouillante.

Pas d'éponges, mais des *compresses-éponges* (Pozzi) en gaze (huit épaisseurs ourlées à grands points), ayant séjourné pendant deux heures dans la solution bouillante *phéniquée* à 50/1000 ou de *sublimé* à 1/1000.

Sutures. — Employer la soie tressée plate cuite dans la solution *phéniquée* à 50/100 et enroulée ensuite sur des plaques de verre.

Le catgut préparé à l'essence de bois de genévrier, après avoir séjourné quelques heures dans une étuve à 140°, est ensuite conservé dans l'alcool au sublimé :

Sublimé.	0 gr. 50 cent.
Alcool.	400 gr.
Eau distillée.	100 gr.

ou dans :

— LUCAS-CHAMPIONNIÈRE —

Acide phénique	0 gr. 50 cent.
Eau.	2 gr.
Huile d'olive	100 gr.

Objets de pansement :

Poudre d'*iodoforme* ou de *salol.*

Gaze *iodoformée.* — Ouate hydrophile.

Bandage de corps en flanelle.

Aides. — Trois et même deux peuvent suffire.

Avant l'opération :

Envelopper d'ouate ou de flanelle les jambes de la malade.

Raser les poils du pubis et de la vulve. Savonner, brosser fortement l'abdomen, la vulve avec une brosse neuve ; rincer, passer un peu d'éther à l'aide d'une compresse de flanelle, laver avec la solution de *sublimé* à 1/1000.

Appliquer sur l'hypogastre une grande compresse antiseptisée.

Sonder la malade.

Irrigation vaginale antiseptique.

Opération et soins consécutifs. (Voir *Kystes de l'ovaire.*)

Leucoplasie vaginale.

(*Vaginite sénile.*)

Injections fréquentes.

Borate de soude.	200 gr.

en 20 paquets. 1 paquet pour 1 litre d'eau ;

ou :

Naphtol β.	10 gr.
Alcool.	200 gr.

1 cuillerée à café par litre d'eau bouillie.

Lotions après chaque miction avec :

Bicarbonate de soude. . . .	15 gr.
Eau distillée	1000 gr.

Traitement interne.

Arséniate de soude 5 à 8 granules à 1 milligramme par jour ;

ou :

Liqueur de Fowler	10 gr.

IV gouttes avant chaque repas.

Saupoudrer de :

Aristol, europhène, dermatol, orthoforme.

— Doléris —

Onctions avec la pommade :

Amidon.	àà 2 gr.
Oxyde de zinc.	
Acide salicylique.	1 gr.
Vaseline.	30 gr.

Traitement chirurgical :

Ablation de la plaque avec des ciseaux ou cautérisation avec le thermocautère ou le galvano-cautère.

Leucorrhée.

(Voir *Endocervicite, Métrite, Endométrite, Antisepsie gynécologique.*)

a. Traitement local.
b. Traitement général.
a. *Traiter les lésions organiques :*
Vulvite ;
Vaginite ;
Endocervicite catarrhale et ectropions des lèvres du col ;
Métrite ;
Endométrite ;
Salpingite ;
Salpingo-ovarite ;
Fibrome. Cancer du col et du corps de l'utérus.

Cas simple :

1° Injections émollientes :

Décoctions de racines de guimauve, de graines de lin, de pavot.

Injections *astringentes :*

Décoction de feuilles de roses de Provins.
Solution de *tanin*, 5 à 10 grammes pour 1 litre d'eau chaude.

Injections *antiseptiques :*

Injections chaudes à 45°, matin et soir, contenant un des paquets suivants pour 1 litre et demi d'eau :

Borate de soude.	àà 100 gr.
Bicarbonate de soude . . .	

En 10 paquets ;

ou :

Acide phénique	àà 200 gr.
Alcool	
Essence de verveine	XX gouttes.

1 cuillerée à soupe pour 1 litre d'eau ;

ou :

— DELINEAU —

Teinture de Quillaya. . . .	àà 5 gr.
— de benjoin	

Emulsionner et ajouter lentement :

Eau distillée.	500 gr.
Bichlorure de mercure. . . .	1 gr.
Eau de lubin	5 gr.

2 cuillerées à soupe par litre d'eau, en injection ;

ou :

Sulfate de cuivre.	30 gr.

En 10 paquets, 1 paquet pour 2 litres d'eau ;

ou :

Créoline.	2 gr.
Extrait d'hydrastis.	10 gr.
Eau.	200 gr.

3 cuillerées à soupe dans 1 litre d'eau chaude.

ou :

Monol. 1 cuillerée à soupe pour deux litres d'eau.

Douche vaginale, au moyen du spéculum à cuvette, avec de l'eau à 45°.

2° Introduire dans la cavité cervicale un crayon *iodoformé* ou *salolé* ou le porte-topique de Playfair garni d'ouate imbibée de la solution :

Résorcine.	10 gr.
Glycérine neutre.	200 gr.

ou :

Créosote.	4 gr.
Glycérine.	16 gr.

— Berkeley-Hill —

Permanganate de zinc	0 gr. 10 cent.
Eau distillée.	200 gr.

On prend une tige en platine sur l'extrémité de laquelle on enroule un peu d'ouate hydrophile qu'on imbibe de cette solution ; on l'introduit dans le canal cervical et on la laisse en place pendant deux minutes.

Répéter tous les deux jours, jusqu'à cessation de l'écoulement catarrhal.

3° Insuffler sur le col de l'*acide borique* en poudre ou le mélange suivant :

Poudre de salol	ãã
Poudre d'alun.	ãã
Poudre de tanin	ãã

ou :

Europhène.	20 gr.
Poudre de talc	15 gr.

au moyen de l'insufflateur, de façon à remplir les culs-de-sacs vaginaux et à boucher le col.

4° Appliquer un tampon d'ouate hydrophile ou de gaze *salolée*.

5° Retirer le pansement au bout de douze jours.

Si endocervicite (voir ce mot) :

Hersage de la cavité cervicale, suivi de tamponnement à la gaze *salolée*.

Badigeons avec le porte-topiques imbibé de :

Ichtyol	20 gr.
Glycérine neutre.	150 gr.

Si métrite (voir ce mot, *Salpingite*) :

Curettage suivi du drainage de la cavité utérine.

Si cancer du col et du corps de l'utérus (voir ce mot) :

Injections désinfectantes :

Permanganate de potasse, 0 gr. 50 à	1 gr.
Eau.	1 litre.

2 à 3 injections par jour.

ou :

Monol. 1 cuillerée à soupe pour 2 litres d'eau.

b. Traitement général :

Vin de *quinquina*, 4 granules d'*arséniate de soude* à 1 milligramme, cacodylate de soude, 0,03 à 0,05 cent., glycérophosphates de chaux et de soude, kola, vin d'*hémoglobine*.

Hydrothérapie. Frictions alcooliques le long de la

colonne vertébrale et frictions lombaires le soir avec un gant de flanelle imbibé de :

Chloroforme	10 gr.
Alcool camphré	àà 100 gr.
Alcoolat de Fioravanti	

Si **scrofule** :

Huile de foie de morue, quinquina, sirop iodo-tannique, sirop d'iodure de fer, hypophosphites.

Si **névropathie** :

Bromure de potassium ou de *sodium* 1 à 3 grammes.

Bromure de camphre, 2 à 3 capsules par jour.

Valérianate d'ammoniaque (Pierlot), 1 cuillerée à café dans un demi-verre d'eau matin et soir.

Si **herpétisme** :

Arséniate de soude, 2 à 6 milligrammes par jour en granules à 1 milligramme. *Arséniate de fer*, 2 à 6 milligrammes en granules.

Cacodylate de soude, 0,03 à 0,06 centigrammes.

Si **chlorose** :

Protoxalate de fer, 0 gr. 20 cent. en cachets de 10 centigrammes, avant chaque repas ;

ou :

Teinture de mars tartarisée	àà 5 gr.
Gouttes amères de Baumé	

VI à X gouttes, avant chaque repas.

— MORTIMER-WILSON —

Prescrire, matin et soir, un des cachets suivants :

Sulfure de calcium, 0 gr. 05 à 0 gr. 15. cent.

Pour 1 cachet. N° 10 ;

ou :

— GALLARD —

Seigle ergoté pulvérisé. . . .	0 gr. 25 cent.
Carbonate de fer.	ãã 0 gr. 10 cent.
Columbo pulvérisé.	
Cannelle pulvérisée	

M. Pour 1 paquet. 1 ou 2 par jour.

Hydrothérapie.
Bains de mer. Exercice modéré.
Éviter les occupations fatigantes, la station debout trop prolongée, les excès de coït.

EAUX MINÉRALES :

Scrofule. — Salins, Salies, Luchon.

Anémie. — Forges, Bussang, Renlaigue, Bagnoles-de-l'Orne.

Herpétisme. — La Bourboule, Cauterets, Uriage, Luxeuil.

Nervosisme. — Néris, Capvern, Pougues, Saint-Léger (dyspepsie).

Syphilis. — Aix, Uriage, La Bourboule, Luchon.
Alimentation reconstituante.— Exercice au grand air.

Ligature du cordon.

(Voir *Accouchement.*)

Gros fil, cordonnet de soie stérilisé baignant dans une solution de sublimé à 1/1000.

Placer la ligature à 4 centimètres de l'ombilic.

Sectionner le cordon à 1 centimètre de la ligature.

Faire la ligature quelques minutes après l'accouchement (cessation des battements dans la tige funiculaire).

Avant de couper le cordon, poser une pince hémostatique sur la partie du cordon en rapport avec le placenta ou placer une deuxième ligature.

Appliquer autour du cordon pour le panser une petite compresse de toile légèrement enduite de vaseline *boriquée* ou un petit tampon d'ouate hydrophile.

Si grossesse gémellaire :

Ligature maternelle, au niveau de la vulve.

Lochies fétides.

(Voir *Avortement. Septicémie puerpérale. Injections intra-utérines.*)

Injections intra-utérines abondantes, 5 à 10 litres : Solution *phéniquée* à 2/1000.

Acide phénique	20 gr.
Alcool	ãã 80 gr.
Eau bouillie	

1 cuillerée pour 1 litre d'eau bouillie ;

ou :

Monol. Une cuillerée à soupe pour 2 litres d'eau ;

ou :

Eau bouillie tiède.

— AUVARD —

Application de suppositoires *iodoformés* :

Iodoforme	1 gr.
Glycérine	0 gr. 50 cent.
Beurre de cacao.	3 à 5 gr.

Curettage (voir ce mot).

Pansement utérin à la gaze *salolée*.

Lupus érythémateux de la vulve.

Traitement général.

Huile de foie de morue — Vin créosoté — Capsules de Créosote.

Avant les repas un cachet :

Protoxalate de fer.	0 gr. 15 cent.
Phosphate de soude.	0 gr. 25 cent.

Pour 1 cachet. N° 40 ;

ou :

Granules de Fowler, 4 par jour ;

ou :

Teinture de mars tartarisée.	àà 5 gr.
Liqueur de Fowler.	

Cinq gouttes, dans un peu d'eau, avant chaque repas.

Traitement local.

Lotions, matin et soir, avec :

Bichlorure de mercure. . . .	1 gr.
Alcool à 80°.	50 gr.
Eau.	950 gr.

Chaque semaine scarifications quadrillées assez rapprochées et de 2 millimètres de profondeur. Appliquer ensuite de l'*Aristol.*

Le matin couvrir la partie malade d'emplâtre rouge.

Pointes de feu.

Curettage, raclage des parties malades suivis de cautérisations avec la solution de *nitrate d'argent* à 1/20. Pansement *salolé.*

Massage gynécologique.

Méthode de Thure-Brandt.

Indications :

Prolapsus.

Déplacements de l'utérus.

Métrite chronique.

Aménorrhée.

Dysménorrhée.

Paramétrite, périmétrite chronique.

Exsudats du bassin.

Cellulite pelvienne chronique,

Hémorragies.

Hydrosalpinx.

Salpingite parenchymateuse.

Le but du massage est de faire cesser la congestion de l'appareil utéro-ovarien, d'amener la diminution du volume de l'utérus et la résorption des exsudats et de ramener l'utérus à sa position normale.

Contre-indications :

S'abstenir de massage dans les cas de suppurations tubo-ovariques, endométrite purulente blennorrhagique, pyosalpinx, etc.

Ménopause (Hygiène de la).

(*Age critique.*)

Repos du corps et de l'esprit.

Exercice modéré au grand air, promenades.

Éviter les veillées prolongées, les théâtres, etc.

Supprimer les rapports sexuels fréquents.

Défendre l'emploi de l'eau froide pour la toilette vulvo-vaginale et pour les bains de pieds.

Interdire les bains de mer froids.

Conseiller les bains tièdes à 30° ou 32° (bains de son ou d'amidon).

Régime alimentaire :

Éviter : mets épicés, liqueurs, café, thé. Vin pur en petite quantité.

Si tendance à l'obésité :

Viandes grillées, légumes verts, fruits cuits. Pas de graisse, de ragoûts, de viandes à la sauce, de féculents.

Si hémorragies :

Injections antiseptiques chaudes à 40° ;

Sublimé.	0 gr. 25 cent.
Acide tartrique	1 gr.

en 1 paquet. 1 paquet pour 1 litre et demi d'eau ;

ou :

Monol. 1 cuillerée à soupe pour 2 litres d'eau ;

ou :

Acide borique.	300 gr.

en 10 paquets. 1 paquet pour 1 litre d'eau ;

ou :

Tamponnement à la gaze *iodoformée* ou *salolée*

Prescrire la potion :

Ergotine Bonjean	1 gr.
Teinture de cannelle.	10 gr.
Sirop de ratanhia	30 gr.
Eau distillée.	150 gr.

1 cuillerée à soupe 3 fois par jour à jeun ;

ou :

Ergotinine	0 gr. 01 cent.
Acide lactique	0 gr. 02 cent.
Eau de laurier-cerise.	10 gr.

XXX à X gouttes en injections hypodermiques ou dans un peu d'eau sucrée,

ou :

Teinture d'hydrastis.	4 gr.
Elixir de Garus	20 gr.
Sirop simple.	30 gr.
Eau.	120 gr.

M.

A prendre en 8 fois dans les quarante-huit heures.
Eau de *Léchelle*, de *Tisserand*.

Médication tonique :

Kola, *coca*, *hypophosphites* (sirop d').

Injections sous-cutanées de *serum artificiel*, quinquina.

Glycérophosphates granulés. Cacodylate de soude.

Frictions stimulantes sur les membres inférieurs et supérieurs.

Contre la congestion utérine :

Purgatifs légers, laxatifs.

Eau de Carabana. 1 verre à Bordeaux le matin,

Sulfate de magnésie. . . 15 à 30 gr.

ou :

Citrate de magnésie . . . 30 à 50 gr.

ou :

Sulfate de soude. . . . . 15 à 30 gr.

Manne, 15 à 30 grammes et plus dans du lait.

Rhubarbe, extrait, 0 gr. 10 à 0 gr. 50 cent.; poudre, 4 à 10 grammes.

Lavements tièdes glycérinés ou huileux.

Pas de purgatifs drastiques.

Si excitation du système nerveux, névralgies, troubles psychiques :

Bains tièdes à 30° ou 32°.

Bromure de potassium . .	} àà 10 gr.
Bromure de strontium . .	
Bromure de sodium. . . .	
Sirop d'éc. d'or. amères . .	400 gr.
Sirop de fleurs d'oranger . .	50 gr.

Potion bromurée : 1 à 3 cuillerées à soupe par jour.

Chaque cuillerée contient 1 gramme de bromure;

ou :

Phénacétine.	0 gr. 50 cent.

en 1 cachet ;

ou :

Solution d'exalgine :

Exalgine	2 gr. 40 cent.
Alcool à 80°.	20 gr.
Eau distillée.	60 gr.
Sirop d'éc. d'oranges amères.	108 gr.
Sirop de coquelicot	16 gr.

Chaque cuillerée à soupe contient 0 gr. 20 cent. d'exalgine ;

ou :

Comprimés d'exalgine :

Exalgine	0 gr. 05 cent.
Bicarbonate de soude	0 gr. 125 mill.

Chaque comprimé contient 0 gr. 05 cent. d'exalgine.

2 à 8 dans les 24 heures.

Si insomnie :

Potion :

Hypnal	10 gr.
Sirop de sucre	200 gr.

1 à 2 cuillerées à soupe, au coucher;

ou :

Sulfonal.	0 gr. 50 cent.

en 1 cachet, en se couchant ;

ou :

Bromidia, 1/2 cuillerée à 1 cuillerée à café dans un peu d'eau.

Si prurit de la vulve et du vagin :

Avant de se coucher, bain de son tiède à 30°, de 20 minutes.

Après le bain, saupoudrer la vulve avec :

Acide salicylique.	1 gr.
Poudre d'amidon	āā 50 gr.
Poudre de talc	

Le matin, onctions avec la pommade :

Bromure de potassium . .	āā 1 gr.
Acide salicylique.	
Glycérolé d'amidon.	20 gr.
Calomel à la vapeur.	0 gr. 40 cent.
Extrait de belladone	20 gr.

Si congestions cérébrales :

Ventouses scarifiées lombaires, saignée (?).

Si troubles digestifs :

(Voir *Dyspepsie.*)

Eaux minérales :

Eaux salines et chlorurées sodiques : Salins, Salies-de-Béarn, Luxeuil, Marienbad, Ragatz.

Ménorrhagies.

(Voir *Hémorrhagies utérines*, *Avortement*, *Accouchement*, *Métrite*, *Fibrome*, *Cancer de l'utérus*.)

Métrites.

CHEZ LES VIERGES.

Catarrhe cervical (voir *Leucorrhée*) :

Injections, 2 fois par jour, à l'aide d'une petite poire en caoutchouc munie d'une canule fine ou d'une sonde molle, avec :

Borate de soude. . . . . . . 300 gr.

en 30 paquets. 1 paquet pour 1 litre d'eau ;

ou :

Acide borique. . . . . 300 gr.

en 20 paquets ;

ou :

Monol. Une cuillerée à bouche pour 2 litres d'eau ;

ou :

Bicarbonate de soude . . } ãã 150 gr.
Borate de soude. . . . . }
Tanin. . . . . 50 gr.

En 20 paquets. 1 paquet pour 1 litre d'eau.

Introduire avec prudence des petits crayons médicamenteux, longs de 2 à 3 centimètres et de 3 millimètres de diamètre :

Salol ou aristol . . .	0 gr 25 à 0 gr. 50 cent.
Beurre de cacao	1 gr. à 2 gr.

Lotions *boriquées* ou avec la décoction de *feuilles de noyer*.

Bains tièdes.

Métrite aiguë.

Repos absolu au lit.

Cataplasmes *laudanisés* sur le ventre.

Irrigations vaginales émollientes chaudes, 42 à 50°,2 à 10 litres : décoction de *racines de guimauve*, de *pavot*, de *graines de lin*, additionnée d'*acide borique:* la femme étant couchée et placée sur un bassin incliné, muni d'un tube d'écoulement. Répéter l'irrigation 2 fois par jour.

Lavements *laudanisés*, X à XX gouttes de *laudanum* de *Sydenham*.

Bains de son prolongés.

Appliquer sur l'abdomen des compresses de Priessnitz imbibées d'eau fraiche ou d'alcool à 90°, recouvertes de taffetas gommé ou d'une toile caoutchoutée.

Onctions sur le ventre avec la pommade :

Extrait d'opium . . . . . . }	ãã 1 gr.
Extrait de belladone. . . . }	
Teinture de lobélie	X gouttes.
Vaseline . . . . }	ãã 15 gr.
Lanoline . . . . }	

ou :

Ichtyol	} ââ 4 gr.	
Extrait de belladone		
Vaseline.	30 gr.	

Vésicatoires volants sur l'hypogastre.

Suppositoires :

Extrait d'opium	0 gr. 05 cent.
Beurre de cacao.	4 gr.

1 suppositoire, 2 à 3 par jour.

Si **vomissements, nausées** :

Boissons gazeuses, fraîches et même glacées.

Potion de Rivière. Champagne glacé par cuillerées à dessert.

Si **cystite** :

Régime lacté.

Eaux alcalines : Vichy, Royat, Pougues.

Bicarbonate de soude. 4 à 6 gr. par jour.

En cachets de 0 gr. 75 cent.

ou :

Benzoate de soude.	0 gr. 50 cent.

Pour un cachet. N° 20. — 2 à 4 par jour ;

ou :

Salol	1 gr.

Pour un cachet. N° 10. — 2 par jour.

Boissons diurétiques, rafraîchissantes (chiendent, lait, queues de cerises).

Prescrire :

Théobromine. . . . . 5 gr.

en 10 cachets, 3 à 5 par jour.

Bains prolongés (son, sous-carbonate de soude).

Bains de siège avec application d'un spéculum grillagé.

Purgatifs répétés : eau de *Carabana*, 1 verre à Bordeaux ; *citrate de magnésie*, 30 à 50 grammes ; *magnésie* (sulfate), 15 à 60 grammes.

Appliquer chaque jour un tampon d'ouate hydrophile imbibé de :

Salol	10 gr.
Laudanum de Sydenham. . .	2 gr.
Glycérine neutre.	200 gr.

ou :

Ichtyol	10 gr.
Glycérine neutre	300 gr.

Si **état aigu persiste :**

Émissions sanguines locales : scarifications sur le col, 8 à 12 piqûres suivies d'une irrigation tiède avec la solution :

Acide phénique	āā 100 gr.
Alcool à 90°.	

1 cuillerée pour un litre d'eau.

Si **métrite aiguë blennorrhagique :**

— Pozzi —

Curettage suivi de cautérisation intra-utérine avec

a solution suivante appliquée avec de l'ouate enroulée autour d'un hystéromètre :

Chlorure de zinc	2 gr.
Eau	20 gr.

ou :

Teinture d'iode	2 gr.
Glycérine neutre.	100 gr.

ou :

Nitrate d'argent	0 gr. 05 cent.
Eau distillée	30 gr.

Injections intra-utérines *phéniquées* à 2/1000 ou *naphtolées* à 0 gr. 25/1000.

Métrite du col.

Au début : injections vaginales émollientes (voir ci-dessus) ;

ou :

1° Injections chaudes à 45°, matin et soir, contenant un des paquets suivants pour 1 litre et demi d'eau :

Borate de soude.	ãã 100 gr.
Bicarbonate de soude . .	

En 10 paquets ;

ou :

Formol	25 gr.
Eau.	500 gr.

Une ou deux cuillerées à café par litre d'eau ;

ou :

Monol, une cuillerée à soupe pour un litre d'eau ;

ou :

Acide phénique . . . . . }	ââ 200 gr.
Alcool. . . . . }	
Essence de verveine . . .	XX gr.

1 cuillerée à soupe pour un litre d'eau ;

ou :

Naphtol β. . . . . }	
Chloral . . . . }	ââ 10 gr.
Alcool. . . . . }	
Eau bouillie.	190 gr.

1 cuillerée à soupe pour 2 litres d'eau ;

ou :

Sulfate de cuivre.	30 gr.

En 10 paquets, 1 paquet pour 2 litres d'eau ;

ou :

Créoline	2 gr.
Extrait d'hydrastis.	10 gr.
Eau.	200 gr.

3 cuillerées dans 1 litre d'eau chaude.

Douche vaginale, au moyen du spéculum à cuvette, avec de l'eau à 45°.

2° Introduire dans la cavité cervicale un crayon *iodoformé* ou *salolé* ou le porte-topique garni d'ouate, imbibé de la solution :

Résorcine.	10 gr.
Glycérine neutre	200 gr.

ou :

Créosote.	4 gr.
Glycérine.	16 gr.

3° Insuffler sur le col de l'*acide borique* en poudre ou le mélange suivant :

Poudre de salol.	} ââ
Poudre d'alun.	
Poudre de tanin	

au moyen de l'insufflateur, de façon à remplir les culs-de sac vaginaux et à boucher le col ;

ou :

Europhène, orthoforme, dermatol.

4° Appliquer un tampon d'ouate hydrophile ou de gaze *salolée*.

5° Retirer le pansement au bout de douze jours ;

ou :

— Auvard —

1° Injections interstitielles dans le col, au moyen d'une seringue à long piston, avec la solution :

Créosote de hêtre.	} ââ 15 gr.
Glycérine	
Alcool	

Traiter un jour une lèvre, le lendemain l'autre lèvre de l'ectropion, 4 à 5 piqûres sur chaque lèvre, en injectant quelques gouttes chaque fois.

2° Scarifications du col avec le scarificateur ou la herse de Doléris.

3° Asepsie.

Insuffler sur le col :

Salol.	}	ãã
Iodoforme		
Tanin		

Appliquer 2 tampons d'ouate hydrophile que la malade gardera pendant 2 jours. Renouveler le pansement.

Cas graves :

— SCHRŒDER —

Excision de la muqueuse hypertrophiée :

Le curettage terminé, sectionner à l'aide de forts ciseaux, les deux commissures du col, écarter fortement les deux lèvres du col (le col étant abaissé).

Incision transversale de la muqueuse interne de la lèvre postérieure et incision demi-circulaire de la muqueuse externe (avivement). L'incision doit pénétrer assez profondément pour dépasser en hauteur et en profondeur les parties malades de la muqueuse. Dissection, en dédolant, du tissu à enlever (*segment prismatique*). Renversement en dedans du lambeau extérieur obtenu, suture de ce lambeau flottant au lambeau de muqueuse intra-utérin par 5 ou 6 points au catgut.

Même dissection et même suture sur la lèvre antérieure.

— POZZI —

Le curettage du corps utérin sera fait de préférence en dernier lieu pour ne pas être gêné par le suintement sanguin.

Passer une bougie de Hégar pour s'assurer que le col est bien libre.

Saupoudrer le col de *salol* ou d'*iodoforme*, introduire une bande de gaze *iodoformée* dans l'utérus, tamponnement vaginal à la gaze *iodoformée*.

Sonder la malade.

Après l'opération, prescrire la potion :

Teinture de viburnum prunifolium.	XXX gr.
Elixir de Garus	30 gr.
Sirop simple.	40 gr.
Eau.	90 gr.

1 cuillerée à soupe toutes les deux heures.

Pansement changé le troisième jour et ensuite tous les trois jours.

Lever de la malade vers le onzième jour.

A partir du seizième jour, supprimer le pansement et prescrire les injections antiseptiques (voir *Antisepsie gynécologique*.

Luxeuil. — *Salins*. — *Salies-de-Béarn*. — *Saint-Sauveur*.

Métrite du corps.

Métrite chronique :

a. — Traitement général.

b. — Traitement local.

a. *Traitement général* (très important).

Précautions hygiéniques.

Immobilisation du ventre : prescrire une ceinture abdominale en tissu élastique (ceinture filet) ou en coutil léger.

Éviter les fatigues, les longues promenades en voiture, les cahots, les voyages en chemin de fer, l'équitation, la bicyclette qui produisent dans l'utérus un ébranlement accompagné de douleurs sourdes et de sensation de pesanteur.

Permettre les promenades à pied ou en tramway.

Éviter les rapports sexuels.

— Pozzi —

Syndrome utérin :

1° Douleur ;

2° Leucorrhée ;

3° Métrorrhagie ;

4° Troubles de la vessie et des reins ;

5° Troubles du rectum ;

6° Troubles de l'appareil digestif ;

7° Troubles du système nerveux (névralgie lombo-abdominale, douleurs réflexes nerveuses, troubles hystériques, neurasthénie) ;

8° Irradiations douloureuses vers l'articulation sacro-iliaque, l'articulation sacro-coccygienne, le coccyx (coccygodynie) ;

9° Palpitations ;

10° Amaigrissement, chloro-anémie ;

11° Type utérin, *facies* spécial.

1° Si douleur :

Repos au lit.

Bains de siège émollients (guimauve, son, pavot). Spéculum pour bains en caoutchouc percé de trous,

Lavements *laudanisés* (8 à 15 gouttes de *laudanum de Sydenham*). Cataplasmes chauds. Compresses de *Priessnitz* imbibées d'eau fraîche, recouvertes d'une toile de caoutchouc.

Onctions abdominales avec la pommade :

Extrait d'opium.	2 gr.
Extrait de belladone	1 gr.
Vaseline	20 gr.
Onguent napolitain. . . .	5 à 10 gr.

ou :

Onguent populeum	20 gr.

M. ;

ou :

Suppositoire :

Extrait d'opium	0 gr. 05 cent.

ou :

Chlorhydrate de morphine. . .	0 gr. 01 cent.
Extrait de belladone.	0 gr. 01 cent.
Beurre de cacao.	4 gr.

1 à 2 suppositoires par jour.

Appliquer chaque jour un tampon d'ouate hydrophile imbibé de :

Laudanum de Sydenham. . .	2 gr.
Huile de jusquiame	10 gr.
Salol	10 gr.
Glycérine neutre à 30°. . . .	200 gr.

Injections vaginales émollientes antiseptiques, matin et soir, à 45° (voir *Antisepsie gynécologique*) de 2 à 3 litres d'eau de guimauve *boriquée*.

Recommander à la malade de prendre ses injections étant couchée sur le bord du lit ou allongée par terre, un oreiller ou un coussin sous le siège, le bassin un peu élevé.

A l'intérieur :

Phénacétine . . . . 0 gr. 50 cent.

en 1 cachet ;

ou :

Exalgine . . . . 0 gr. 20 cent.

en cachets ou en comprimés.

2° **Si leucorrhée** (voir *Catarrhe utérin*) :

Antisepsie du vagin.

Injections antiseptiques :

Sublimé. . . . . 0 gr. 50 cent.
Acide tartrique . . . . 1 gr.

1 paquet pour 2 litres d'eau. N° 20 ;

ou :

Monol. Une cuillerée à soupe pour 1 litre d'eau ;

ou :

Acide borique. . . . . 200 gr.

en 10 paquets. 1 paquet pour un litre d'eau ;

ou :

Tanin. . . . . 100 gr.

en 10 paquets. 1 paquet pour un litre d'eau ;

ou :

Naphtol β	ãã 10 gr.
Chloral (hydrate de) . . .	ãã 10 gr.
Alcoolat de lavande.	200 gr.

1 à 2 cuillerées à café par litre d'eau chaude ;

ou :

Coaltar saponiné.

1 cuillerée à café pour un litre d'eau ;

ou :

Alun.

1 cuillerée à café pour un litre d'eau ;

ou :

Sulfate de cuivre.	30 gr.

en 10 paquets. 1 paquet pour un litre et demi d'eau ;

ou :

Naphtol β.	10 gr.
Alcoolat de lavande	200 gr.

1 cuillerée à café pour un litre d'eau bouillie ;

ou :

Créoline.	2 gr.
Extrait d'hydrastis canadensis.	10 gr.
Eau.	200 gr.

3 cuillerées à soupe pour un litre d'eau chaude.

Répéter ces injections deux fois par jour, faire usage pour chaque injection d'un litre et demi à deux litres d'eau à 40°.

Si métrorrhagie (voir ce mot) :

Repos absolu sur le dos, cuisses fléchies.

Compresses froides, vessie de glace sur le ventre.

Boissons fraîches et mêmes glacées : *champagne*, *lait*, *bouillon*.

Injections vaginales très chaudes antiseptiques (voir ci-dessus), de 40 à 45°.

Injections intra-utérines d'eau bouillie chaude à 40°.

Sinapismes aux poignets, genoux, mollets.

A l'intérieur :

Eau de Rabel. 3 à 5 gr. dans un verre de limonade;

ou :

Teint. d'hydrastis canadensis.	4 gr.
Elixir de Garus	20 gr.
Sirop simple.	30 gr.
Eau.	120 gr.

A prendre en 8 fois dans les 24 heures;

ou :

Potion hémostatique :

Teinture de cannabis indica. .	2 gr.
Hydrolat de tilleul.	100 gr.
Hydrolat de fleurs d'oranger.	25 gr.
Teinture de cannelle.	5 gr.
Julep gommeux	120 gr.

Une cuillerée à soupe toutes les heures ;

ou :

Injections hypodermiques :

Solution :

Ergotine	1 gr.
Eau distillée	10 gr.

1 à 2 seringues de Pravaz ;

ou :

Ergotinine	0 gr. 01 cent.
Acide lactique	0 gr. 02 cent.
Eau de laurier-cerise.	10 gr.

II à X gouttes ;

ou lavement :

1 cuillerée à café de la solution suivante, diluée dans 80 grammes d'eau tiède :

Ergotine	10 gr.
Eau distillée	70 gr.
Glycérine.	20 gr.
Acide salicylique	0 gr. 20 cent.

ou :

Hamamelis virginica... XX à XXX gouttes,

en potion ou dans un lavement.

Tamponnement vaginal antiseptique à la gaze *salolée.*

Curettage.

Si **collapsus** :

Injections hypodermiques d'*éther*, de *sérum artificiel*, de *caféine*.

Si **cystite** (voir ce mot) :

Aiguë :

Boissons diurétiques (chiendent, queues de cerises).

Régime lacté.

Alcalins, *bicarbonate de soude*, 4 à 5 grammes par jour.

Bains prolongés tous les 2 jours.

Cataplasmes *laudanisés*, lavements *laudanisés*, V à X gouttes de *laudanum de Sydenham*.

Suppositoire :

Extrait thébaïque	0 gr. 05 cent.
Extrait de belladone.	0 gr. 01 cent.
Beurre de cacao.	4 gr.

1 suppositoire.

Salol, à l'intérieur, 1 à 3 grammes en cachets de 0 gr. 50 cent.

Si **cystite chronique** (voir *Cystite chronique*) :

Salol, 1 à 3 grammes en cachets de 0 gr. 50 cent.

ou :

Cachets.

Benzoate de soude.	0 gr. 50 cent.

Pour 1 cachet. N° 20. — 2 à 4 par jour ;

ou :

Potion :

Terpine	1 gr. 20 cent.
Sirop de tolu.	ãã 30 gr.
Sirop diacode.	
Eau distillée	180 gr.

3 cuillerées à soupe par jour.

Perles de *térébenthine*, 3 à 5 par jour.

Bains prolongés.

Hydrothérapie.

Tisane de *pareira brava*, 20 à 30 grammes par litre, décoction.

Eaux minérales : Vittel, Contrexéville, Vichy, Evian, Alet.

19.

Cystite hémorragique (voir *Cystite hémorragique*) :

Repos absolu.
Lavements froids.
Réfrigérants région lombaire ou sur le ventre.

Potion :

Perchlorure de fer.	XXX gouttes.
Sirop de fleurs d'oranger. .	20 gr.
Eau distillée.	130 gr.

Par cuillerées à soupe ;

ou :

Perchlorure de fer	XX gouttes.
Sirop thébaïque.	30 gr.
Eau distillée.	100 gr.

Par cuillerées à soupe.

1 à 2 seringues de Pravaz de la solution :

Ergotine	1 gr.
Eau distillée	10 gr.

ou :

Dragées d'*ergotine* Boujean, 3 à 5 par jour, 0 gr. 25 cent. d'ergotine par dragée.

Si rectite (leucorrhée anale) :

Lavement d'*amidon*, à l'*acide borique*.
Suppositoire :

Extrait de ratanhia.	0 gr. 50 cent.
Extrait de belladone.	0 gr. 01 cent.
Beurre de cacao.	4 gr.

Bains de siège émollients.

Eviter la constipation (voir ce mot) :

Graines de lin, de psyllium, de moutarde blanche.

Si troubles digestifs : *dyspepsie utérine* (voir ce mot)..

Dilatation de l'estomac (voir ce mot).

Si troubles du système nerveux :

Névralgie lombo-abdominale :

Frictions lombaires en se couchant avec :

Chloroforme	10 gr.
Ether.	15 gr.
Alcool camphré.	90 gr.

ou avec :

Chloroforme	} aâ 15 gr.
Teinture thébaïque	
Alcoolat de Fioravanti . . .	150 gr.

ou mieux :

Huile de muscade.	} aâ 5 gr.
Essence de girofle.	
Chloroforme.	10 gr.
Ether.	15 gr.
Alcoolat de genièvre.	100 gr.

A l'intérieur :

Exalgine, 0 gr. 20 à 0 gr. 40 cent., en cachets de 0 gr. 20 cent.

Antipyrine, 1 à 2 grammes ;

ou :

Bromure de potassium, 2 à 4 grammes en potion ;

ou :

Phénacétine, 1 gramme en cachets de 0 gr. 50 cent.;

ou :

Acétanilide, 0 gr. 25 à 1 gramme.

Mais jamais plus de 50 centigrammes par dose, en cachets de 25 centigrammes.

Si névralgie intercostale :

Révulsifs :

Badigeons de *teinture d'iode morphinée* à 0,20/20.

Pointes de feu, vésicatoires, sinapismes, ventouses scarifiées.

Frictions avec :

Essence de térébenthine . . .	250 gr.
Chloroforme.	ãã 8 gr.
Laudanum de Rousseau . .	

A l'intérieur :

Salicylate de soude, 2 à 4 grammes par jour ;

ou :

Salophène. . . . . 1 gr.

Pour 1 cachet. N° 10. 2 par jour ;

ou :

Phénacétine, 0 gr. 50 cent. à 1 gramme en cachets de 50 centigrammes.

Exalgine, 0 gr. 20 à 0 gr. 40 cent. en cachets de 0 gr. 20 cent.

ou :

Aconitine cristallisée, 1/2 milligramme toutes les 6 heures;

ou :

Hypnal, chloral, gelsémine, acétanilide.

Si névralgie rebelle :

Pulvérisations de *chlorure de méthyle* sur le trajet du nerf.

Si hystérie (voir ce mot) :

Hydrothérapie. Massage méthodique.

Bromure de potassium. . Bromure de sodium . . . Bromure de strontium. .	ââ 10 gr.
Eau. . . . . Sirop d'écorces d'oranges amères.	ââ 150 gr.

2 à 4 cuillerées à soupe par jour. Chaque cuillerée à soupe contient 1 gramme de bromure.

ou :

Valérianate de zinc.	2 gr.
Extrait de quinquina	4 gr.
Sous-nitrate de bismuth. . . .	2 gr.
Miel	Q. s.

pour 40 pilules. 3 à 5 par jour.

ou :

Valérianate d'ammoniaque (Pierlot), 1 à 2 cuillerées à café par jour dans de la tisane de camomille ou de feuilles d'oranger.

Electrisation statique.

Hydrothérapie méthodique : Douche en jet brisé sur le tronc et les membres et pas sur la tête (15 secondes. Température, 12° à 15°).

Si **anorexie** :

Mixture :

Gouttes de Baumé.
Teinture de gentiane.

4 à 6 gouttes avant chaque repas.

Si **coccygodynie** (voir ce mot) :

Badigeons de *teinture d'iode*.
Pointes de feu.
Suppositoire *belladoné*.

Si **céphalalgie** (voir ce mot).

Si **toux utérine** :

Prendre, une demi-heure avant chaque repas, une cuillerée à soupe de la potion :

Valérianate de caféine. . . .	1 gr.
Infusion de café noir.	120 gr.
Sirop simple	40 gr.

ou :

1 des pilules suivantes :

Valérianate de quinine	1 gr.
Extrait de réglisse	Q. s.

pour 10 pilules ;

ou :

Bromure de potassium. . .	10 gr.
Alcoolature d'aconit	XXX gouttes.
Sirop d'éther . . . . . . }	àà 30 gr.
— de fleurs d'oranger. }	
Eau.	90 gr.

1 à 3 cuillerées à soupe par jour.

Si palpitations :

Bromure de potassium. . . .	20 gr.
Teinture de digitale	2 gr.
Eau.	300 gr.

1 à 3 cuillerées par jour.

Lotions rapides avec la serviette mouillée.

Plus tard, douche en jet et douche en pluie;

ou :

Bromhydrate de cicutine . . .	0 gr. 50 cent.
Alcool à 80°	1 gr. 50 cent.
Eau de laurier-cerise	23 gr.

1/2 seringue de Pravaz. Dose 5 à 10 milligrammes. La goutte contient 1 milligramme.

ou :

Teinture de veratrum viride, X à XX gouttes par jour, en 4 fois;

ou :

Sulfate de spartéine . . . . . . 0 gr. 05 cent.

Pour une pilule. N° 15. 1 à 2 par jour;

ou :

Teinture de strophantus au 5e. 10 gr.

V gouttes matin et soir, dans un peu d'eau sucrée;

ou :

Adonidine, 5 à 10 milligrammes par jour, en pilules de 1 milligramme. 4 à 10 par jour.

(Pour augmenter la tension artérielle.)

Si amaigrissement, chloro-anémie (voir ces mots).

Si neurasthénie (voir ce mot) :

Hydrothérapie, électricité.

Gymnastique suédoise d'après la méthode de Thure Brandt.

Cachets :

Glycérophosphate de chaux. . . 0 gr. 20 cent.

Pour 1 cachet. N° 30. 2 par jour.

Séjour à Luxeuil, Néris, Divonne, Allevard, Gérardmer, Forges-les-Eaux, Royat, la Chaldette.

b. Traitement local.

1° Injections antiseptiques chaudes à 45°, 2 fois par jour, contenant :

Borate de soude. . . . . . . 200 gr.

en 10 paquets. 1 paquet par litre d'eau ;

ou :

Acide borique. . . . . 200 gr.

en 10 paquets. 1 paquet par litre d'eau ;

ou :

Tanin. . . . . 100 gr.

en 20 paquets. 1 paquet par litre d'eau ;

ou :

Monol. 1 cuillerée à bouche pour 1 litre d'eau ;

ou :

Naphtol β. . . . . 10 gr.
Alcool. . . . . 200 gr.

1 cuillerée à café pour 1 litre d'eau ;

ou :

Sublimé.	0 gr. 50 cent.
Acide tartrique	1 gr.

M. 1 paquet pour 2 litres d'eau.

2° Cas simples :

Badigeonner, trois fois par semaine, le canal cervical à l'aide du Playfair entouré d'ouate hydrophile imbibée d'une des solutions :

Résorcine.	30 gr.
Eau distillée.	100 gr.

ou :

Ichtyol	20 gr.
Glycérine neutre	200 gr.

ou :

Crayons.

Introduire deux fois par semaine dans l'utérus un crayon médicamenteux (*iodoforme*, *sublimé*, *aristol*, *résorcine*, *salol*, *ichtyol*, etc.) :

Iodoforme pulvérisé.	20 gr.
Gomme arabique.	
Amidon pur	ââ 2 gr.
Glycérine neutre	

pour 10 crayons intra-utérins ;

ou :

Sulfate de cuivre.	20 gr.
Farine de seigle	15 gr.
Gomme adragante	5 gr.

pour 20 crayons.

ou :

Sublimé	0 gr. 50 cent.
Poudre de talc	25 gr.
Gomme adragante.	1 gr. 50 cent.
Eau	ãã Q. s.
Glycérine	

pour 50 crayons.

Les crayons seront introduits aussi profondément que possible. Appliquer ensuite un tampon de gaze *salolée* ou *iodoformée.*

3° Pansements tous les 2 ou 3 jours avec un tampon d'ouate hydrophile imbibée de l'une de ces solutions :

Salol	10 gr.
Glycérine neutre à 30° Baumé.	200 gr.

ou :

Ichtyol	15 gr.
Glycérine neutre.	200 gr.

Si ectropion (voir ce mot) :

4° Scarifications du col ;

ou :

— Auvard —

Injections interstitielles dans le col, au moyen d'une seringue à long piston, avec la solution :

Créosote de hêtre.	ãã
Glycérine à 30°.	
Alcool	

Traiter un jour une lèvre, le lendemain l'autre

lèvre de l'ectropion, 4 à 5 piqûres sur chaque lèvre, en injectant quelques gouttes chaque fois.

Cas graves :

Opération de Schrœder (excision de la muqueuse hypertrophiée) (voir *Ectropion*).

Curettage de l'utérus.

Nettoyage préalable de la malade.

Antisepsie des mains, des bras de l'opérateur.

Antisepsie des instruments (voir *Antisepsie gynécologique*).

Instruments nécessaires (voir *Pratique gynécologique*).

La dilatation est absolument indiquée dans tous les cas de *curettage gynécologique*, même dans les cas de métrite où la cavité est dilatée pathologiquement.

Dans le *curettage obstétrical*, la dilatation est inutile.

1° *Dilatation lente;*

2° *Dilatation extemporanée.*

DILATATION LENTE :

On dilate la cavité cervicale et l'utérus au moyen de tiges de *laminaire*. 2 tiges suffisent généralement pour préparer l'utérus au curettage : la première de 3 à 6 millimètres de diamètre est retirée au bout de 24 heures et remplacée par une autre tige de 4 à 8 millimètres.

Avant l'introduction des tiges, injection vaginale

antiseptique, lavage avec la solution de *sublimé* à 0 gr. 50/1000.

On emploie les tiges ayant séjourné 8 jours dans la solution :

Iodoforme	10 gr.
Cocaïne	4 gr.
Ether	90 gr.

Après l'introduction, pansement à l'aide d'un tampon à la gaze *salolée* ou *iodoformée*.

DILATATION EXTEMPORANÉE :

Pas suffisante... au moyen du dilatateur métallique à trois branches de Sims ou de celui d'Auvard.

Les bougies en métal nickelé dites de Hégard, plus faciles à stériliser, bien graduées, sont d'un excellent emploi.

Si douleurs abdominales :

Cataplasmes *laudanisés*, 1/2 lavement additionné de X gouttes de *laudanum de Sydenham*.

La veille de l'opération, purger la malade (eau de Carabaña, eau de Rubinat (voir *Constipation*).

Le matin de l'opération, faire prendre un bain alcalin.

Couper aussi ras que possible les poils de la vulve.

Savonner, brosser le pubis et la vulve.

Une heure avant l'opération, vider l'intestin avec soin par un lavement simple additionné d'une cuillerée à soupe de *glycérine* neutre ou d'huile d'olives.

— Doléris —

Technique de l'opération :

Opérer sous le chloroforme.

Placer la femme dans la position obstétricale, débordant le lit, les jambes écartées.

Cathétérisme vésical.

Retirer le pansement vaginal et la tige de laminaire.

Savonner et brosser le ventre, le pubis, la vulve.

Injection vaginale et irrigation sur la vulve avec la solution de *sublimé* à 1/3000.

Introduire le spéculum ou les valves. — Nouvelle injection antiseptique.

Fixer et abaisser l'utérus avec l'aide de la pince de Museux à griffes affrontées, implantée dans la lèvre antérieure ou de la pince tire-balles (pince de Berlin munie d'un tube disposé pour l'irrigation continue).

Abaisser le col très lentement.

Faire le curettage avec la curette de Récamier, avec la curette *tranchante* après avoir, au moyen de l'hystéromètre, mesuré la profondeur et constaté la direction de l'utérus.

Il faut enlever les fongosités au ras du tissu sain le plus complètement possible, jusqu'à ce que la curette ne ramène aucun débris de la muqueuse, jusqu'à ce que les tissus *crient* sous l'instrument (*cri utérin*). — La curette doit jouer librement dans toute l'étendue de la cavité ; on la promène de haut en bas, d'abord sur la face antérieure, sur la face postérieure, sur le fond, au niveau des angles et des bords latéraux.

— Pozzi —

On doit toujours repasser 2 fois au même endroit et faire un second curettage de revision après le premier, suivant de nouveau toute la surface interne de l'utérus.

Un grattage complet demande à peine 3 minutes.

Introduire la sonde à double courant et laver largement la cavité utérine avec la *solution chaude phéniquée* à 1/100 (1/4 à 1/2 litre) jusqu'à ce que l'eau ressorte à peine teintée.

Faire suivre ce lavage d'une injection de *perchlorure de fer* à 30° ou de *teinture d'iode*, à l'aide de la seringue de Braun.

Réintroduire la sonde à double courant de Bozemann-Fritsch, grand lavage de la cavité utérine qui entraine l'excès de caustique. Enlever la pince fixatrice. Remettre l'utérus en place.

Placer au fond du vagin un tampon de gaze *iodoformée*.

Retirer ce pansement le troisième jour et faire un lavage au *sublimé* à 1/2000.

— Berlin (de Nice) — Auvard — Doléris —

Le curettage terminé, écouvillonnage.

Écouvillonnage.

Il consiste à badigeonner fortement la surface

interne de l'utérus avec un instrument rugueux imprégné de substances plus ou moins caustiques et antiseptiques.

Employer les écouvillons de Doléris ou un tamponnet d'ouate hydrophile enroulé autour d'une pince ou autour du porte-topique de Playfair.

Plonger l'écouvillon dans la solution :

Créosote de hêtre . . . . 12 à 30 gr.
Glycérine . . . . 60 gr.

ou :

— Auvard —

Créosote de hêtre. . . . . }
Glycérine neutre à 30° . . } ãã 20 gr.
Alcool . . . . }

ou :

— Bouilly —

Si métrite hémorragique :

Chlorure de zinc. . . . . . . 1 à 2 gr.
Eau. . . . . 100 gr.

Dernier lavage de l'utérus destiné à entraîner les derniers débris et l'excès de liquide caustique.

Drainage.

Tasser au fond de l'utérus une bande de gaze *iodoformée* ou *salolée*, imbibée de glycérine, en laissant pendre l'extrémité dans le vagin. Tamponnement vaginal avec la même gaze.

Laver la vulve avec la solution de *sublimé* à 1/2000.

— J. Chéron —

Le drainage à l'aide du drain en crin de Florence présente les avantages suivants : la mise en place du drain est d'une grande facilité ; la tolérance s'établit très rapidement, lorsque le drain est d'un volume approprié ; l'écoulement des liquides sécrétés à la surface de la cavité utérine se fait sans provoquer la moindre douleur ; ces liquides, d'abord purulents, deviennent séro-purulents, au bout de quelques jours ; puis la purulence diminue en même temps que la quantité des sécrétions ; enfin, c'est un liquide peu abondant qui s'écoule hors de l'utérus jusqu'à ce que le drain soit expulsé ou retiré par le médecin, environ six semaines après sa mise en place.

Dans les cas de salpingite :

Maintenir l'utérus dilaté pendant une huitaine de jours en introduisant une tige de laminaire de 5 à 8 millimètres, renouvelée tous les 2 jours.

Les dangers du curettage sont à peu près nuls entre les mains d'un chirurgien *exercé* et *antiseptique* (Berlin).

Bien recommander à la malade, après chaque pansement, de savonner la canule en verre et de la laisser dans un verre contenant de la solution de *sublimé* à 1/1000.

Après l'opération.

Porter la malade dans son lit.

Repos, calme. Pas de visites.

Diète pendant les 18 premières heures.

Puis lait, champagne glacé, bouillon.

Le lendemain, potages, alimentation légère.

Le troisième jour, purgatifs : *citrate de magnésie*, eau de Carabaña,

Repos au lit pendant 10 à 12 jours, renouveler le pansement tous les 3 jours environ, cela dépend de l'abondance des sécrétions.

Hémorragie.

Elle n'existe pas grâce à l'injection astringente ou à l'écouvillonnage suivi du tamponnement à la gaze antiseptique.

Péritonite (voir ce mot).

L'exacte antisepsie en garantit absolument.

TRAITEMENT INTERNE.

Toniques : *quinquina*, *kola*, *potion de Todd* avec 3 à 4 grammes d'*extrait de quinquina*.

Prescrire le deuxième jour après le curettage :

Extrait fluide d'hydrastis canadensis . . . . 10 gr.

XX gouttes 3 fois par jour dans un peu d'eau.

Après le curettage.

Luxeuil, Salies-de-Béarn, Salins, Néris, Royat, Contrexéville, Saint-Nectaire, Saint-Honoré, Allevard, Divonne.

Métrorrhagies.

(Voir *Hémorragie utérine*, *Avortement*, *Accouchement*, *Fibrome*, *Cancer de l'utérus*, *Métrite*.)

Môle hydatiforme.

Expectation.

Intervenir si hémorragie :

Injections vaginales chaudes antiseptiques (voir *Hémorragie utérine*, *Antisepsie gynécologique*), solution *phéniquée* à 5/1000 ou solution de *sublimé* à 1/4000.

Tamponnement à la gaze *salolée* renouvelé matin et soir.

Si expulsion du môle :

Ne pas intervenir, à moins que la dilatation du col ne soit pas suffisante ; dans ce cas employer le sac ballon dilatateur de Champetier de Ribes ou celui de Tarnier.

Après l'expulsion :

Injection intra-utérine (voir ce mot) d'eau bouillie légèrement *phéniquée* à l'aide de la canule à double courant.

Si septicémie :

Curettage de l'utérus, écouvillonnage.

Si collapsus :

Injections d'*éther*, de *sérum artificiel*, de *caféine :*

Caféine.	2 gr. 50 cent.
Benzoate de soude	3 gr.
Eau distillée	Q. s.

pour 10 centimètres cubes.

A l'intérieur : champagne frappé, grogs froids potion de Todd, vin de Porto, kola.

Nausées.

(Voir *Hygiène de la grossesse.*)

Neurasthénie.

Rechercher s'il y a une affection utérine.

Forme légère.

Supprimer les travaux intellectuels, les fatigues, les soirées mondaines, les théâtres.

Vie à la campagne. Exercice musculaire proportionné aux forces de la malade, équitation, jardinage, bicyclette, *s'il n'y a pas d'affections utérines.*

Hydrothérapie méthodique :

Douche froide de 15 à 20 secondes en jet plein ou brisé sur le tronc et les membres et pas sur la tête. (Température, 12 à 15°.)

ou :

Enveloppement dans le drap mouillé ;

ou :

Immersion rapide (entrer et sortir) et totale

(jusqu'au cou), dans une baignoire d'eau à 25° (Grasset).

Après l'hydrothérapie, frictions sèches sur tout le corps.

Le soir, avant le dîner, massage de tout le corps (pincement, malaxation, percussion des masses musculaires).

Deux fois par semaine, injection hypodermique de *sérum artificiel*, stérilisé à froid par l'ozone, 5 à 10 grammes chaque fois :

Phosphate de soude	5 gr.
Chlorure de sodium	1 gr. 50 cent.
Sulfate de soude.	6 gr.
Eau bouillie.	100 gr.

— BALLET — DÉJERINE —

Alimentation substantielle : viandes grillées, légumes verts, *lait*, extrait de malt liquide.

Potion :

Sulfate de strychnine.	0 gr. 03 cent.
Eau distillée.	150 gr.

Une cuillerée à café dans un peu de tisane de centaurée, avant les repas ;

ou :

Strychnine	0 gr. 001 mgr.
Extrait m. de quinquina. . .	0 gr. 05 cent.
Poudre de gentiane.	Q. s.

Pour 1 pilule. N° 30. Une 1/2 heure avant les repas.

— WEIR-MITCHELL (de Philadelphie) —

1° Mettre les malades au lit pendant plusieurs semaines en leur interdisant tout mouvement ;

2° Les isoler soigneusement ;

3° Les masser d'une façon spéciale (frictions, pressions musculaires, gymnastique suédoise).

4° Les suralimenter ;

5° Faradiser tout le système musculaire (intermittences lentes).

Médication interne.

Si arthritisme :

Alcalins, arsenicaux. Hypophosphites. Glycérophosphates.

Si scrofule :

Huile de foie de morue. Sirop d'iodure de fer.

Si syphilis :

Mercure, iodure de potassium. Sérum hydrargyrique ozoné.

Deux fois par jour, prendre dans un peu de vin de Banyuls une cuillerée à café de :

Teinture de kola	30 gr.
Extrait fluide de coca.	20 gr.

ou :

Glycérophosphate de chaux.	ãã 0 gr. 15 cent.
— de soude.	

Pour 1 cachet. N° 20. 1 avant chaque repas ;

ou :

Glycérophosphates granulés, une cuillerée à café matin et soir, dans de l'eau.

— Hayem —

Avant chaque repas, un cachet contenant :

Protoxalate de fer.	0 gr. 15 à 0 gr. 20 cent.
Phosphate de soude	0 gr. 20 cent.

N° 20;

ou :

— Raymond —

Fer réduit.	0 gr. 10 cent.

Pour 1 cachet. N° 20 ;

ou :

Teinture de mars tartarisée. .	10 gr.
Liqueur de Fowler.	5 gr.

VI à VIII gouttes avant chaque repas.

Et :

Extrait de kola.	āā 10 gr.
Extrait de coca.	
Sirop d'éc. d'oranges am. . .	300 gr.

Une cuillerée à dessert avant les repas;

ou :

Sous-carbonate de fer (pilules de Vallet), 2 à 4 par jour.

— Leyden —

Electricité statique.

Potion avec :

Eau de mélisse	100 gr.
Extrait fluide de coca	30 gr.
Vin de Xérès	10 gr.
Saccharolé de citron.	5 gr.
Bicarbonate de soude	2 gr. 50 cent.

Prendre trois cuillerées à café par jour.

Si troubles digestifs (neurasthénie **gastrique**) :

Avant chaque repas, prendre un cachet contenant :

Salicylate de bismuth . . .	⎫
Magnésie anglaise	⎬ ää 0 gr. 30 cent.
Bicarbonate de soude . . .	⎭

Pour 1 cachet. N° 30 ;

ou :

Pepsine.	⎫
Poudre de colombo	⎬ ää 0 gr. 20 cent.
Bétol	⎭
Poudre d'opium brut.	0 gr. 01 cent.

Pour 1 cachet. N° 20.

Hygiène alimentaire :

Interdire : poisson, gibier, mollusques, fromages avancés, potages, vin de Champagne, vin pur, boissons gazeuses.

Couper le vin blanc avec l'eau d'Alet ou de l'eau d'Evian. Phosphatine.

Après chaque repas une cuillerée à soupe de la potion :

Chlorhydrate de morphine . .	0 gr. 02 cent.
Sirop de limons.	40 gr.
Eau distillée.	160 gr.

Si céphalée :

Bain électrique.

Vent électrique dirigé sur la tête. Électrisation statique.

Si **insomnie :**

Sulfonal. . . . . 0 gr. 50 cent.

En 1 cachet à prendre 2 heures avant de se coucher.

Potion :

Hypnal . . . . 10 gr.
Sirop de sucre. . . . . 200 gr.

Une à deux cuillerées à soupe le soir ;

ou :

Bromidia (spécialité américaine), 1/2 cuillerée à 1 cuillerée à café en se couchant (ne pas en abuser);

ou :

Sirop de chloral (Follet), 1 à 2 cuillerées à soupe ;

ou :

Extrait thébaïque. . 0 gr. 02 à 0 gr. 05 cent.
Excipient. . . . . Q. s.

Pour 1 pilule.
Méthode psychique.

Neurasthénie à forme grave.

— Weir-Mitchell —

Isolement absolu dans un établissement d'hydrothérapie avec une garde expérimentée et intelligente.

Éloignement de la famille. Vie à la campagne.

Repos complet au lit, pendant les premières semaines du traitement. Vers le 30e jour, repos sur la chaise longue au grand air.

Éviter le surmenage intellectuel et l'excitabilité des sens.

Massage méthodique de tout le corps (pincement de la peau et frictions, malaxation).

Électrothérapie : faradisation générale.

Hydrothérapie (dans certains cas) :

Chaque jour 1 à 2 douches froides en jet le long du rachis, de 10 à 15 secondes au maximum ; doucher les pieds à l'eau chaude.

Frictions sèches, après la douche, avec le gant de crin.

— DEBOVE —

Suralimentation, un bol de lait toutes les 2 heures, œufs, jus de viande, thé de bœuf. Phosphatine.

Vin d'*hémoglobine*, poudre de viande, viande hachée dans du bouillon très chaud.

Sirop *d'hypophosphites*, 2 cuillerées par jour.

Glycérophosphates de soude et de fer.

Si dyspepsie :

Avant chaque repas, IV à VIII gouttes de la mixture :

Teinture de badiane. . . .	} àà 3 gr.
Teinture de noix vomique .	
Liqueur d'Hoffmann.	1 gr.

et :

Après les repas, 1 cuillerée à soupe de la potion suivante :

Eau chloroformée saturée . .	100 gr.
Sirop de fleurs d'oranger . .	50 gr.
Eau.	100 gr.

Ou, avant le repas, 1 cachet contenant :

Poudre de rhubarbe.	0 gr. 25 cent.
Bétol	0 gr. 50 cent.

Pour 1 cachet. N° 20.

Si **troubles cardiaques** :

— DEBOVE —

Prescrire la potion suivante :

Sirop thébaïque	30 gr.
Teinture de lobélie.	X gouttes.
Eau.	100 gr.

1 cuillerée à soupe, 3 fois par jour;

ou :

Sirop thébaïque	30 gr.
Teinture de digitale	XXV gouttes.
Eau.	100 gr.

M.;

ou :

Prendre chaque jour 1 pilule contenant :

Sulfate de spartéine.	0 gr. 05 cent.
Excipient	Q. s.

Révulsifs sur la région précordiale : *teinture d'iode, mouche de Milan.*

Eaux minérales :

Néris, La Malou, Ragatz, Uriage, Luchon, Salies, la Bourboule, Pougues.

Neurasthénie sexuelle.

Prendre, chaque jour, 1 à 3 des pilules suivantes :

Bromure de zinc.	āā 0 gr. 50 cent.
Valérianate de zinc	
Oxyde de zinc.	
Conserves de roses.	Q. s.

pour 10 pilules.

Hydrothérapie méthodique, massage.
Frictions lombaires avec :

Huile de muscade.	āā 5 gr.
Essence de girofle.	
Alcoolat de Fioravanti . .	āā 90 gr.
Alcoolat de genièvre. . . .	

Électrothérapie. Bain électrique.
Bains de tilleul à 36°.

Névralgie lombo-abdominale.

Cachets :

Salophène. . . . . 1 gr.

Pour 1 cachet. N° 8. 2 par jour.

Et :

Frictions douces sur la région lombo-sacrée avec la pommade :

Acide salicylique.	10 gr.
Camphre réduit par l'éther.	6 gr.
Lanoline.	àà 30 gr.
Vaseline	

ou :

Acide salicylique	àà 10 gr.
Lanoline.	
Essence de térébenthine. .	
Axonge	80 gr.

ou avec :

Chloroforme	15 gr.
Ether	20 gr.
Alcool camphré.	àà 50 gr.
Alcoolat de lavande. . . .	

Ventouses sèches et même scarifiées, badigeons de *teinture d'iode*, pointes de feu, sinapismes.

Névralgies utérines.

Injections vaginales chaudes antiseptiques (voir *Antisepsie*).

Cataplasmes *laudanisés* sur l'épigastre.

Lavements *laudanisés*, X à XX gouttes.

Suppositoire :

Antipyrine	1 gr.
Extrait de belladone.	0 gr. 03 cent.
Beurre de cacao.	4 gr.

Révulsion sur le col : badigeons de *teinture d'iode*.

Scarifications du col.
Vésicatoires volants pansés à la *morphine* (0 gr. 01).
Pointes de feu sur l'abdomen.

Potion calmante :

Bromure de potassium. . .		3 gr.
Hydrolat de tilleul	àà	25 gr.
Hydrolat de fleurs d'oranger		
Julep gommeux		70 gr.

1 cuillerée à bouche toutes les heures ;

ou :

Phénacétine. . . . . 0 gr. 50 cent.

en 1 cachet;

ou :

Exalgine, 0 gr. 20 à 0 gr. 40 cent.
en cachets de 0 gr. 20 cent. ;

ou :

Extrait de valériane. . . .	àà	2 gr.
Extrait de quinquina . . .		
Oxyde de zinc		1 gr.
Extrait thébaïque.		0 gr. 20 cent.
Sulfate de quinine		1 gr.

Pour 20 pilules. 2 à 5 par jour.

ou :

— REVERDIN —

Valérianate d'antipyrine et de quinine 0 gr. 05 à 0 gr. 40 cent. (en cachets de 0 gr. 05 cent.) ;

21

ou :

— Bantock (Londres) —

Injection hypodermique :

Napelline.	0 gr. 10 cent.
Eau distillée	10 gr.

X à XX gouttes.

et :

Frictions avec la *chlorodyne* (composée de *chloroforme*, *sulfate d'atropine*, *chlorhydrate de morphine*, *alcool*, etc.).

Luxeuil, Néris, Uriage, Bourbon-Lancy, Ussat.

Nymphomanie.

Indications causales : vulvite, herpès, syphilis, vers (oxyures vermiculaires), diabète.

Hydrothérapie méthodique.

Voyages, distractions, mariage (?).

Si **névropathie** :

Bromure de potassium, de camphre, valérianate d'ammoniaque.

Potion :

Bromure de potassium. . . .	10 gr.
Sirop thébaïque	30 gr.
Sirop simple	170 gr.

Une cuillerée à soupe matin et soir.

ou :

Valérianate d'ammoniaque liquide, 1 cuillerée à

café, le matin, dans une tasse de tisane d'infusion d'anis ou de feuilles d'oranger.

Si insomnie :

Le soir, une cuillerée à soupe de sirop de chloral (Codex).

Traitement local.

Appliquer deux fois par jour un peu de la pommade :

Cocaïne	1 gr.
Vaseline	25 gr.

Lotions froides (eau boriquée, eau phéniquée à 10/1000).

Bains de siège.

Si hypertrophie des petites lèvres :

Excision.

Clitoridectomie.

Ovaire (cancer de l').

Traitement palliatif (voir *Cancer de l'utérus*).

— SCHRŒDER —

Ponctions répétées pour vider les liquides du kyste ou de l'ascite.

— DOYEN — SPENCER WELLS —

Hystérectomie vaginale.

Ovaire (kystes de l')

(Voir *Kystes*.)

Ovarite.

Aiguë.

Repos. Grands bains.

Révulsifs *loco dolenti* : vésicatoires volants (pansés à la *morphine*, 1 centigramme), pointes de feu, *teinture d'iode morphinée* à 0,50 p. 20.

Compresses froides.

Onctions avec la pommade à l'ichtyol *belladonée* à 2/30.

Lavements *laudanisés*, X à XX gouttes.

Onctions sur le ventre avec un peu de la pommade :

Ichtyol.		4 gr.
Extrait de belladone. . . .	àà	2 gr.
Extrait thébaïque.		
Vaseline	àà	15 gr.
Lanoline		

Injections vaginales chaudes, 38 à 45°, avec la décoction de têtes de pavots, de jusquiame, additionnée d'*acide borique*.

Lavements froids.

Sangsues (4 à 8).

Potion calmante.

Bromure de potassium. . . .	3 gr.
Teinture d'hamamelis	XX gouttes.
Sirop thébaïque	30 gr.
Sirop de fleurs d'oranger. . .	20 gr.
Eau.	70 gr.

1 cuillerée à soupe toutes les heures ;

ou :

Exalgine	1 gr. 20 cent.
Alcool à 90°.	20 gr.
Eau distillée.	60 gr.
Sirop d'éc. d'oranges amères.	100 gr.
Sirop de coquelicot	20 gr.

Chaque cuillerée continant 0 gr. 10 cent. d'exalgine. 1 à 4 dans les 24 heures.

Suppositoire :

Chlorhydrate de morphine. . .	0 gr. 01 cent.
Beurre de cacao.	5 gr.

ou :

Chlorhydrate de morphine. }	ãã 0 gr. 01 cent.
Extrait de belladone . . . . }	
Beurre de cacao	4 gr.

Combattre la constipation.

Ovarite chronique.

Repos prolongé au lit (six semaines à trois et même six mois).

Purgatifs répétés : *purgatifs salins, huile de ricin.*

Lavements *glycérinés* ou huileux.

Appliquer sur le ventre des compresses de Priessnitz recouvertes de toile caoutchoutée avec des compresses de flanelles trempées dans l'eau très chaude et renouvelées toutes les deux heures.

Onctions sur le ventre avec :

Ichtyol. . . . . }	ãã 15 gr.
Lanoline . . . . }	

Révulsifs sur l'hypogastre : vésicatoires volants, pointes de feu, badigeons de *teinture d'iode.*

Massage suédois d'après la méthode de Thure-Brandt.

Traitement tonique : *quinquina, kola, coca, hypophosphites Vital, glycérophosphates de chaux et de soude.*

Salins, Salies-de-Béarn, Luxeuil.

Révulsifs sur la région lombo-sacrée : ventouses sèches ou scarifiées, pointes de feu, sinapismes. Pulvérisations de *chlorure d'ethyle* ou d'*éther.*

Ovaro-Salpingite.

(Voir *Salpingite.*)

Papillomes du col.

(Voir *Blennorrhagie*, *Syphilis*, *Vaginites.*)

Injections vaginales chaudes, 3 fois par jour, contenant pour 2 litres d'eau un des paquets :

Tanin.	100 gr.
Alun	20 gr.

en 10 paquets.

Cautérisations avec la solution :

Nitrate d'argent	1 gr.
Eau	10 gr.

— Auvard —

Appliquer sur le col, à l'aide de l'insufflateur, le mélange :

Tanin	
Alun.	āā 20 gr.
Sous-nitrate de bismuth. .	

Extirpation avec la curette tranchante suivie de la cautérisation avec le thermocautère ou le galvanocautère.

Pansement à la gaze *salolée.*

Papillomes de l'ovaire et des trompes.

Extirper *toutes* les végétations, afin d'éviter la récidive.

Laparotomie, ovariotomie. Marsupialisation du kyste.

Papillomes de la vulve.

(*Végétations vulvaires.*)

En *dehors de la grossesse :*

Si petites tumeurs :

Cautérisation de la base des tumeurs avec le thermocautère ;

ou :

Badigeonnages avec un pinceau fin trempé dans la solution :

Acide acétique	30 gr.
Acide salicylique.	2 gr.

ou, badigeons avec :

Perchlorure de fer, puis application de poudre d'*aristol ;*

ou :

Applications légères d'*acide chromique.*

Après chaque cautérisation, saupoudrer avec le mélange :

Tanin	15 gr.
Salol.	10 gr.
Sous-nitrate de bismuth. . . .	20 gr.

ou :

Craie pulvérisée	20 gr.
Aristol.	5 gr.

— Louis Mencière —

Chaque papillome cautérisé séparément peut disparaître en cinq à huit jours.

On emploie le collodion salicylé :

Collodion élastique.	5 gr.
Acide salicylique	2 gr.

Appliquer quelques gouttes de cette solution sur huit ou dix papillomes dans une même séance. Dès le lendemain recommencer sur huit ou dix autres et cautériser encore les premiers.

Continuer le traitement jusqu'à disparition complète.

Si tumeurs volumineuses :

Excision avec les ciseaux, sous l'irrigation continue (solution *naphtolée* à 2/1000, solution *phéniquée* à 10/1000).

Anesthésie locale : pulvérisation avec le *chlorure de méthyle ;*
ou :

Badigeons avec la solution :

Chlorhydrate de cocaïne. . . .	1 gr.
Eau distillée	10 gr.

Cautérisation de la base des végétations avec le thermocautère ou le galvano-cautère ;
ou :

Ablation avec la curette tranchante suivie de la cautérisation avec le thermocautère, pour arrêter l'hémorragie.

Appliquer ensuite un pansement à la gaze *salolée* ou avec de l'amadou saupoudré d'*aristol.*

Pendant la grossesse :

Expectation, *si très petites tumeurs.*

Extirpation, *si phénomènes douloureux, si grosses tumeurs.*

Antisepsie rigoureuse des végétations avant et pendant le travail afin d'éviter l'infection puerpérale.

Si repullulation :

Cautérisations à l'*acide nitrique* ou au *nitrate d'argent* (solution à 1/10).

Paramétrite.

Période aiguë :

Repos absolu.

Cataplasmes *laudanisés*.
Lavements *laudanisés*, X à XX gouttes.

Onctions abdominales avec la pommade :

Extrait de belladone	1 gr.
Extrait d'opium.	2 gr.
Vaseline	25 gr.
Onguent mercuriel *ou* ichtyol.	4 gr.

Soutenir les genoux de la malade à l'aide de coussins.

Vessie de glace sur le bas-ventre, interposer de la flanelle.

Irrigations rectales chaudes à l'aide de la sonde rectale à double courant (2 à 3 litres d'eau bouillie, dans l'injecteur douche d'Esmarck).

Faire ces irrigations, la malade étant couchée ; employer un bassin en porcelaine.

Opium à l'intérieur :

Extrait thébaïque.	0 gr. 03 cent.
Extrait de belladone	0 gr. 005 mgr.
Excipient.	Q. s.

1 pilule. 1 matin et soir. N° 10.

ou :

Injection hypodermique :

Chlorhydrate de morphine. . .	0 gr. 10 cent.
Eau distillée de laurier-cerise. .	2 gr.
Eau distillée.	8 gr.

1 à 3 seringues de Pravaz dans les 24 heures ;

ou :

Suppositoire :

Chlorhydrate de morphine.	0 gr. 05 cent.
Sulfate d'atropine.	0 gr. 005 milligr.
Beurre de cacao.	20 gr.

Pour 5 suppositoires. 1 matin et soir.

Laxatifs légers : lavements de *guimauve; huile de ricin*, *rhubarbe* (0 gr. 50 cent.), *magnésie*, *citrate de magnésie*, 20 à 40 grammes.

Si les douleurs persistent :

Applications de compresses de flanelle imbibées d'*essence de térébenthine* ou d'*alcool* et recouvertes de taffetas gommé.

Saignées locales, 8 à 12 sangsues sur le périnée.

Scarifications du col.

Paramétrite chronique.

Provoquer la résorption des exsudats par le massage :

— Thure Brandt —

Le meilleur traitement est le *massage abdominal* d'après la méthode suédoise, surtout s'il y a des adhérences et des exsudats :

Introduire l'index dans le vagin ou le rectum jusqu'au point malade; avec l'autre main, presser sur la paroi abdominale de façon à chasser l'exsudat contre le doigt introduit dans le rectum ou le vagin ; le massage doit être pratiqué avec beaucoup de douceur. Masser d'abord la périphérie de l'exsudat.

— BRAUN (de Vienne) —

Injections chaudes antiseptiques de 2 à 8 litres, 2 ou 3 fois par jour, la malade étant couchée sur le dos. Température de l'eau, 38 à 45° (voir *Antisepsie gynécologique*).

Enveloppement de compresses de Priessnitz.

Bains de siège. Bains chauds prolongés.

— VAUCAIRE —

Révulsifs sur l'hypogastre : pointes de feu, badigeons de *teinture d'iode*, vésicatoires volants (*morphinés* à 1 centigramme).

Hydrothérapie méthodique.

Traitement local :

Appliquer tous les 2 jours sur le col un tampon d'ouate hydrophile imbibé de :

Ichtyol	10 gr.
Glycérine neutre.	250 gr.

ou :

Iodure de potassium.	8 gr.
Glycérine.	300 gr.

et badigeonnages du col avec :

Teinture d'iode	10 gr.
Glycérine neutre.	50 gr.

Traitement interne :

Toniques : Vins de *quinquina*, de *coca*, de *kola*.

Glycérophosphates granulés, 1 cuillerée à café dans un peu d'eau avant les repas ;

ou :

Avant chaque repas, un cachet contenant :

Protoxalate de fer.	0 gr. 15 à 0 gr. 20 cent.
Phosphate de soude	0 gr. 25 cent.

ou :

IV à VIII gouttes, avant chaque repas, de la mixture :

Liqueur de Fowler.	ãã 3 gr.
Teinture de Mars tartarisée.	
Gouttes amères de Baumé .	

Contre la constipation :

Lavement frais, chaque matin, additionné de glycérine (1 à 3 cuillerées).

Laxatifs légers.

Si névralgie lombo-abdominale (voir ce mot) :

Frictions lombaires avec :

Ether.	15 gr.
Chloroforme.	10 gr.
Alcool camphré	100 gr.
Alcoolat de lavande	50 gr.

Ventouses sèches.

Si abcès :

Suivant les cas : ponction, incision par le vagin.

Incision par la voie périnéale, la voie pelvienne ou sacrée.

Laparotomie transpéritonéale (Lawson Tait).

Les *résidus*, exsudats, adhérences seront traités avantageusement par le *massage* (voir ci-dessus) et par l'*électricité* faradique.

Eaux minérales :

Salins, Salies, Luxeuil, Néris, Saint-Sauveur, Plombières, Ragatz, Rheinfelden.

Pelviens (Abcès).

(Voir *Abcès pelviens.*)

Pelvi-cellulite.

(Voir *Abcès du ligament large.*)

Pelvi-péritonite.

Aiguë :

Sangsues, 10 à 25 sur le ventre ou ventouses scarifiées.

Vésicatoires très larges.

Bains prolongés tièdes (32° à 34°).

Vessie de glace sur le ventre (interposer une flanelle).

Appliquer de la flanelle chaude imbibée d'*essence de térébenthine*, recouvrir de taffetas gommé.

Onctions abdominales avec la pommade :

Ichtyol	4 gr.
Extrait de belladone. . . .	ââ 2 gr.
Extrait d'opium	
Onguent napolitain.	ââ 15 gr.
Vaseline.	

Lavement :

Chloral	1 à 3 gr.
Jaune d'œuf.	n° 1
Lait	200 gr.

Irrigations vaginales chaudes antiseptiques (40 à 45°) (voir *Antisepsie gynécologique*).

Si douleurs intenses :

Injection hypodermique :

Chlorhydrate de morphine. . .	0 gr. 10 cent.
Sulfate d'atropine.	0 gr. 005 mill.
Eau distillée	Q. s. p. 10 c. c.

1 à 3 seringues de Pravaz par jour;

ou :

Potion à prendre par cuillerées à soupe toutes les 2 heures :

Sirop thébaïque.	30 gr.
Teinture d'hamamelis	XV gouttes.
Eau de laurier-cerise. . . .	2 à 4 gr.
Eau.	180 gr.

ou :

Toutes les heures 1 pilule :

Extrait thébaïque	0 gr. 02 cent.
Sulfate de quinine.	0 gr. 05 cent.
Extrait de cannabis indica . . .	0 gr. 005 mill.

Pour 1 pilule. N° 10;

ou :

Extrait thébaïque.	0 gr. 02 cent.
Excipient.	Q. s.

Pour 1 pilule. 1 à 3 dans la journée.

ou :

Calomel. . . . . 1 gr.
Extrait d'opium . . . . 0 gr. 20 cent.
Poudre de Dower . . . . 0 gr. 80 cent.

Faire 10 paquets. 3 à 5 par jour;

ou :

Sirop de chloral. . . . . 20 à 60 gr.

Contre les vomissements :

Boissons glacées : champagne, lait, grogs.
Potion de Rivière ou de Boerhave.

Si diarrhées profuses :

Antisepsie intestinale :

Bétol. . . . . 0 gr. 50 cent. à 3 gr.

en cachets de 50 centigrammes;

ou :

Benzo-naphtol. 0 gr. 50 cent. à 2 gr.

en cachets de 50 centigrammes ;

ou :

Bétol . . . . 0 gr. 25 cent.
Salicylate de bismuth . . . } àà 0 gr. 30 cent.
Charbon végétal pulvérisé. . }

Pour 1 cachet. 3 à 5 par jour;

et

Lavement :

Infusion de camomille . . . . 200 gr.
Laudanum de Sydenham XX à XXX gouttes.

— Doléris —

Badigeonnages d'*ichtyol* largement appliqués sur l'abdomen ; recouvrir de taffetas gommé maintenu par un bandage.

ou :

Badigeonnages au *collodion riciné*.

Appliquer sur le ventre une flanelle imbibée d'*essence de térébenthine*.

Si constipation :

Laxatifs légers : limonade au *citrate de magnésie*, 35 à 40 grammes ;

ou :

Calomel à la vapeur	0 gr. 20 cent.
Sucre blanc pulvérisé	1 gr.

Pour 10 paquets. 1 toutes les 3 heures.

Lavements émollients (guimauve, graines de lin, pavot).

Si fièvre intense :

2 à 4 cachets contenant chacun :

Antipyrine	0 gr. 50 cent
Bromhydrate de quinine	0 gr. 20 cent.

Si phénomènes généraux graves, avec tuméfaction rétro-utérine ou abdominale.

Large incision par le vagin (cul-de-sac de Douglas).

Si affection grave des annexes :

Laparotomie (salpingotomie, ovariotomie, hystérectomie vaginale.)

Tamponnement à la gaze *iodoformée.*

— BOUILLY —

Hystérectomie vaginale avec ouverture et évacuation de toutes les poches accessibles au doigt.

Après la période aiguë :

Pointes de feu tous les 3 jours.

Irrigations vaginales chaudes *phéniquées* à 10/1000 (38 à 42°).

Lavements frais additionnés d'une à 3 cuillerées de glycérine neutre.

Repos prolongé.

Abstinence des rapports sexuels ou reprise modérée.

Si exsudats, adhérences :

Massage abdomino-génital d'après la méthode de Thure-Brandt, *par des mains exercées.*

Séjour aux eaux minérales alcalines, sulfureuses ou chlorurées sodiques, suivant les indications :

Pougues, Contrexéville, Plombières, Bagnères-de-Bigorre, Luxeuil, Salins, Salies-de-Béarn, Néris, Saint-Sauveur, Luchon, Ussat, Ragatz.

Périmétrite, périmétro-salpingite.

(Voir *Abcès pelviens, Abcès du ligament large.*)

Aiguë :

Repos absolu.

Révulsifs : vésicatoires, pointes de feu, etc.

(Voir traitement antiphlogistique d'*Abcès pelviens*, et de *Pelvi-péritonite.*)

(Voir *Ovaro-salpingite.*)

Péri-ovarite.

(Voir *Ovarite.*)

Péritonite.

(Voir *Pelvi-péritonite.*)

Péritonite puerpérale.

(Voir *Avortement*, *Pelvi-péritonite*, *Septicémie.*)

Péritonite tuberculeuse.

Traitement antiphlogistique (voir ci-dessus).

Larges vésicatoires volants sur l'abdomen.

— De Minicis —

Badigeonnages tous les jours l'après-midi avec :

Gaïacol . . . . 2 gr.
Teinture d'iode . . . . 8 gr.

Recouvrir d'un taffetas gommé et d'une couche d'ouate maintenue par un bandage de corps.

L'effet est d'abaisser la température, de provoquer la sueur, d'augmenter la diurèse et de dimiles douleurs. L'ascite diminue, puis disparaît. Les applications se font avec un mélange de gaïacol dans l'huile d'amandes douces si la teinture d'iode n'est pas supportée, à un titre variable (1/10-1/3) ;

ou :

Onctions avec :

Ichtyol	3 gr.
Extrait de belladone. . . . . }	āā 1 gr.
Extrait thébaïque . . . . . }	
Onguent mercuriel.	10 gr.
Vaseline.	20 gr.

— Routier — Chaput —

Laparotomie suivie du lavage du péritoine.

Phlébite et thrombose.

Repos absolu au lit.

Membre dans la position horizontale, immobilisé dans une gouttière. Application de compresses imbibées de la solution :

Chlorhydrate d'ammoniaque.	50 gr.
Eau distillée	1000 gr.

Recouvertes d'une toile gommée.

Si douleurs :

Cataplasmes émollients, onctions légères avec le *baume tranquille* ou avec la pommade :

Teinture d'hamamélis virginica.	3 gr.
Extrait de belladone.	2 gr.
Vaseline.	30 gr.

ou :

Extrait d'opium.	3 gr.
Vaseline	25 gr.
Onguent napolitain	5 gr.

Contre la fièvre :

Sulfate de quinine, 0 gr. 50 cent. à 1 gramme.

ou :

Bromhydrate de quinine. . . .	0 gr. 25 cent.
Antipyrine	0 gr. 50 cent.

Pour 1 cachet. N° 8. 2 à 3 par jour.

Si insomnie :

Potion :

Hypnal	10 gr.
Sirop de sucre	200 gr.

1 à 2 cuillerées à soupe le soir.

ou :

Sirop de chloral, 20 à 60 grammes par jour.

ou :

Sulfonal. . . . . . 0 gr. 50 à 1 gr.

en cachets de 0 gr. 50 cent.

Régime lacté, œufs, bouillon. Phosphatine.

Toniques : potion contenant 3 grammes *d'extrait mou de quinquina.*

Potion à prendre par cuillerées à soupe toutes les 3 heures.

Teinture d'hamamélis virginica.	C gouttes.
Teinture de vanille	X gouttes.
Sirop d'éc. d'oranges am. .	} àâ 60 gr.
Eau	}

ou :

Teinture d'hamamélis virginica.

XX à XXX gouttes, 3 fois par jour dans un peu d'eau sucrée.

Surveiller la **constipation** :

Lavements frais additionnés d'une cuillerée de *glycérine* ou d'*huile d'olives*.

Limonade à base de *citrate de magnésie*, 30 à 40 grammes.

Pilules *rhéo-ferrées*, 2 à 3 par jour.

Purgatifs salins (voir *Constipation*).

Diurétiques : *tisane de chiendent, de queues de cerises, de stigmates de maïs ;*

ou :

Potion diurétique :

Poudre de feuilles de digitale	0 gr. 05 à 0 gr. 20 cent.
Eau	150 gr.

Macération. A prendre dans les 24 heures en 2 ou 3 fois ;

ou :

Théobromine	5 gr.

En 10 cachets. 3 par jour ;

ou :

Teinture alcoolique de digitale	10 gr.
Extrait fluide de kola	àà 20 gr.
Extrait fluide de coca	

XXV gouttes, 2 à 3 fois par jour.

Après la période aiguë :

Pansement sec ouaté.
Saupoudrer avec la poudre d'amidon.
Compression modérée avec une bande de flanelle.
Plus tard, au *lever*, bas élastiques.
Massage méthodique.

Eaux minérales :

Bagnoles (Orne), Plombières, Vittel, Contrexéville, Luxeuil, Saint-Nectaire.

Phlegmatia alba dolens.

(Voir *Phlébite.*)

Phlegmon du ligament large.

(Voir *Abcès du ligament large.*)

Plaques muqueuses du col et plaques muqueuses vulvaires.

(Voir *Syphilis.*)

Cautérisations légères avec :
Teinture d'iode.
Ou avec la solution :

Nitrate d'argent.	1 gr.
Eau distillée	20 gr.

ou :

Acide lactique	1 gr.
Eau	10 gr.

ou :

Nitrate acide de mercure à 1/20.

Anesthésie locale avec la solution de *cocaïne* à 1/10.

Avoir soin d'interposer entre les lèvres, après chaque cautérisation, un petit tampon d'ouate.

Injections vaginales avec la solution :

Sublimé	0 gr. 25 cent.
Acide tartrique.	1 gr.
Teinture de carmin.	II gouttes.

Pour 1 paquet. N° 20. 1 paquet pour 1 litre d'eau.

Après les cautérisations des plaques muqueuses du col. Pansement à la gaze *salolée* ou *iodoformée*.

Insufflations de *salol*.

Bain de siège, tous les deux jours au moins, additionné de 2 cuillerées à soupe de :

Bichlorure de mercure . .	àà 10 gr.
Chlorure de sodium. . . .	
Alcoolat de lavande.	1 litre.

Saupoudrer les parties malades de :

Calomel	3 gr.
Poudre de talc	30 gr.

ou :

Cautériser les plaques muqueuses avec la solution de *nitrate d'argent* à 1/15.

Appliquer ensuite, en frottant, le crayon de zinc métallique (zinc neuf d'une pile).

(Voir *Syphilis*.)

Polypes du rectum.

Anesthésie.

1° Dilatation de l'anus;

2° Ligature du pédicule;

3° Section au-dessus de cette ligature;

4° Extirpation du polype.

Constiper la malade pendant quelques jours :

Extrait thébaïque.	0 gr. 05 cent.
Miel.	Q. s.

Pour 1 pilule. N° 3. 1 pilule par jour.

Lavements *boriqués* à 10/1000.

Polypes de l'urèthre.

Si polype du méat :

Ligature de la base du polype à l'aide d'un fil de soie.

Excision.

Cautérisation au thermocautère.

Anesthésie locale.

Badigeons avec la solution :

Cocaïne	1 gr.
Eau distillée	10 gr.

Si polypes profonds :

Dilatation de l'urèthre.

Excision à l'aide de ciseaux ou du bistouri.

Cautérisation au thermocautère.

Sonde à demeure, pendant plusieurs jours.

A l'intérieur :

Salol . . . . 0 gr. 75 cent.

Pour 1 cachet. 2 par jour pendant 3 jours.

Dilater l'urèthre les jours suivants, pour éviter le rétrécissement d'origine cicatricielle.

Polypes muqueux utérins.

Polypes muqueux du col :

Ablation à l'aide d'une pince plate à arrêt, torsion, extirpation au moyen de la curette de Sims suivie de cautérisation au *perchlorure de fer* ou au thermocautère.

Si hypertrophie folliculaire :

Opération de Schrœder (voir *Ectropions*).

Procidence du vagin.

(Voir *Prolapsus utérin.*)

Prolapsus de l'utérus.

— Vaucaire —

Prophylaxie, ceinture abdominale.

Prolapsus léger.

Traitement palliatif.

a. Appliquer des astringents sur le col afin de

faire contracter l'utérus et de rendre la muqueuse plus ferme.

b. Maintenir ensuite l'utérus avec l'aide d'un bon pessaire.

Application de tampons d'ouate hydrophile imbibés de :

Tanin	15 gr.
Salol	10 gr.
Glycérine neutre	150 gr.

ou :

Teinture d'iode	5 gr.
Ichtyol	15 gr.
Glycérine	200 gr.

Bains tous les 3 jours.

Faire tous les deux jours, après une injection tiède au *borate de soude* (10 gr. par litre d'eau), un badigeon sur le vagin et le col avec :

Permanganate de potasse . .	0 gr. 50 cent.
Eau bouillie	150 gr.

Injection avec :

Monol.

Une cuillerée à soupe pour 2 litres d'eau.

Appliquer ensuite un tampon d'ouate après avoir insufflé la poudre :

Tanin	ãã 5 gr.
Aristol	
Poudre de talc	60 gr.

ou :

Tanin.	ãã 4 gr.
Oxyde de zinc.	
Salol	
Poudre de talc.	40 gr.

Injections vaginales antiseptiques chaudes (40° à 45°)

Application d'un anneau élastique avec ou sans diaphragme (pessaires de Hodge en aluminium, ou de Dumontpallier).

Prolapsus utéro-vaginal :

Réduction des parties prolabées.

Pessaire de Borgnet (ceinture abdominale munie d'un tampon en *bondon*).

Combattre l'inflammation :

Bains prolongés.
Injections tièdes antiseptiques.
Tampons *glycérinés* (voir ci-dessus).

Traitement chirurgical :

Curettage.
Elytrorraphie, colporraphie, périnéorraphie, colpopérinéorraphie.
Hystérectomie vaginale (si fibrome).

— Thure Brandt —

Massage à deux :

Un opérateur soulève l'utérus avec deux doigts introduits dans le vagin, l'autre applique les mains à plat entre l'utérus et la symphyse en appuyant lentement le bout de ses doigts très profondément, puis les élève et les abaisse successivement une douzaine de fois. Une séance tous les 2 jours, pendant 1 à 2 mois.

Si endométrite (voir ce mot).

Si cystite :

Prescrire, chaque jour, 3 cachets contenant chacun :

Salol	āā 0 gr. 50 cent.
Bicarbonate de soude . . .	

Eau de Vichy, eau de Vals.
Lait, tisane de chiendent.

Si douleurs lombaires :

Ventouses sèches, 10 à 15 ;

ou :

Frictions lombaires avec :

Chloroforme	10 gr.
Ether	15 gr.
Alcool camphré.	90 gr.

Si troubles digestifs :

(Voir *Dilatation de l'estomac*, *Dyspepsie utérine.*)

Prurit ani.

Régime alimentaire sévère, éviter les mets épicés, les condiments, les fromages fermentés, les salades.
Repos physique et moral.
Surveiller la constipation. Enduire l'anus de vaseline avant d'aller à la selle.

Saupoudrer ensuite l'anus, après lotions boriquées de poudre d'amidon ou de poudre de talc. Douches locales chaudes.

Bains d'amidon, de son; bains alcalins, 300 gr. de *carbonate de soude*.

Appliquer la pommade :

Chlorhydrate de cocaïne . .	1 gr.
Vaseline . . . . }	àà 10 gr.
Lanoline . . . . }	

ou :

Employer 1 suppositoire :

Chlorhydrate de morphine. . }	àà 0 gr. 01 cent.
Chlorhydrate de cocaïne . . }	à 0 gr. 03 cent.
Beurre de cacao	4 gr.

— Besnier —

Lotions à l'eau *boriquée* à 30/1000.

Appliquer la pommade :

Oléate de cocaïne	1/20
Lanoline pure.	3 parties.
Vaseline . . . . }	àà 2 gr.
Huile d'olives. . . . . }	

Si prurit rebelle :

Lotions avec :

Hyposulfite de soude.	30 gr.
Acide phénique	5 gr.
Glycérine	20 gr.
Eau distillée.	450 gr.

Cautérisations superficielles au thermocautère

Tous les 3 jours, badigeonner légèrement l'anus avec :

Nitrate d'argent	2 gr.
Eau	30 gr.

Prurit vulvaire.

Indications causales : diabète, cancer, eczéma, herpès, leucorrhée, névropathie, végétations.

Prurit idiopathique :

Traitement local suivant la nature des éruptions.

Pour calmer les douleurs :

Appliquer une compresse de tarlatane imbibée de :

Chloral	5 gr.
Eau de roses	àà 150 gr.
Eau de tilleul.	

Badigeons avec la solution :

Chlorhydrate de cocaïne. . . .	1 gr.
Eau distillée	10 gr.

Onctions avec la pommade :

Menthol.	3 gr.
Huile d'olives.	1 gr.
Lanoline	6 gr.

Lotions avec :

Chlorhydrate de morphine. .	0 gr. 50 cent.
Borate de soude.	10 gr.
Eau chloroformée saturée . .	500 gr.

Lotions émollientes additionnées de *chloral* (1/1000) ;

ou :

Acétate de plomb	10 gr.
Acide phénique	5 gr.
Teinture d'opium	10 gr.
Eau bouillie.	500 gr.

En application sur des compresses de gaze.

Onctions, matin et soir, sur la vulve, avec la pommade :

Bromure de potassium . . }	ââ 1 gr.
Acide salicylique. . . . . }	
Glycérolé d'amidon.	20 gr.
Calomel à la vapeur.	0 gr. 40 cent.
Extrait de belladone	0 gr. 20 cent.

ou :

— Tancki —

Baume du Pérou.	4 gr.
Poudre de gomme arabique. .	8 gr.
Huile d'amandes douces. . . .	12 gr.
Eau de roses.	20 gr.

Appliquer cette mixture le soir, après lotions chaudes avec de l'eau bouillie contenant du *coaltar*, du vinaigre, de l'eau de Cologne ou du tanin.

Si prurit intense :

Badigeonnage avec la *teinture de benjoin ;*

ou :

— Brocq —

Applications du mélange :

Biiodure d'hydrargyre	0 gr. 50 cent.
Huile de ricin	60 gr.

F. s. a.

Crayon de *menthol.*

Ignipuncture superficielle, scarifications linéaires quadrillées suivies d'un pansement calmant.

Si insomnie :

1 cachet avant le dîner contenant :

Sulfonal	āā 0 gr. 50 cent.
Antipyrine	

Pour 1 cachet. N° 5.

Traitement interne :

Interdire : liqueurs, poissons, crustacés, mets épicés.

Si herpétisme :

Alcalins. *Arséniate de soude*, 4 à 8 granules à 1 milligramme. *Cacodylate de soude* 0,03 à 0,05 cent.

— Brocq —

Lotions, 3 à 4 fois par jour, avec un peu d'ouate imbibée de :

Liqueur de van Swieten . .	āā
Eau chaude	

Une demi-heure avant chaque repas, prendre, dans un peu d'eau, un des paquets :

Poudre de feuilles de teucrium scordium . . . . 5 gr.

en 10 paquets.

— Routier —

Lotions avec un tampon d'ouate imbibée de :

Sublimé.	2 gr.
Alcool.	10 gr.
Eau de roses	40 gr.
Eau distillée.	450 gr.

Hydrothérapie.

Prurit diabétique :

Analyse des urines, chaque semaine. Régime spécial. Lotions chaudes bi-quotidiennes avec :

Borate de soude	àà 10 gr.
Bicarbonate de soude. . .	
Eau	1 litre.

Saupoudrer de :

Poudre de talc	30 gr.
Oxyde de zinc	àà 5 gr.
Sous-nitrate de bismuth. .	

Néris, Divonne, Ragatz, Luxeuil. Rheinfelden.

Pyo-salpinx.

(Voir *Traitement antiphlogistique de l'ovaro-salpingite.*)

Traitement chirurgical :

Hystérectomie ou laparotomie suivant les indications.

Ponction aspiratrice (salpingites enkystées de petit volume) :

Opérer sous le chloroforme. Après un savonnage

minutieux du vagin avec la liqueur de van Swieten, ponctionner la tumeur avec le gros trocart de l'appareil aspirateur, pendant que la main gauche placée sur le ventre cherche à immobiliser la tumeur. Il s'écoule dans la bouteille une certaine quantité de pus grumeleux ; puis, pendant que la canule reste en place, injecter dans la poche une solution de *sublimé* à 1/1000 que l'on aspire de nouveau. Faire une seconde fois une semblable injection, et, avant de retirer l'aiguille, s'assurer qu'il y a dans la poche une petite quantité du liquide antiseptique comme modificateur. Bourrage de la cavité vaginale avec la gaze *iodoformée*. (Nitot.)

Rectite.

Aiguë :

Sangsues au pourtour de l'anus.
Bains de siège émollients (guimauve, son).
Lavements émollients laudanisés, X à XX gouttes.

Chronique :

Lavements astringents :

Extrait de ratanhia.	1 gr.
Eau	150 gr.

Pour 1/4 de lavement.

ou :

Tanin.	1 gr.
Décoction de ratanhia	300 gr.
Laudanum de Sydenham. . .	X gouttes.

Lavements fréquents avec l'eau *boriquée* à 10/1000 ;

ou avec :

Monol. Une cuillerée à soupe pour un litre d'eau, pour les lotions externes.

Introduire des mèches d'ouate enduites de :

Iodoforme ou salol	4 gr.
Vaseline	20 gr.

Suppositoires :

Aristol	0 gr. 20 cent.
Beurre de cacao.	4 gr.

Pour un suppositoire. N° 6. 2 par jour.
Ovules glycérinés à l'*ichtyol* ou au *salol*.
Purgatifs légers.

Rectocèle.

(Voir *Prolapsus de l'utérus.*)

Colpo-périnéorraphie.

Rectum (Varices du).

(Voir *Hémorrhoïdes.*)

Règles douloureuses.

(Voir *Dysménorrhée.*)

Rétention du placenta.

— BUDIN —

Si avortement :

Injections vaginales antiseptiques (solution de *sublimé* à 0 gr. 25/1000).

Si hémorrhagie :

Tamponnement antiseptique.

Si septicémie :

Injections vaginales avec la solution *phéniquée* à 10/1000, toutes les 2 heures ;

et :

Injections intra-utérines avec la sonde à double courant (solution *phéniquée* à 4/1000).

Curettage de l'utérus (voir ce mot).

Prescrire, toutes les 3 heures, 1 cachet contenant :

Sulfate de quinine. . . . . . . 0 gr. 25 cent.

4 par jour.

Après accouchement normal :

Attendre 24 heures.

— PINARD —

Irrigations chaudes intra-utérines de 3 à 6 litres d'*eau phéniquée* à 5/1000 (45 à 48°).

Si hémorragie :

Irrigations intra-utérines chaudes (45°) pendant 10 à 20 minutes.

Décoller et ramener la masse placentaire à l'aide de la main introduite dans le vagin et d'un ou de deux doigts dans l'utérus.

— TARNIER —

Faire 3 injections vaginales en 24 heures avec la solution :

Permanganate de potasse. . 0 gr. 50 cent.
Eau . . . . 1000 gr.

Pansement vulvaire à la gaze *iodoformée*.
Expectation.

Rétroflexion.

Si métrite, métro-salpingite :

Curettage (voir ce mot) suivi d'injections iodées.

Si péri-métro-salpingite :

Injections chaudes antiseptiques :

Borate de soude. . . . . . . 200 gr.

en 20 paquets. 1 paquet pour 1 litre d'eau.

ou :

Monol. 1 cuillerée à soupe pour 2 litres d'eau.

Applications sur le col de tampons d'ouate imbibés de :

Salol . . . . 10 gr.
Glycérine neutre . . . . . . 200 gr.

Révulsifs sur le ventre : teinture d'iode, petits vésicatoires, pointes de feu.

Ne tenter le redressement de l'utérus qu'après avoir calmé les phénomènes inflammatoires.

1° Réduire la rétroflexion :

Malade dans la position génu-pectorale.

— Schultze —

Réduction à l'aide de la sonde :

Sonde métallique (hystéromètre) introduite jusqu'au fond de l'utérus, le bec regardant en bas et en arrière, suivant la courbure de l'utérus. On fait décrire à la sonde un quart de cercle qui ramène sa concavité en avant et en haut. L'utérus est entraîné et redressé dans ce mouvement.

2° Fixation de l'utérus réduit :

L'instrument retiré, maintenir l'utérus à l'aide d'un gros tampon glycériné ou d'un pessaire (*anneau élastique* de Dumontpallier, pessaire de Hodge à double courbure).

Traitement chirurgical :

Si rétroflexion mobile douloureuse :

Raccourcissement des ligaments ronds et fixation de l'utérus à la paroi abdominale, hystéropexie, gastro-hystéropexie (Terrier).

Si annexites chroniques :

— Doyen —

Hystérectomie vaginale.

Vagino-fixation.

Si rétroflexions avec adhérences :

— Auvard —

Massage quotidien d'après la méthode de Thure Brandt.

— Stocker (de Lucerne) —

Une sonde soigneusement garnie d'ouate imbibée d'une solution *phéniquée* à 5 p. 100 est introduite dans la cavité de l'utérus après que celui-ci a été abaissé dans le spéculum au moyen de la pince à griffes. Ayant ensuite enlevé la pince et le spéculum, on redresse l'utérus avec précaution et, autant que les adhérences le permettent, en imprimant doucement à la sonde un mouvement de rotation et en abaissant en même temps le manche de l'instrument. L'autre main de l'opérateur sent alors distinctement, à travers les parois abdominales, les adhérences qu'il peut masser facilement en pratiquant avec douceur des frictions circulaires. Si les adhérences sont molles, une seule séance suffit parfois pour redresser l'utérus et pour le maintenir dans cette nouvelle position au moyen d'un pessaire. Mais, habituellement, un assez grand nombre de séances sont nécessaires pour atteindre ce but.

L'emploi d'une sonde garnie d'ouate et rendue antiseptique par l'*acide phénique* écarterait tout danger d'infection ainsi que de lésion traumatique de l'utérus. Cette méthode présenterait encore sur les autres procédés de massage, dans les rétroflexions utérines avec adhérences, l'avantage d'être moins douloureuse et de pouvoir être appliquée sans difficulté même chez les femmes dont les parois abdominales, épaisses et résistantes, ne permettent pas, dans les conditions habituelles, de sentir distinctement les limites de l'utérus et ses adhérences.

— PEYROT —

Injections vaginales chaudes antiseptiques (voir *Endocervicite*).

Lavements froids.

Hydrothérapie méthodique.

L'utérus mobilisé sera réduit (voir ci-dessus).

Si fibrome utérin (voir ce mot) :

Expectation.

Électrothérapie. Pôle + dans l'utérus, pôle — sur l'abdomen.

Intervention chirurgicale ; laparotomie ou hystérectomie vaginale, suivant les indications.

Contre les *symptômes douloureux* et phénomènes réflexes :

Troubles nerveux.
Névralgies.
Chorée.
Dyspepsie.
Attaques hystériformes.
Vomissements, nausées.
Stérilité.
(Voir ces mots.)

Rétroversion.

(Voir *Rétroflexion.*)

Première partie du traitement :

Curettage, ignipuncture du col, excision des ectropions.

Deuxième partie :

Révulsion sur l'abdomen : *teinture d'iode, pointes de feu.*

Injections vaginales chaudes :

Borate de soude, 10 grammes par litre d'eau.

ou :

Acide borique, 30 grammes par litre d'eau.

ou :

Monol. 1 cuillerée à soupe pour 1 litre d'eau.

Pansements vaginaux :

Ichtyol	20 gr.
Glycérine neutre.	250 gr.

Troisième partie :

Massage d'après la méthode de Thure Brandt :

— THURE BRANDT —

Premier procédé : MOUVEMENT DE BASCULE (Guppning). On l'emploie quand l'utérus est petit et rigide, de manière que le fond peut être soulevé par pression sur la face antérieure de la portion vaginale et que par là la main libre peut saisir, à travers les parois abdominales, derrière le fond utérin.

Deuxième procédé : ÉTREINTE (Klaemming). Est employé quand l'utérus se trouve tout contre le sacrum et ne peut par conséquent être versé. Cette manœuvre se fait de la manière suivante : à travers les parois abdominales, on pose légèrement les doigts de la main libre au-dessus du fond utérin, et au moment où le doigt interne, placé sur la portion vaginale, pousse l'utérus en haut, on enfonce les doigts de la main libre derrière le fond utérin, après quoi on attire l'utérus en avant et en bas contre le pubis, de la façon habituelle, c'est-à-dire bimanuellement.

Troisième procédé : ACCROCHEMENT (Ikrokning). Est employé dans les rétroflexions quand l'utérus est très flexible et que la pression sur le col augmente encore l'angle de flexion. La chose principale, c'est de glisser, par un des côtés de la matrice, l'extrémité digitale sous le fond utérin et de soulever celui-ci vers les parois abdominales où les doigts de la main libre le saisissent en arrière et achèvent la réduction.

Quatrième procédé : PRESSION DE REDRESSEMENT. Est à employer quand la portion vaginale est dirigée en avant et se trouve fixée dans cette position. Dans ces cas, il faut procéder de la manière suivante : la patiente étant dans la position mi-couchée courbée, on introduit l'index de la main gauche dans le vagin et on l'engage sous le fond utérin puis, comme dans le manuel précédent, on relève l'utérus vers les parois abdominales. On place alors les extrémités des doigts de la main droite sur les parois abdominales, immédiatement au-dessus de la symphyse et on les pousse jusque sur la région de l'isthme de l'utérus. On amène à présent le doigt interne en avant, on le place sur la face antérieure du col, tout contre les doigts de la main libre, on exerce une pression simultanée des deux mains, de manière à refouler la matrice en haut et en arrière, le long du sacrum, jusqu'à ce que les parties de soutien antérieures opposent de la résistance. On maintient la pression pendant quelques secondes.

Par suite de ces manœuvres, l'utérus est déjà quelque peu fléchi en avant. Maintenant, tandis que le doigt explorateur, resté en place, soutient seul l'utérus, on remonte légèrement le long de celui-ci, avec la main libre, et quand les extrémités digitales ont dépassé le fond utérin, on les enfonce immédiatement, mais prudemment, derrière le fond. Si, contre toute attente, la réduction de l'utérus n'a pas complètement réussi, on retourne prudemment la main libre de manière que les extrémités digitales arrivent en bas, et on complète la réduction en exerçant une légère pression vers l'avant et le bas ou de légers frottements circulaires au-dessus du fond utérin. L'utérus se trouve maintenant le long du doigt explorateur qui pendant tout le temps est resté presque immobile.

Supposons la réduction faite, il ne reste plus qu'à maintenir l'utérus en bonne position. C'est la quatrième et dernière partie du traitement. Pour cela, il suffit de replacer chaque jour l'utérus en antéversion exagérée et de faire ensuite un certain nombre de frictions circulaires sur la face postérieure et sur le fond de l'organe. L'utérus se contracte énergiquement, ainsi que ses ligaments suspenseurs, et, à la fin de chaque séance, on trouve l'utérus petit et remarquablement durci, donnant la sensation d'une petite bille de billard. Cet état de contraction de la matrice dure un temps plus ou moins long après chaque séance, si bien qu'au bout de quelques jours on trouve, à l'examen, l'utérus contracté et ferme, exactement situé derrière le pubis. A partir de ce moment, la guérison est définitive.

Si **rétroversion irréductible de l'utérus gravide :**

Provoquer l'avortement.

Rigidité du col.

(Voir *Accouchement.*)

— PORACK —

Si **rigidité d'origine nerveuse :**

Antisepsie gynécologique rigoureuse.

Prescrire les lavements de chloral :

Hydrate de chloral.	1 à 3 gr.
Jaune d'œuf.	nº 1
Lait.	200 gr.

Injections vaginales chaudes antiseptiques :

Sublimé	0 gr. 25 cent.
Acide tartrique.	1 gr.
Teinture de carmin.	II gouttes.

Pour 1 paquet. 1 paquet dans 1 litre d'eau. Nº 10.

Grands bains prolongés.

Si **douleurs très vives :**

Inhalations de *chloroforme*.

Si **rigidité du col anatomique :**

Incisions au bistouri sur le col, une ou plusieurs

de 3 à 4 millimètres jusqu'à 1 centimètre au plus, sur les points les plus tendus.

Dilatation du col à l'aide d'un dilatateur métallique.

Rupture de l'utérus.

Laparotomie.

Si l'orifice est dilaté, extraire le fœtus par les voies naturelles (version ou forceps).

Salpingite.

Période aiguë :

Thérapeutique médicale conservatrice.

Repos absolu.

Grands bains répétés.

Révulsifs : Pointes de feu, vésicatoires *morphinés* (1 centigramme), badigeons de *teinture d'iode* loco dolenti.

Sangsues, ventouses scarifiées.

Cataplasmes, lavements *laudanisés*, X à XX gouttes.

Irrigations vaginales chaudes (38 à 50°) et prolongées, 6 à 10 litres d'eau *phéniquée* à 1/200, ou contenant pour 1 litre d'eau 10 grammes de *borate de soude* ou 0 gr. 25 cent. de *sublimé* ou une cuillerée de *monol* (voir *Antisepsie gynécologique*).

Purgatifs légers (voir *Constipation*).

Sangsues dans les fosses iliaques.

Scarifications du col.

Lavements au *chloral* (1 à 3 grammes), à la *valériane.*

Chloral	1 à 4 gr.
Jaune d'œuf.	n° 1
Lait.	200 gr.

Pour 1 lavement.

Electrothérapie.

Courants faradiques continus : pôle + dans la cavité utérine, pôle — sur le ventre.

Massage méthodique suédois d'après la méthode de Thure Brandt.

Traitement chirurgical (expectation).

— Pozzi — Doléris —

Dilatation permanente du col et drainage utérin (voir ces mots).

Après la poussée aiguë : curettage de l'utérus suivi d'injections répétées de *teinture d'iode* ou de *glycérine créosotée :*

Créosote de hêtre.	10 gr.
Glycérine neutre	15 gr.
Alcool.	10 gr.

Si **coliques salpingiennes** :

Prescrire la potion :

Teinture de viburnum prunifolium.	XX gouttes.
Elixir de Garus	15 gr.
Sirop de sucre.	20 gr.
Eau	300 gr.

1 cuillerée à soupe, toutes les 1/2 heures ou toutes les heures;

ou :

Injection hypodermique :

Chlorhydrate de morphine. . .	0 gr. 10 cent.
Sulfate d'atropine.	0 gr. 01 cent.
Eau de laurier-cerise.	2 gr.
Eau distillée.	8 gr.

1/2 à 2 seringues de Pravaz, dans les 24 heures.

Si **dysménorrhée** (voir ce mot).

Si **aménorrhée** (voir ce mot).

Si **ménorrhagie** :

Injections vaginales chaudes, 40 à 45°, antiseptiques (voir *Antisepsie gynécologique*).

Repos absolu sur le dos, les cuisses fléchies.

Boissons froides : champagne frappé, lait, bouillon.

Injections intra-utérines d'eau à 40°.

A l'intérieur :

— J. Chéron —

Teinture d'hydrastis canadensis	4 gr.
Elixir de Garus	20 gr.
Sirop simple.	30 gr.
Eau.	120 gr.

A prendre en 8 fois dans les 24 heures ;

ou :

Injection hypodermique avec la solution :

Ergotine.	1 gr.
Eau distillée	10 gr.

1 à 2 seringues de Pravaz :

ou :

Ergotinine	0 gr. 01 cent.
Acide lactique	0 gr. 02 cent.
Eau de laurier-cerise.	10 gr.

III à X gouttes ;

ou :

Teinture d'hamamelis virginica. X à XXX gouttes, en potion ou dans un lavement.

Si cystite :

Boissons diurétiques.
Régime lacté. Alcalins.
Bains prolongés tous les 3 jours.
Cataplasmes *laudanisés*.
Salol, à l'intérieur, 1 à 3 grammes en cachets de 0 gr. 50 cent.
Tisane de *pareira brava*, 20 à 30 grammes par litre, décoction.

Si rectite :

Lavements d'amidon.
Suppositoire :

Extrait de ratanhia	0 gr. 50 cent.
Extrait de belladone.	0 gr. 01 cent.
Beurre de cacao.	4 gr.

Purgatifs légers : graines de lin, de moutarde blanche.
Eau minérale purgative.

Si troubles digestifs, dyspepsie utérine, dilatation de l'estomac (voir ces mots).

Si névralgie lombo-abdominale :

Ventouses sèches.

Frictions lombaires, matin et soir, avec le liniment :

Chloroforme	10 gr.
Huile de muscade	āā 5 gr.
Huile de girofle	
Ether.	15 gr.
Alcoolat de genièvre.	90 gr.

A l'intérieur :

Phénacétine. . . . . 0 gr. 50 cent.

en cachet ;

ou :

Acétanilide. . 0 gr. 25 cent. à 1 gr.

En cachets de 25 cent. Prescrire 0 gr. 50 cent. par dose au maximum.

Si névralgie intercostale :

Révulsifs : badigeons de *teinture d'iode morphinée* à 0,20/20.

Pulvérisations de *chlorure de méthyle* sur le trajet du nerf.

Si **hystérie** (voir ce mot) :

Hydrothérapie méthodique.

Bromure de potassium, de *strontium*, 1 à 3 grammes par jour.

ou :

Valérianate d'ammoniaque liquide (Pierlot).

5 à 10 grammes par jour, 1 à 2 cuillerées à café.

Si anorexie (voir ce mot) :

Hydrothérapie,

et :

Teinture de noix vomique	āā 10 gr.
— de Mars tartarisée	

V à VIII gouttes avant chaque repas.

Si toux utérine :

Avant chaque repas, 1 pilule contenant :

Valérianate de quinine	1 gr.
Extrait de réglisse	Q. s.

Pour 10 pilules.

Si palpitations :

— Bouilly —

Potion :

Bromure de potassium. . . .	20 gr.
Teinture de digitale	2 gr.
Eau.	300 gr.

1 à 3 cuillerées par jour ;

ou :

— Richelot —

Teinture de strophantus au 1/5. 10 gr.

V gouttes, matin et soir, dans un peu d'eau sucrée.

Si neurasthénie (voir ce mot) :

Hydrothérapie.
Massage.
Toniques : *kola*, *coca*, *hypophosphites*, *caféine*,

glycérophosphates de Vital (25 centigrammes par jour).

Injections hypodermiques de *sérum artificiel*, 5 à 10 grammes, 2 fois par semaine.

Si céphalalgie :

Phénacétine. . . . . 0 gr. 50 cent.

en 1 cachet ;

ou :

Cérébrine bromée ou iodée.

1 à 2 cuillerées à café, dans un peu d'eau ;

ou :

Bromhydrate de quinine. . . .	0 gr. 15 cent.
Antipyrine.	0 gr. 50 cent.

Pour 1 cachet. N° 6. 3 par jour.

Si insomnie :

Extrait thébaïque. . 0 gr. 02 à 0 gr. 05 cent.

en pilule ;

ou :

Sulfonal . . . . . . 0 gr. 50 à 2 gr.

en cachets de 0 gr. 50 cent. ;

ou :

Hypnal. . . . . . . 0 gr. 50 à 1 gr.

en cachets de 50 centigrammes ou en potion.

Hydrothérapie :

Douche froide, avant le diner, en jet brisé sur la région lombaire et le long de la colonne vertébrale, douche chaude sur les pieds.

— Pozzi — Bouilly — Guinard —

Si tous les moyens thérapeutiques ont échoué :

Laparotomie :

Incision de la paroi abdominale.

Rupture des adhérences, à l'aide des doigts.

Annexes peu à peu ramenées à l'extérieur, pédiculisées au ras de l'utérus et sectionnées au thermocautère.

Pédicule lié à la soie stérilisée et réduit dans l'abdomen.

— Doyen — Segond — Richelot — Camescasse — Gérard-Marchand —

Hystérectomie abdominale ou vaginale suivant les cas.

Eaux minérales :

Avant l'opération : Luxeuil, Néris, Salins, Plombières, Salies-de-Béarn, Challes, Luchon, Barèges, Royat.

Après l'opération : Balaruc, Amélie, Saint-Gervais, Bussang, Forges, Pougues.

En général les eaux *chlorurées sodiques*.

Salpingite blennorrhagique.

Aiguë :

Repos absolu au lit.

Irrigations vaginales chaudes (40 à 45°) antiseptiques :

Naphtol β.	10 gr.
Alcool.	200 gr.

1 cuillerée à café pour 1 litre d'eau ;

ou :

Monol. 1 cuillerée à soupe pour 1 litre d'eau;

ou :

Sublimé	0 gr. 50 cent.
Acide tartrique.	1 gr.
Teinture de carmin.	II gouttes.

Pour 1 paquet. N° 20. 1 paquet pour 1 litre d'eau.

Pointes de feu, vésicatoires (*morphinés* à 0 gr. 01) sur la paroi abdominale.

Badigeonnages intra-utérins, écouvillonnage avec un Playfair entouré d'ouate hydrophile imbibé de perchlorure de fer;

ou :

Teinture d'iode ou *glycérine iodée* à 3/1000;

ou :

Créosote de hêtre.	15 gr.
Glycérine neutre	45 gr.

Surveiller la constipation.

Crayons médicamenteux à l'*aristol* ou au *sublimé* introduits dans l'utérus.

Si **pelvi-péritonite** (voir ce mot) :

Repos.

Cataplasmes. Révulsifs. Sangsues. Glace sur le ventre.

Salpingite tuberculeuse.

Ablation des annexes de l'utérus atteints de tuberculose.

Salpingo-ovarite.

(Voir *Ovaro-salpingite.*)

Scarifications du col.

(Voir *Endocervicite*, *Ectropion*, *Métrite.*)

Septicémie puerpérale.

(*Infection généralisée.*)

Prophylaxie :

Antisepsie rigoureuse.

Garde sage-femme expérimentée et propre.

Asepsie parfaite. — Antisepsie (canules stérilisées, tube stérilisé à l'eau bouillie).

Suturer immédiatement les plaies de la vulve et les déchirures du périnée, pansement antiseptique (*iodoforme, aristol, dermatol, salol*).

Symptômes :

Fièvre (38 à 41°).

Douleurs abdominales.

Sensibilité de l'utérus.

Mauvaise odeur des lochies.

Antisepsie vulvaire :

Lotions toutes les 2 heures avec la solution de *sublimé* à 1/2 millième.

Antisepsie vaginale :

Toutes les 3 ou 4 heures, injection vaginale avec l'une des solutions formulées ci-dessous.

Traitement local :

Suturer les plaies, déchirures, aussitôt après l'accouchement.

Si la cicatrisation est lente, faire de nouvelles sutures et nettoyer la plaie (avivement, grattage).

Appliquer un tampon de coton hydrophile *salolé* sur la vulve.

Saupoudrer les excoriations, écorchures vulvaires avec :

Salol.	⎫
Talc	⎬ ãã
Acide borique pulvérisé. . . .	⎭

ou :

Iodoforme, dermatol, orthoforme, aristol.

Injection intra-utérine :

Si la température atteint 38° donner une injection intra-utérine, à moins que l'hyperthermie ne puisse être attribuée à de la lymphangite du sein ou à une constipation prolongée.

N'employer que de l'eau filtrée et bouillie.

Irrigations antiseptiques avec 2 à 8 litres d'eau stérilisée additionnée de l'un des antiseptiques suivants :

Antisepsie utérine :

Injections intra-utérines, 2 par jour, emploi de la sonde métallique à double courant de Budin ou de Doléris.

Antisepsie minutieuse :

1° Savonnage de la vulve.

2° Lavage du vagin avec la solution de *sublimé* à 1/4000.

3° Introduction de la sonde à double courant dans l'intérieur de l'utérus.

Faire passer 2 à 8 litres d'eau bouillie ou légèrement phéniquée (38 à 40°) :

Acide phénique.	20 gr.
Alcool	āā 80 gr.
Eau bouillie.	

1 cuillerée pour 1 litre d'eau bouillie donne une solution à 1/500 ;

ou :

— Ribemont —

Iode métallique	1 à 3 gr.
Iodure de potassium	6 gr.
Eau distillée	1000 gr.

ou :

Permanganate de potasse. . .	20 gr.
Eau bouillie.	400 gr.

1 cuillerée pour 2 à 4 litres d'eau. 1 cuillerée contient 1 gramme de permanganate ;

ou :

Monol. 1 cuillerée à soupe pour 1 litre d'eau ;

ou :

Sublimé . . . 0 gr. 25 cent. à	1 gr.
Acide tartrique.	1 gr.
Teinture de carmin.	II gouttes.

Pour 1 paquet. N° 20. 1 paquet pour 1 litre d'eau.

Après cette injection, en faire une seconde avec

150 centimètres cubes de la solution de *bleu de méthylène* à 1/10000 ;

ou :

Naphtol β.	10 gr.
Alcool	200 gr.

1 cuillerée à café pour 1 litre d'eau ;

ou :

Sulfate de cuivre.	50 gr.

En 10 paquets. 1 paquet pour 1 litre d'eau.

Quand la température descend le matin au-dessous de 38°, ne faire l'injection intra-utérine que le soir.

L'injection intra-utérine continue sera employée dans ces cas :

Embryotomie pour fœtus putréfié.

Fièvre persistant après injection intra-utérine simple. Employer la solution *monolée* ou *phéniquée* à 1/200 ou *boriquée* à 40/1000.

Si **utérus déplacé :**

Abaisser l'utérus à l'aide de pinces de Museux appliquées sur le col.

Si **fièvre persiste** (39 à 41°) et si **rétention placentaire :**

Curettage de l'utérus (voir *Curettage*) à l'aide de la curette irrigatrice d'Auvard ou de la curette de Récamier, suivi d'un écouvillonnage avec la solution :

Créosote de hêtre.	ââ
Glycérine neutre.	ââ
Alcool.	ââ

ou :

Chlorure de zinc.	1 gr.
Eau	20 gr.

Drainage de la cavité utérine à la gaze *salolée*, tamponnement vaginal.

Renouveler le pansement au bout de 2 jours, puis tous les 3 jours. Durée 15 jours environ. Le 6e jour on supprime le pansement intra-utérin.

Appliquer sur le ventre un sac de glace (interposer de la flanelle).

Si **péritonite purulente** :

Laparotomie.

Traitement général.

Si **septicémie utérine** (sans péritonite).

Bains froids, lotions froides, enveloppement dans le drap mouillé.

Alimentation :

Lait. Champagne. Bouillon. Thé de bœuf.

Grogs chauds. — Café noir additionné de fine-champagne.

Toniques : quinquina, kola, coca, glycérophosphates, vins de kola, de coca.

Sérumthérapie :

a. — Sérum antistreptococcique de Marmorek (?), dose 10 à 30, 40 cent. cubes (voir *Thérapeutique hypodermique*) ;

ou :

b. — Sérum de Roger (?).

e. — Sérum minéral artificiel. (C'est le meilleur sérum.)

Chlorure de sodium	7 gr. 50 cent.
Eau stérilisée.	1000 gr.

C'est un lavage du sang obtenu par des injections intra-veineuses de 1, 2, 4 à 6 litres de sérum dans les 24 heures.

ou :

Chlorure de sodium.	7 gr. 50 cent.
Phosphate de soude	2 gr.
Eau.	1 litre.

(stérilisé à froid par l'ozone).

Si constipation, auto-intoxication intestinale :

Cachets :

Benzo-naphtol.	0 gr. 50 cent.

Pour un cachet. 2 à 4 cachets par jour.

et :

Calomel. . . 0 gr. 10 à 0 gr. 15, 0 gr. 20 cent.

En cachets.

Si hémorrhagie utérine (voir ce mot, *Avortement*, *Accouchement*) : injections intra-utérines (ci-dessus).

Potion :

Teinture de cannabis indica. .	2 gr.
Hydrolat de tilleul.	100 gr.
Hydrolat de fleurs d'oranger.	25 gr.
Teinture de cannelle.	5 gr.
Julep gommeux	120 gr.

A prendre par cuillerées à soupe toutes les 2 heures.

Tamponnement utéro-vaginal à la gaze *iodoformée*. — Curettage.

Réchauffer les extrémités, sinapismes aux poignets, coudes, genoux et mollets.

Si **céphalalgie** et fièvre continue (39° à 41°.)

Sulfate de quinine. 0 gr. 50 cent. à 2 gr.

en cachets de 0 gr. 50 cent. ;

ou :

Bromhydrate de quinine. . . .	0 gr. 25 cent.
Antipyrine.	0 gr. 50 cent.

pour 1 cachet. 2 à 4 par jour.

Si **vomissements** :

Champagne frappé, lait glacé coupé d'eau de Vichy. — Potion de Rivière.

Si **insomnie** :

Injections sous-cutanées de morphine :

Chlorhydrate de morphine. . .	0 gr. 05 cent.
Sulfate d'atropine	0 gr. 002 mgr.
Eau bouillie.	5 gr.

1 à 2 seringues de Pravaz ;

ou :

Hypnal	10 gr.
Sirop de sucre	200 gr.

1 à 2 cuillerées à soupe le soir ;

ou :

Sulfonal. . . . . . . 0 gr. 50 à 1 gr.

en cachets de 50 cent.

Si collapsus :

Injections d'*éther*, 1 à 4 seringues de Pravaz dans la journée et de *caféine :*

Solution :

Caféine	2 gr. 50 cent.
Benzoate de soude.	3 gr.
Eau distillée	10 cc. cubes.

1 à 3 seringues de Pravaz.

Potion à prendre par cuillerées à soupe :

Extrait mou de quinquina. . .	3 gr.
Potion de Todd.	

Réchauffer les extrémités; sinapismes sur les mollets, les coudes, les bras.

Inhalations d'oxygène.

Alimentation : potages, œufs, lait toutes les 3 heures.

Sténose du col.

(Voir *Atrésie du col.*)

Sténose de la vulve.

(Voir *Atrésie de la vulve.*)

Stérilité.

Indication causale :

Imperforation de la vulve, imperforation de la partie inférieure du vagin.

Traitement : créer un vagin artificiel.

La vessie et le rectum préalablement vidés, la malade anesthésiée est placée dans la position de la taille. Au moyen du doigt de la main gauche introduit dans le rectum et d'un cathéter placé dans l'urèthre et maintenu par un aide, on dirigera ses manœuvres.

Dans un premier temps, on fera une incision transversale, avec deux petits débridements latéraux à égale distance du rectum et de l'urèthre. On s'aidera ensuite des doigts et d'une spatule plutôt que du bistouri, pour décoller les tissus, en ayant soin de se tenir toujours le plus près possible de la paroi rectale, dont la lésion, ainsi que celle de la vessie, présente le plus grand écueil de l'opération. Dans un deuxième temps, quand on sera arrivé sur la tumeur, on l'incisera largement. Après avoir débarrassé la poche du sang et des caillots qu'elle contient, on fera une injection antiseptique et un pansement à la gaze *iodoformée*.

Pour s'opposer à la rétraction cicatricielle consécutive, il est très important de revêtir de téguments l'infundibulum que l'on vient de créer. On utilisera, pour cela, le décollement et le glissement de la muqueuse et de la peau voisines, qui auront été disséquées avec soin et ménagées dans ce but. Mais malgré l'autoplastie, le tissu cicatriciel a une grande tendance à combler peu à peu la cavité obtenue artificiellement. Aussi faut-il avoir soin de continuer pendant longtemps la dilatation. Le coït, pratiqué tous les jours, peut empêcher la rétraction de se produire (de Sinéty).

Si vaginisme (voir ce mot) :

Badigeonner les parties hyperesthésiques avec la solution :

Chlorhydrate de cocaïne . . .	5 gr.
Eau.	100 gr.

3 fois par jour.

Irrigations vaginales chaudes, antiseptiques, 42 à 50°.

Suppositoires vaginaux :

Bromure de potassium.	0 gr. 50 cent.
Extrait d'opium	0 gr. 10 cent.
Acide thymique.	0 gr. 05 cent.
Beurre de cacao.	4 gr.

Pour 1 suppositoire.

Révulsion sur la région lombaire : *pointes de feu*, *sinapismes*, badigeons de *teinture d'iode*.

Dilatation du vagin à l'aide du spéculum retiré encore ouvert (sous le chloroforme).

Faire pratiquer le coït, la femme étant sous l'influence du sommeil anesthésique.

Si **atrésie, sténose, rétrécissement du col** :

Incision.

Dilatation avec les tiges de laminaire *iodoformées* (voir *Curettage*).

Dans certains cas, incision du col, ablation d'une partie du col.

Dilatation progressive du col (bougies en gomme ou bougies métalliques de Hégar).

Si ectropion des lèvres du col (voir *Ectropion*).

Si déviations utérines :

(Voir *Rétroversion*, *Rétroflexion*, *Antéflexion*, *Antéversion*.)

Si rétroversion :

Faire pratiquer le coït, la femme étant sur les coudes et sur les genoux.

Si prolapsus utérin :

Massage selon la méthode de Thure-Brandt.

Si métrite endométrite (voir ces mots) :

Curettage de la cavité utérine.

Si endocervicite :

Attouchements avec la solution :

Résorcine.	15 gr.
Eau distillée.	150 gr.

ou :

Ichtyol	20 gr.
Glycérine neutre.	200 gr.

Injections vaginales chaudes alcalines (bicarbonate de soude, 20 grammes par litre) avant le coït.

Si tumeurs de l'utérus :

Intervention chirurgicale dans la plupart des cas.

Si salpingite (voir ce mot).

Si ovarite (voir ce mot).

Si dysménorrhée, aménorrhée (voir ces mots).

Si hermaphrodisme :

Traitement superflu.

Si **blennorrhagie, syphilis, chloro-anémie, albuminurie, obésité** (voir ces mots).

Traitement par la fécondation artificielle.

Contre-indications :
Aménorrhée précoce.
Ménopause.
Rétrécissement du bassin.
Pelvi-péritonite chronique.
Tuberculose.

Examiner le mari (épididymite blennorrhagique, hypospadias), examen microscopique de son liquide spermatique, y constater la présence des spermatozoïdes.

Si **impuissance** (voir ce mot).

Le mois de mai (de Sinéty) est plus favorable à la fécondation.

Conseiller les rapports sexuels dans les premiers jours qui suivent les règles, tous les trois à quatre jours.

On ne devra pratiquer la fécondation artificielle que si la menstruation existe.

Recommander à la femme de prendre une injection alcaline tiède :

Bicarbonate de soude.	20 gr.
Eau	2 litres.

Bain alcalin prolongé.

Technique : Aspirer le sperme déposé dans le vagin pendant le coït à l'aide d'une seringue en verre à injections utérines, munie d'une canule en caoutchouc. La seringue aura été préalablement plongée dans l'eau à 37°,7.

Introduire la canule dans le col et la pousser jusqu'au fond de l'utérus. Il ne faut pas injecter plus de deux gouttes de sperme. Retirer la canule et boucher le col avec un petit tampon d'ouate stérilisée.

Conseiller le repos au lit pendant 12 heures.

On peut renouveler, si insuccès, l'opération avant les époques ou 15 jours après. Après 5 à 6 tentatives, il est inutile de recommencer.

— Hausmann — Eustache —

Porter le sperme sur l'orifice du col, avec le doigt.

— Pajot —

Employer le *fécondateur*, instrument formé de deux valves métalliques, formant un tube garni d'un piston.

Eaux minérales :

Si herpétisme :

La Bourboule, Mont-Dore.

Si arthritisme :

Pougues (Saint-Léger), Vals, Cusset, Vichy, La Malou, Dax, Evian, Luxeuil.

Si lymphatisme :

Bagnoles (Orne), Gastein, Bagnères-de-Bigorre, Saint-Sauveur, Royat, Ems.

Salins, Salies-de-Béarn, Uriage.

Si scrofulose :
Bourbon-l'Archambault, Bourbonne, Nauheim.

Suppuration pelvienne.

(Voir *Pelviens [abcès]*.)

Syndrome utérin

(Voir *Métrite.*)

Syphilides du col.

(Voir *Plaques muqueuses*, *Syphilis. Chancre induré.*)

Syphilides vulvaires

(Voir *Chancre induré vulvaire*, *Érosions de la vulve.*)

Syphilis.

Alimentation tonique. — Éviter les veilles, les fatigues, les excès. Vie calme, tranquille.

Changement de climat, habiter la campagne, le bord de la mer.

Hydrothérapie.

Massage. Bains de vapeur.

Viandes grillées, thé de bœuf, lait.

Pas d'alcool, pas de liqueurs.

Première période.

— Chancre vulvaire :

Traitement local.

Méthode abortive (?), excision du chancre.

Lavages avec un tampon d'ouate hydrophile imbibé de la solution :

Bichlorure de mercure. . .	àà 0 gr. 50 cent.
Acide tartrique	
Eau bouillie.	1000 gr.

ou :

Acide phénique	àà 10 gr.
Alcool	
Eau bouillie.	1000 gr.

ou :

Eau boriquée à 30/1000[e].

ou :

Monol. 1 cuillerée à soupe pour 1 litre d'eau, en lotions.

Saupoudrer ensuite avec :

Aristol. Poudre de *calomel. Salol. Résorcine. Acide pyrogallique* en poudre. *Dermatol*, *Orthoforme.*

Méthode abortive (?).

Pâte de Canquoin (2 heures). Fer rouge. Excision.

Si chancre phagédénique :

Badigeonnages avec la solution de *perchlorure de fer*, suivis d'applications d'*aristol.*

On est quelquefois obligé de limiter l'envahissement au moyen de pointes de feu avec le thermocautère.

De temps en temps toucher le fond de l'ulcération avec le crayon de *nitrate d'argent.*

Chancre induré du col :

Injections vaginales, matin et soir, avec un litre et demi d'eau contenant un paquet :

Sublimé.	0 gr. 50 cent.
Acide tartrique	1 gr.

Cautérisations avec le crayon de *nitrate d'argent* ou de *sulfate de cuivre*, ou avec la solution :

Nitrate d'argent.	1 à 2 gr.
Eau	20 gr.

Insufflations d'*iodoforme*, d'*aristol*, de *salol*, d'*iodol*, de *gallanol*, de *tanin*.

Appliquer un petit tampon d'ouate hydrophile imbibé de la solution :

Acide phénique	2 gr.
Eau distillée.	100 gr.

ou :

Salol ou aristol	10 gr.
Glycérine neutre.	120 gr.
Eau distillée.	100 gr.

— Balzer —

Si le **chancre est profond :**

Appliquer gros comme une lentille de la pommade :

Précipité rouge.	0 gr. 10 cent.
Vaseline	20 gr.

ou :

Badigeons avec :

Iodure de potassium.	1 gr.
Iode métalloïde.	0 gr. 05 cent.
Eau distillée	60 gr.

Insufflations d'*iodoforme*, de poudre de *calomel*, ou d'*aristol* ou de *dermatol*. Tampon d'ouate *salolée* ou *aristolée*.

Pansement renouvelé tous les jours.

Deuxième période.

Lésions cutanéo-muqueuses (roséole, lichen, syphilide papuleuse, plaques muqueuses), lésions du système nerveux, des yeux ; lésions viscérales, troubles de la santé générale.

— FOURNIER —

Pendant plusieurs mois, traitement mercuriel :

Protoiodure de mercure. . . .	0 gr. 05 cent.
Extrait d'opium. 0 gr. 01 cent. à	0 gr. 02 cent.
Conserve de roses.	Q. s.
Poudre de réglisse.	

pour 1 pilule. 1 chaque jour. N° 60 ;

ou :

— BALZER —

Protoïodure Hg.	0 gr. 05 cent.
Extrait de ratanhia.	ãã Q. s.
— de gentiane.	

pour 1 pilule. 1 par jour ;

ou :

Prendre chaque jour dans du lait une cuillerée à soupe de liqueur de van Swieten, c'est-à-dire 0 gr. 015 de *bichlorure de mercure ;* y ajouter X à XX gouttes d'*élixir parégorique* si le mercure produit des troubles digestifs ;

ou :

— Vidal — Brocq —

Prendre, avant le dîner, une pilule contenant :

Bichlorure d'hydrargyre. . . .	0 gr. 01 cent.
Extrait thébaïque. 0 gr. 005 mgr. à	0 gr. 01 cent.
Mica panis	Q. s.

1 pilule ;

ou :

— Kaposi — Audigier —

Tannate de mercure.	0 gr. 10 cent.
Tanin.	0 gr. 05 cent.
Sucre de lait	0 gr. 40 cent.

pour 1 cachet. 1 à 2 cachets par jour, et même 3 ;

ou :

Tannate Hg. . 0 gr. 05 cent. à	0 gr. 10 cent.
Extrait de ratanhia	ââ Q. s.
Extrait de gentiane	
Glycérine.	Q. s.

pour 1 pilule.

F. 60 pilules semblables. 2 à 3 par jour, aux repas ;

ou :

— Brousse —

Prendre chaque jour une pilule contenant :

Gallate de mercure.	0 gr. 10 cent.
Extrait de quinquina	0 gr. 20 cent.
Excipient.	Q. s.

pour 1 pilule. N° 60 ;

ou :

— SCHWIMMER —

Salicylate de mercure. 0 gr. 05 à 0 gr. 15 cent. en cachets ou en pilules.

Faire toujours prendre le mercure avant les repas.

Si intolérance mercurique :

Surveiller les gencives (stomatite mercurielle), les troubles digestifs, la diarrhée.

Collutoire :

Alun.	2 gr.
Miel rosat	10 gr.
Glycérine	5 gr.

Gargarismes :

Chlorate de potasse.	5 gr.
Laudanum de Sydenham. . .	1 gr.
Eau de laurier-cerise.	15 gr.
Eau distillée.	250 gr.

Potion à prendre par cuillerées à soupe toutes les 3 heures :

Chlorate de potasse. .	2 gr. à 4 gr.
Sirop de limons.	30 gr.
Eau distillée.	150 gr.

Si le **traitement mercuriel n'est pas supporté par le tube digestif :**

Bains au *sublimé* (10 à 15 gr.) pour un bain.

Applications de larges bandes de diachylon au *calomel* de 1 décimètre carré, pendant 8 jours. Repos 8 jours. Réapplication pendant 8 jours (Quinquaud).

Frictions mercurielles (onguent napolitain) :

Employer chaque fois 3 à 5 grammes d'*onguent napolitain :*

Onguent napolitain frais. . 60 gr.
Essence de menthe. . . . . XXX gouttes

divisé en 20 boites, une pour chaque friction.

— Fournier —

1er jour, frictions sur le côté gauche du thorax ;
2e jour, frictions sur le côté droit du thorax ;
3e jour, frictions sur le côté gauche du ventre ;
4e jour, frictions sur le côté droit du ventre ;
5e jour, frictions sur la face interne de la cuisse gauche ;
6e jour, frictions sur la face interne de la cuisse droite ;
7e jour, frictions sur le mollet droit ;
8e jour, frictions sur le mollet gauche ;
9e jour, frictions sur le bras droit ;
10e jour, frictions sur le bras gauche.

Recommencer ensuite. Frictions pendant 3 semaines, suspendre 8 jours.

Après chaque friction appliquer une feuille d'ouate ou une bande de flanelle.

Si plaques muqueuses de l'isthme du pharynx :

Tous les 3 jours, cautérisations légères avec la solution :

Nitrate d'argent. . . . . 1 gr.
Eau distillée . . . . 15 à 20 gr.

ou :

Nitrate acide de mercure

(avec précaution).

— M. Natier —

Prescrire le gargarisme :

Liqueur de van Swieten. . .	5 gr.
Sirop de Cuisinier	100 gr.
Décoction d'orge ou de guimauve	1 litre.

ou :

— Brocq —

Sublimé.	0 gr. 10 cent.
Sirop diacode	30 gr.
Décoction de morelle.	170 gr.

Supprimer : liqueurs, épices, tabac.

Après chaque repas, laver la bouche avec de l'eau tiède additionnée de *borate de soude*.

Traitement par la méthode hypodermique.

— Vaucaire —

Sérum minéral hydrargyrique :

Sublimé.	0 gr. 20 cent.
Chlorure de sodium	1 gr.
Phosphate de sodium	2 gr.
Eau.	100 cc. cubes.

1 à 4 seringues de Pravaz, tous les 2 jours.

— Martineau — Delpech —

Injecter chaque jour une seringue de Pravaz de la solution :

Peptone mercurique ammonique.	1 gr.
Glycérine pure	50 gr.
Eau bouillie.	100 gr.

0 gr. 01 cent. de *sublimé* pour une seringue de Pravaz, 1 par jour;

ou :

Peptone en poudre de Catillon . . . . Chlorure d'ammonium pur.	} àà 0 gr. 30 cent.
Sublimé.	0 gr. 20 cent.
Glycérine neutre.	5 gr.
Eau distillée.	15 gr.

1 seringue de Pravaz tous les 2 ou 3 jours = 0 gr. 01 cent. de *sublimé*.

— Panas —

Biiodure de mercure.	0 gr. 40 cent.
Huile d'olive stérilisée. . . .	100 gr.

1 seringue de Pravaz = 4 milligr. de biiodure.

— Dreser —

Hyposulfite de mercure et de potassium	0 gr. 25 cent.
Eau distillée	10 gr.

une 1/2 seringue ou 1 seringue de Pravaz par jour.

— Jullien —

Succinimide mercurique. . .	0 gr. 20 cent.
Eau distillée.	100 gr.

1 seringue par jour = 2 milligr.

— Vacher —

Sublimé.	1 gr.
Salicylate de soude.	2 gr.
Eau distillée.	100 gr.

1 seringue de Pravaz tous les 2 jours;

ou mieux :

— Stoukowenkoff — Balzer —

Oxybenzoate de mercure . . .	0 gr. 30 cent.
Eau distillée	40 gr.
Chlorure de sodium	0 gr. 10 cent.
Chlorhydrate de cocaïne. . . .	0 gr. 15 cent.

1 seringue de Pravaz par jour.

Si syphilis grave :

— Scarenzio — Fournier — Balzer —

Calomel	1 gr. 50 cent.
Huile d'olives ou vaseline. . .	15 gr.

1 seringue de Pravaz par semaine.

ou :

— Watrasewski —

Oxyde jaune de mercure . . .	1 gr. 50 cent.
Eau gommeuse ou huile d'olives	15 c. cubes.

ou :

— Loewenthal — Senator —

Thymolacétate de mercure. . .	1 gr.
Glycérine.	10 gr.
Chlorhydrate de cocaïne. . . .	0 gr. 10 c. (?)

1 seringue de Pravaz par semaine;

ou :

Huile grise de Lang.

Formule de Balzer :

Mercure purifié.	20 gr.
Teinture éthérée de benjoin. .	5 gr.
Vaseline liquide	40 gr.

Cinq à six injections suffisent. Injecter 2 à 3 petites divisions de la seringue de Pravaz.

ou :

— Brousse — Gay —

Mercure purifié.	20 gr.
Lanoline.	5 gr.
Vaseline liquide	35 gr.

Excellente formule facile à préparer.

Mode opératoire des injections hypodermiques.

L'injection hypodermique doit se faire *profondément* et *lentement* dans le tissu musculaire de la région fessière (sillon rétro-trochantérien).

Précautions antiseptiques : lotion avec un tampon d'ouate imbibé de la solution de *sublimé* à 0 gr. 50/1000, massage de la masse musculaire, flambage à la lampe à alcool de l'aiguille en platine iridié.

Plonger d'un seul coup l'aiguille tout entière dans le tissu musculaire, pousser *lentement* le piston afin que le liquide soit absorbé sans provoquer de douleurs ; retirer l'aiguille rapidement, appuyer aussitôt l'index gauche sur la piqûre et terminer par un court massage à pleine main trempée dans la solution antiseptique, pour éviter la production de nodosités sous-cutanées.

Période de transition

Traitement *mercuriel,* traitement *ioduré.*

Iodure de potassium.	15 gr.
Eau.	250 gr.

2 cuillerées par jour, dans de la bière ou dans du

sirop d'écorces d'oranges amères, 1 cuillerée contient 1 gramme d'iodure ;

ou :

Iodure de potassium	20 gr.
Sirop d'éc. d'oranges amères.	500 gr.

1 à 4 cuillerées à soupe par jour ;

ou :

Sirop de Gibert (sirop de deuto-iodure ioduré de mercure), 1 cuillerée à soupe par jour ;

ou :

Dragées à l'*iodure de potassium*, contenant 0 gr. 50 à 1 gramme d'iodure.

Si adénopathies, éruptions papuleuses, douleurs périostées tibiales, gommes précoces :

Prescrire l'*iodure de potassium*.

Période tertiaire.

— Brocq —

Traitement mixte énergique :

Mercure (syphilides plastiques).

Iodure de potassium (syphilides ulcéreuses).

Iodure de potassium, 2 à 8 grammes par jour dans du lait ou de l'eau de Vichy.

Mercure : *calomel*, 0 gr. 25 à 0 gr. 75 cent. par jour dans les cas fort graves.

Si syphilides ulcéreuses :

Application du sparadrap de Vigo. Injection sous-cutanée de *peptone mercurique ammonique*.

Si syphilides-papulo-hypertrophiques :

— J. Chéron —

Cautérisation avec la solution de *nitrate d'argent* à 1/10, suivie immédiatement après de l'attouchement avec le crayon de zinc métallique.

Si syphilis des os :

A l'intérieur :

Iodure de potassium. . . . 2 à 6 gr.

A l'extérieur :

Sparadrap de Vigo.

Si syphilis cérébrale :

Eviter les fatigues intellectuelles. Repos absolu à la campagne.

Iodure de potassium, 2, 8 à 10 grammes par jour.

Sirop de Gibert, 1 cuillerée à soupe à une cuillerée et demie.

Frictions mercurielles (voir ci-dessus).

Si éruptions cutanées non ulcéreuses :

Bains de *sublimé* (10 à 15 gr. pour un grand bain), tous les 3 jours.

Onctions avec la pommade :

Tanin	4 gr.
Calomel	2 gr.
Glycérolé d'amidon.	40 gr.

ou :

Oxyde jaune de mercure . .	1 gr.
Vaseline . . . . }	ãã 20 gr.
Lanoline . . . . }	

Applications d'emplâtre au *calomel* ou d'emplâtre de Vigo sur les ulcérations des mains et des pieds.

Si **onyxis** :

Introduire sous l'ongle un peu de la pommade :

Oxyde jaune de mercure. .	1 gr.
Vaseline.	āā 10 gr.
Lanoline.	

Bandelettes de Vigo autour de l'ongle.

Si **papules croûteuses du cuir chevelu** :

— MAURIAC —

Onctions avec la pommade :

Turbith minéral	0 gr. 50 cent.
Sulfate de quinine	1 gr.
Vaseline.	30 gr.

Si **syphilis médullaire** :

Pointes de feu le long du rachis. Pulvérisations de *chlorure de méthyle*.

Frictions mercurielles.

Iodure de potassium. 8 grammes par jour.

Traitement général.

— FOURNIER —

Traitement *mercuriel* pendant 2 ans, en l'interrompant de temps à autre. Faire suivre le traitement mercuriel d'un traitement *ioduré*.

Traitement tonique :

Séjour au grand air. Hygiène rigoureuse.

Alimentation : viandes grillées, thé de bœuf, jus de viande.

Si scrofulo-tuberculose, impaludisme, chlorose :

Soigner *rigoureusement* ces états morbides.

Cacodylate de soude. 0 gr. 02 à 0 gr. 05 cent.

Arséniate de soude, 2 à 8 milligrammes en granules de 1 milligramme.

Vins de *quinquina*, *kola*, *coca*, *glycérophosphates*.

Huile de foie de morue.

Ferrugineux (voir *Anémie*, *Chlorose*).

Sirop d'*iodure de fer*, 2 à 3 cuillerées à soupe par jour.

Cachets :

Protoxalate de fer . . . . 0 gr. 15 cent.

Pour 1 cachet. N° 20.

Sérothérapie :

Les injections de sérum artificiel exercent une influence très favorable sur l'état général des malades et sur les manifestations syphilitiques.

Sérum artificiel ozoné :

Chlorure de sodium pur. . .	7 gr. 50 cent.
Phosphate de soude pur . .	6 gr.
Sulfate de soude pur. . . .	7 gr.
Eau distillée	1000 gr.

5 à 20 grammes. 2 fois par semaine ;

ou :

Sérum d'animaux réfractaires à la syphilis (chien, cheval, agneau, bœuf, etc.)

Eaux minérales sulfureuses :

Aix-la-Chapelle, Bagnères-de-Luchon, Cauterets, Uriage, Barèges, Challes;

Arsenicales :

La Bourboule.

Chlorurées sodiques .

Lamalou, Lamotte.

Syphilis pendant la grossesse.

1° Bonne alimentation et en même temps, à titre de toniques, usage des préparations de *quinquina*, *iodure de fer*, etc., etc.

2° Tous les jours, prescrire une pilule ainsi formulée :

Bichlorure de mercure. . . .	0 gr. 01 cent.
Extrait thébaïque	ãã 0 gr. 01 cent.
— de gentiane	
Glycérine	Q. s.

Pour une pilule.

3° Simultanément prescrire l'*iodure de potassium* à la dose quotidienne de 1/2 gramme à 1 gramme;

ou :

— PINARD —

Pendant toute la durée de la grossesse, prendre :

Sirop simple	300 gr.
Biiodure d'hydrargyre. . . .	0 gr. 10 cent.
Iodure de potassium.	10 gr.

ou bien :

Biiodure d'hydrargyre. . . .	0 gr. 10 cent
Iodure de potassium.	10 gr.
Eau de menthe	20 gr.
Eau distillée.	250 gr.

Prendre au déjeuner et au dîner une cuillerée à soupe de l'une ou l'autre de ces deux potions.

Syphilis héréditaire.

— Fournier — Brocq —

Ne jamais permettre à une femme de se marier avant qu'il y ait au moins 4 ans révolus depuis l'apparition du chancre.

Pendant la grossesse :

Instituer le traitement mixte.

Après :

La mère d'un syphilitique héréditaire doit nourrir elle-même son enfant.

Lui refuser toute nourrice non syphilitique. Si elle ne peut nourrir, élever son enfant au biberon ou à la chèvre.

Syphilis du col.

(Voir *Chancre ioduré*, *Ulcérations*, *Érosions*, *Plaques muqueuses du col.*)

Tampons.

(Voir *Endocervicite*, *Endométrite*, *Métrite.*)

Tamponnement génital.

(Voir *Métrite* [*Curettage*, *Drainage*].)

Thrombus de la vulve.

— Bouilly —

1° Pendant la grossesse : applications froides et résolutives, expectation et intervention seulement en cas de rupture.

2° Durant le travail : terminer promptement l'accouchement, de préférence par le forceps plutôt que par la version.

S'il y a hémorragie, ouvrir la poche, la vider de ses caillots et la tamponner antiseptiquement.

3° Après la délivrance, expectation ; mais, si on y est obligé, incision du thrombus, lavage antiseptique de la cavité et pansement de la cavité.

Toux utérine.

Applications chaudes au-devant du cou.

Potion :

Bromure de potassium. . . .	10 gr.
Teinture de lobélie	XV gouttes.
Sirop de fleurs d'oranger. . .	40 gr.
Eau.	110 gr.

1 à 3 cuillerées à soupe par jour.

— J. Chéron —

Prendre, 1/2 heure avant chaque repas, 1 cuillerée à bouche de la potion :

Infusion de café noir.	120 gr.
Valérianate de caféine	1 gr.
Sirop simple.	40 gr.

Ou 1 des pilules suivantes :

Valérianate de quinine	1 gr.
Extrait de réglisse	Q. s.

F. s. a. 20 pilules.

— Vaucaire —

Si **Hystérie** :

Prendre 1 des pilules suivantes avant chaque repas :

Valérianate de zinc.	0 gr. 50 cent.
Extrait de valériane.	Q. s.

F. s. a. 20 pilules.

Ou bien :

1 cuillerée à soupe toutes les 3 heures de la potion suivante :

Valérianate d'ammoniaque. .	0 gr. 20 cent.
Julep gommeux	120 gr.

F. s. a.

Hydrothérapie.
Electrothérapie.

Tranchées utérines.

(Voir *Accouchement*, *Avortement*, *Dysménorrhée*.)

Lavements *laudanisés*, X à XX gouttes.
Cataplasmes *laudanisés*.

Tumeurs.

(Voir *Fibrome*, *kystes*, etc.)

Tumeurs vasculaires du méat.

(Voir *Pol. es de l'urèthre*.)

Ulcérations du col.

(Voir *Erosions du col*, *Syphilis*, *Ectropion*, *Endocervicite*, *Herpès*, *Endométrite*, *Folliculites*.)

Ulcérations vulvaires.

(Voir *Eruptions vulvaires*, *Erythème*, *Esthiomène de la vulve*.)

Uréthrite.

(Voir *Blennorrhagie*.)

Vaginisme.

Indications causales : hystérie, endométrite, endocervicite, cicatrices douloureuses de l'hymen, ulcérations du col, vulvite, neurasthénie, arthritisme, vers intestinaux, etc.

Traitement médical.

Antispasmodiques :

Bromure de potassium, 2 grammes par jour.

Potion :

Bromure de potassium . .	ãã 10 gr.
Bromure de strontium . .	
Sirop d'éc. d'oranges amères.	250 gr.
Sirop de fleurs d'oranger. . .	50 gr.

1 à 2 cuillerées par jour. Chaque cuillerée = 1 gramme de bromure ;

ou :

Valérianate d'ammoniaque liquide. 1 cuillerée à café dans un peu d'eau sucrée ;

ou :

Valérianate de zinc	0 gr. 05 cent.
Valérianate de quinine.	0 gr. 10 cent.
Extrait de belladone.	0 gr. 01 cent.
Extrait d'opium.	0 gr. 01 cent.

Pour 1 pilule. 2 à 4 par jour.

Bains de son tous les 2 jours.
Hydrothérapie méthodique.
Application de suppositoires vaginaux.

Chlorhydrate de cocaïne. . . .	0 gr. 05 cent.
Beurre de cacao.	4 gr.

ou :

— Pozzi —

Extrait de ratanhia	1 gr.
Chlorhydrate de morphine. . .	0 gr. 02 cent
Beurre de cacao.	4 gr.

Pour 1 suppositoire.

Introduire dans le vagin une mèche enduite de la pommade :

Iodoforme	} àà	3 gr.
Beurre de cacao		
Vaseline		25 gr.

Si **douleur vive** :

Employer la pommade :

Salol ou iodoforme.		1 gr.
Extrait de belladone . . .	} àà	1 gr. 50 cent.
Extrait d'opium.		
Vaseline		15 à 20 gr.

— Lutaud —

Suppositoire :

Bromure de strontium.	0 gr. 25 cent.
Extrait de belladone.	0 gr. 10 cent.
Chlorhydrate de cocaïne. . . .	0 gr. 15 cent.
Beurre de cacao.	5 gr.

Pour 1 suppositoire en forme de bougie de 5 centimètres de longueur (l'appliquer 1/2 heure avant le coït);

ou :

Lubrifier les parties génitales avec :

Huile d'amandes douces. . . .	30 gr.
Glycérine neutre	4 gr.
Cire blanche	5 gr.
Baume de la Mecque.	0 gr. 50 cent.
Essence de bergamote.	II gouttes.

Dans les cas de stérilité, une injection hypodermique de morphine (0,01 gr.) dix minutes avant le coït permet de distinguer l'orifice vulvaire.

Si vulvite :

Bains de siège, lotions à la solution *boriquée* à 40/1000.

Compresses de tarlatane imbibées d'eau *boriquée* à 40/1000 ou *salicyclée* à 10/1000.

Ou onctions avec la pommade :

Acide salicylique	1 gr.
Poudre d'amidon.	3 gr.
Vaseline	30 gr.

Badigeons légers avec la solution :

Nitrate d'argent	1 gr.
Eau	20 gr.

Lavements frais, purgatifs légers.

Traitement chirurgical.

Excision de l'hymen ou des caroncules myrtiformes.

Incision oblique vers le raphé, de chaque côté de la ligne médiane, après avoir distendu la fourchette avec deux doigts introduits dans le vagin.

Pansement *aristolé* ou *salolé* à enlever trois jours après.

Dilatation forcée. Spéculums pour bains.

Électrothérapie.

Surveiller l'état mental de la malade, voyages.

Hydrothérapie :

Luxeuil, *Néris*, *Divonne*, *Gérardmer*, *La Malou.*

Vaginite.

Vaginite blennorrhagique (voir *Blennorrhagie*).

Irrigations chaudes (38 à 45°) antiseptiques : solution de *sublimé* à 0,25 ou 0,50/1000, ou *phéniquée* à 1/200, ou *monolée* à 20/1000 trois fois par jour.

Une cuillerée à soupe pour un litre d'eau de :

Microcidine	40 gr.
Eau.	200 gr.

ou :

Une cuillerée à soupe pour 2 litres d'eau de :

Permanganate de potasse . .	20 gr.
Eau.	300 gr.

ou :

Formol	20 gr.
Eau.	600 gr.

Une cuillerée à soupe = 0gr,25 cts. de formol.
Une cuillerée pour un litre d'eau.

Appliquer ensuite un tampon de gaze *iodoformée* ou *salolée*.

Tampon d'ouate hydrophile imbibé de :

Salol.	ãã 10 gr.
Acide borique	
Glycérine neutre.	300 gr.

ou :

Après l'introduction du spéculum, lavage antiseptique et application d'un tampon d'ouate imbibé de :

Ichtyol	10 gr.
Glycérine neutre.	300 gr.

Si vaginite aiguë :

Grands bains prolongés (son, amidon).

Injections chaudes d'eau de pavot ou de graines de lin additionnées *d'acide borique* ou de *boricine* 30/1000 et de quelques gouttes de *laudanum de Sydenham*.

Tampons imbibés de :

Laudanum de Sydenham. .	XXX gouttes.
Salol	10 gr.
Glycérine neutre.	130 gr.

ou de :

— RICHARD D'AULNAY —

Bleu de méthylène.	5 gr.
Alcool	15 gr.
Potasse.	0 gr. 30 cent.
Eau.	200 gr.

Pour imbiber des tampons vaginaux à laisser trois jours.

Les douleurs calmées, attouchements de la muqueuse avec la solution :

Nitrate d'argent.	1 gr.
Eau distillée	30 gr.

Insufflations avec le mélange :

Salol.	10 gr.
Tanin	20 gr.
Sous-nitrate de bismuth. . . .	15 gr.

ou :

Dermatol. Europhène. Aristol. Orthoforme.

— J. Chéron —

Faire, matin et soir, une injection vaginale chaude de 8 à 10 grammes de la solution suivante :

Acide picrique	1 gr.
Eau distillée.	200 gr.

La solution est portée à la température de 38° à 40° au bain-marie et injectée à l'aide d'une seringue analogue à la seringue de Braun, mais d'une capacité de 10 grammes au minimum.

Ces injections d'*acide picrique* calment en quelques jours les douleurs, réduisent la tuméfaction d'une façon rapide et diminuent très vite les sécrétions purulentes.

Dès que l'introduction du spéculum est possible, faire tous les 2 jours un bon badigeonnage du col, des culs-de-sac et du vagin lui-même (après avoir bien essuyé et desséché, avec de l'ouate hydrophile, les parties à badigeonner), non plus avec l'acide picrique, mais avec une solution concentrée de *résorcine* :

Résorcine	60 gr.
Eau distillée	50 gr.

Aussitôt après le badigeonnage *résorciné*, on introduit des bandelettes de gaze *iodoformée* dans le vagin, de façon à bien distendre les culs-de-sac, à bien recouvrir le col utérin, et à séparer les deux faces du vagin dans toute sa longueur.

On renouvelle ce même pansement 2 jours après sans faire plus.

Injections antiseptiques avec des solutions à base de :

Résorcine de 1 à 4/100.
Permanganate de potasse à 1/2000.
Coaltar saponiné, à 1/20.
Boricine, à 20/1000.
Acide salicylique, à 2/1000.
Sulfate de cuivre, à 3/1000.
Naphtol β, à 0,25/1000.

— TÉDENAT (Montpellier) —

Tampons imbibés de :

Dermatol . . . . 20 gr.
Glycérine neutre. . . . . 200 gr.

Vaginite chronique granuleuse.

Appliquer, tous les 2 jours, dans le vagin de longs tampons d'ouate hydrophile imbibés de :

Résorcine . . . . 6 gr.
Glycérolé d'amidon. . . . . . 60 gr.

ou :

Salol . . . . 10 gr.
Tanin. . . . . 5 gr.
Glycérine neutre . . . . 150 gr.

ou :

Acide borique. . . . . 15 gr.
Acide salicylique. . . . . . . 2 gr.
Glycérine neutre. . . . . . . 200 gr.

Badigeons avec la solution de *nitrate d'argent* à 1/30.

Régime tonique : *sirop d'iodure de fer*, *pilules de fer* (iodure), *protoxalate de fer*. 15 à 20 centigrammes.

Bains sulfureux.

Hydrothérapie méthodique.

Luxeuil, Néris, Salins, Pierrefonds, Aix-les-Bains, Bagnère-de-Bigorre, Forges-les-Eaux, Bagnoles (Orne).

Varices dans la grossesse (Vagin, Vulve).

Pendant la grossesse :

Défendre les rapports sexuels.

Compression légère avec un bandage en T.

Si hémorragie :

Compression avec le doigt ou tamponnemen vaginal.

Saupoudrer avec le mélange :

Salol.	āā 10 gr.
Tanin	

Pendant le travail :

Appliquer un pince à forcipressure.

Tamponnement.

Terminer l'accouchement le plus vite possible.

Après l'accouchement :

Compression locale, appliquer des compresses froides *boriquées*.

Varices (membres inférieurs).

Bas élastiques. Compression avec une bande de toile fine ; le matin l'enrouler en commençant par les chevilles.

Prescrire, pendant 8 jours, 1 à 3 pilules par jour contenant chacune :

Extrait sec d'hamamélis ou hamaméline.	0 gr. 05 cent.
Miel	Q. s.

Pour 1 pilule. N° 10 ;

ou :

Extrait fluide d'hamamélis virginica.	5 gr.

X à XXX gouttes, 3 fois par jour.

Si **varices ulcérées** :

Repos absolu, membre position horizontale, protégé par cerceau.

Compresses imbibées d'eau *boriquée* froide.

Saupoudrer avec :

Salol	} àà 10 gr.
Poudre d'amidon.	}

ou :

Antipyrine ;

ou :

Aristol.

Pansement à la gaze *salolée* ou *boriquée.*

Si ulcères étendus :

Greffes. Amputation.

(Voir *Phlébite.*)

Varicocèle de la cloison recto-vaginale.

1° Combattre la pléthore abdominale et la congestion pelvienne au moyen du *capsicum annuum* qu'on emploiera de la façon suivante :

Extrait de capsicum annuum . . 2 gr.

En 20 pilules.

Prendre 1 à 2 pilules *au milieu* de chaque repas.

2° Décongestionner l'appareil utéro-ovarien au moyen des scarifications du col, des injections vaginales chaudes, etc.

3° Traiter l'affection utérine par des moyens appropriés.

4° Combattre la névralgie lombo-abdominale symptomatique à l'aide des frictions sédatives faites, matin et soir, sur la région lombo-sacrée, avec le liniment suivant :

Chloroforme	10 gr.
Ether sulfurique	15 gr.
Alcool camphré.	90 gr.

5° Quant au traitement direct du varicocèle de la

cloison recto-vaginale, il consistera surtout en une série de massages de la région : des pressions de bas en haut, lentes et soutenues, sont faites le long de la paroi postérieure du vagin, *après anesthésie locale*, au moyen de l'application, pendant 5 minutes, d'un tampon d'ouate imbibé d'une solution de *chlorhydrate de cocaïne* à 10 p. 100 (Chéron).

Varicocèle tubo-ovarien.

— J. Chéron —

1° Injections vaginales chaudes matin et soir.

2° Prendre, au milieu de chaque repas, 1 des pilules suivantes :

Poudre de capsicum annuum fraîchement préparée. . . . 5 gr.

En 30 pilules.

3° Prendre, 3 fois par jour, dans un peu d'eau, de X à XX gouttes de la teinture suivante :

Teinture d'hamamelis virginica. 20 gr.

Végétations vulvaires.

(Voir *Papillomes de la vulve.*)

Vomissements incoercibles de la grossesse.

(Voir *Grossesse* [*hygiène de la*].)

Indications causales (métrites, déplacement de l'utérus, gastrite, ulcère de l'estomac, rétrécissement du pylore, néphrite, albuminurie, tuberculose, etc.), cause souvent introuvable.

Aliments froids, vin coupé d'eau de Vals ou d'Alet (la Buvette). Manger étant couchée.

Surveiller la constipation (grand lavement chaque matin). Avant les repas, faire prendre un verre à bordeaux d'eau de Vichy (Saint-Yore).

Après le repas, thé ou café bien chauds avec kirsch.

Avant chaque repas un cachet contenant :

Bicarbonate de soude. . . . Pepsine	ãã 0 gr. 20 cent.
Poudre de noix vomique. . Poudre d'opium brut. . . .	ãã 0 gr. 01 cent.

Pour 1 cachet. N° 20 ;

ou :

X gouttes dans une cuillerée d'eau de :

Teinture de noix vomique . .	4 gr.
— de gentiane. . . . — de badiane . . . . — de rhubarbe . . .	ãã 5 gr.

— RIBEMONT — CHAMPETIER DE RIBES —

Varier les aliments solides ou liquides qui sont quelque peu tolérés.

Respecter les caprices alimentaires de la malade.

Toutes les demi-heures, prendre une cuillerée à café de bouillon, de champagne ou de grog et augmenter peu à peu la quantité de liquide à ingérer.

Injections sous-cutanées de *morphine* à 1/100, 1 à 2 seringues de Pravaz (rarement) ;

ou :

Chlorhydrate de cocaïne. . .	0 gr. 15 cent.
Eau distillée.	300 gr.

1 cuillerée à soupe toutes les 2 heures (3 par jour au maximum).

— E. Stuver —

Donner toutes les demi-heures 1 cuillerée à café de la potion :

Hydrochlorate de cocaïne. . .	0 gr. 10 cent.
Antipyrine.	1 gr.
Eau distillée	50 gr.
Sirop de fleurs d'oranger . . .	90 gr.

On peut associer la glace;

ou :

Oxalate de cérium	1 gr.

En 20 cachets. 2 à 5 par jour.

— Huchard —

Au moment des repas, prendre dans un peu d'eau V gouttes de la mixture :

Chloroforme.	āā 5 gr.
Teinture d'iode	

Le traitement *bromuré* donne de bons résultats :

Bromure de potassium. . . .	10 gr.
Sirop d'éc. d'oranges amères.	125 gr.
Sirop de fleurs d'oranger. . .	25 gr.

3 cuillerées à soupe dans les 24 heures.

— AUVARD —

Prendre, chaque jour, dans un peu d'eau sucrée, X à XX gouttes de la solution :

Chlorhydrate de cocaïne. . . .	0 gr. 50 cent.
Eau distillée	60 gr.

et :

Lavement :

Hydrate de chloral	2 à 4 gr.
Jaune d'œuf	N° 1
Eau distillée ou lait.	200 gr.

ou :

— MAYGRIER —

Menthol	0 gr. 50 cent.
Alcool.	20 gr.
Sirop de sucre	50 gr.

1 cuillerée à café toutes les heures.

ou :

— PINARD —

Avant chaque repas, dans un peu d'eau, X gouttes de :

Teinture de noix vomique . . .	4 gr.
Teinture de badiane.	6 gr.

et :

Inhalations d'oxygène, pendant trois jours, 10, 12 et 15 litres.

— DUJARDIN-BEAUMETZ —

Prendre en lavement la solution :

Elixir opiacé.	XXX gouttes.
Bromure de potassium. . .	2 gr.
Eau.	60 gr.

ou :

Prendre, 2 à 4 fois par jour, 1 cuillerée à soupe de :

Eau chloroformée	100 gr.
Eau de menthe . . . . . . / *ou* / Eau de fleurs d'oranger . .	30 gr.
Eau distillée.	120 gr.

Révulsifs.

Glace, pulvérisations d'*éther*, de *chlorure d'éthyle* sur le creux de l'estomac et sur la colonne vertébrale, pendant 3 à 5 minutes, toutes les 3 à 4 heures.

Vésicatoires (morphinés à 0 gr. 01 cent.), pointes de feu, ventouses sèches.

Alimentation.

Suppression de toute boisson acide, du vin, de la limonade.

Pas de viandes grasses, de sauces, de féculents, de pâtisserie.

Prescrire :

Viandes grillées, thé de bœuf, œufs à la coque. Champagne frappé.

Electrothérapie.

— Gautier — Larat —

Pôle + appliqué au-dessus de la clavicule gauche (électrode de 2 centimètres de diamètre en charbon recouvert de deux rondelles d'amadou).

Pôle — appliqué au niveau de l'ombilic (plaque de dix centimètres sur huit).

Durée de la séance 10 à 25 minutes.

Intensité, 10 à 20 milliampères.

Traitement chirurgical.

— COPEMAN —

Dilatation du col, à l'aide de l'index introduit dans la cavité cervicale, franchir l'orifice interne et décoller les membranes;

ou :

Appliquer sur le col des pansements *belladonés.* Cautérisation du col (thermocautère, *nitrate d'argent*).

Si on échoue :

Avortement ou accouchement prématuré.

Vulvite.

(Voir *Éruptions vulvaires.*)

Vulvite infantile.

Eviter les bains en commun.

— COMBY —

Lotions 3 fois par jour avec une décoction de *feuilles de noyer* suivies du lavage avec de l'eau de Goulard.

Écarter les lèvres et saupoudrer avec le *salol* ou *l'acide borique*, matin et soir.

Bains tièdes (amidon ou sous-carbonate de soude).

Si vaginite :

Injections intra-vaginales à l'aide d'une petite poire

en caoutchouc munie d'une canule fine, avec la solution :

Permanganate de potasse. . . .	1 gr.
Eau.	1 litre.

ou :

Monol.	20 gr.
Eau	1 litre.

ou :

Sublimé	0 gr. 50 cent.
Acide tartrique.	1 gr.
Teinture de carmin.	II gouttes.
Eau	1 litre.

ou :

Nitrate d'argent.	1 gr.
Eau bouillie.	100 gr.

Introduire des petits crayons médicamenteux de 1 à 2 centimètres.

Salol ou iodoforme	0 gr. 50 cent.
Beurre de cacao.	1 gr.

Si **uréthrite :**

Poudre de cubèbe	10 gr.
Miel blanc.	20 gr.

A prendre en 4 à 5 jours.

Huile de foie de morue, sirop iodo-tannique, sirop d'iodure de fer.

Si **vulvite aphteuse :**

Lotions *boriquées* suivies d'applications de poudre d'*aristol.*

Vulvite Blennorrhagique.

(Voir *Blennorrhagie.*)

Bains d'amidon.

Lotions avec l'eau *boriquée* à 4/100 ou *phéniquée* à 1/200. Appliquer des compresses trempées dans l'une de ces solutions, recouvertes d'un taffetas gommé.

Saupoudrer avec *iodoforme*, *salol*, *aristol* ou *iodol*.

Injections vaginales avec :

Sublimé.	} àà 1 gr.
Acide tartrique	
Teinture de carmin.	II gouttes.

Pour 1 paquet. N° 20. 1 paquet pour 2 litres d'eau;

ou :

Monol. 1 cuillerée à soupe pour 2 litres d'eau;

ou :

Coaltar saponiné. 1 cuillerée à soupe pour 1 litre d'eau ;

ou :

Tanin, 1 cuillerée à soupe pour 1 litre d'eau;

ou :

Naphtol β.	10 gr.
Alcool	200 gr.

1 à 2 cuillerées à café pour 1 litre d'eau.

Pansements :

— Lubelski —

Insuffler sur le col le mélange :

Acide borique . . . . }	ãã 30 gr.
Tanin . . . . }	

Et appliquer sur le col des tampons d'ouate hydrophile imbibés de :

Salol	10 gr.
Tanin.	5 gr.
Glycérine neutre.	200 gr.

— Pozzi —

Bougies à introduire dans le vagin ;

Iodoforme ou salol.	2 à 3 gr
Beurre de cacao	Q. s.

1 bougie longue de 5 à 8 centimètres et très mince.

Cas rebelles :

Cautérisation légère avec la solution :

Nitrate d'argent.	1 à 2 gr.
Eau distillée.	100 gr.

Si vulvite folliculaire :

Attouchements avec la solution de *nitrate d'argent* ou avec la solution :

Chlorure de zinc.	2 gr.
Eau	40 gr.

Saupoudrer *d'aristol* ou de *salol.*

Cautérisation avec la pointe fine du thermocautère.

Traitement général :

Interdire les liqueurs, le café, le thé, le vin pur.

A l'intérieur :

Salol . . . . 0 gr. 75 cent.

Pour 1 cachet. 1 avant chaque repas.

Eaux minérales alcalines : Vals, Vichy, Alet.

Traitement tonique :

Huile de foie de morue brune, sirop d'iodure de fer, sirop iodo-tannique (voir *Chloro-anémie*).

Bains sulfureux:

Uriage, La Bourboule, Luxeuil, Aix-les-Bains, Plombières, Bagnères-de-Bigorre, Luchon.

ÉVREUX, IMPRIMERIE DE CHARLES HÉRISSEY

GUIDE CHAUMEL

Abcès pelviens.

Traitement palliatif :

Pour calmer les douleurs.

Suppositoires, belladone et morphine dosés à 0,025, 2 par jour.

Ou :

Suppositoires à l'extrait thébaïque 0,025, 2 à 3 par jour.

Contre la constipation :

Suppositoire Chaumel purgatif.

Ou, ovules Chaumel à la belladone et à l'extrait d'opium ou à la belladone et à l'iodure de potassium.

Ovules à l'ichthyol ou à l'iodoforme et à la cocaïne ou à l'extrait de jusquiame.

Antisepsie intestinale :

4 à 8 globules Fumouze au salol, par jour, 2 à 4 avant chaque repas.

Accouchement.

Hygiène de la grossesse.

Contre la constipation :

Suppositoires Chaumel à la glycérine, ou suppositoires à la belladone.

Contre les hémorroïdes :

Employer les suppositoires Chaumel à l'hamamélis ou à la chrysarobine, ou à l'alun. Tanin si les hémorroïdes sont douloureuses.

Suppositoires Chaumel à l'antipyrine et à l'hamamélis. *Contre l'anémie :*

Suppositoires à l'extrait de jusquiame ou au citrate de fer ou à l'arséniate de soude.

Contre les vomissements incoercibles :

Suppositoires Chaumel à la cocaïne à 0,05 centigr.

Ou au valérianate d'ammoniaque, 0,25 centigr.

Ou au valérianate au quinine.

Ou à l'extrait thébaïque, 0,05 centigr.

Un suppositoire matin et soir.

Pessaire Chaumel à l'ichthyol, 1 tous les 2 jours, au coucher.

Antisepsie du vagin et de l'utérus :

Ovules Chaumel au salol (herpès).
— — à l'acide borique.
— — à l'aristol (syphilis).
— — à la belladone-ichthyol.
— — au borate de soude.
— — au chloral, 0,25 centigr.
— — au dermatol, 0,50 centigr. (blennorrhagie).
— — glycérine solidifiée.
— — à l'ichthyol (salpingite).
— — à l'ichthyol et iodoforme.

Pendant la grossesse :

Savonnages vulvaires avec le savon Delabarre.

Après l'accouchement :

Vers le douzième jour, antisepsie du vagin avec les ovules Chaumel au *sublimé*, à l'*iodoforme*, ou à l'*iodoforme* et *tanin* associés.

Les ovules au *sublimé* sont dosés à 0,01 centigr.

Vers le 24e jour, employer les pessaires Chaumel à la glycérine au dermatol.

Albuminurie dans la grossesse.

Antisepsie intestinale :

Prendre 2 à 3 globules Fumouze au naphtol.

Contre les crises d'éclampsie :

Employer les suppositoires au *bromure de potassium.*

Ou au *bromure de camphre.*

Ou au chloral, 0,25 centigr. à 1 gr.

Allaitement.

Antisepsie des seins en lotions avec l'eau boriquée et en savonnages avec le savon au *naphtol boriqué* de Delabarre.

Emploi des ovules *boriqués* ou des ovules Chaumel à la *microcidine*, s'il y a des pertes blanches abondantes.

Contre la constipation :

Suppositoires Chaumel à la *glycérine solidifiée.*

Aménorrhée.

Causes nerveuses (émotion, crainte de grossesse, peur) employer des suppositoires stimulants emménagogues :

Suppositoires Chaumel stimulants :

	(*Apiol,*	*Essence de Cannelle et*	*Extrait thébaïque*)
Adultes. .	0,25	0,10	0,01

Autres Suppositoires Chaumel emménagogues

Absinthe (Extrait)	0 gr. 50 cent.
Acétate d'ammoniaque	0 gr. 50 cent.
Aloès	0 gr. 20 cent.

Armoise (Extrait)	0 gr. 50 cent.
Asa fœtida.	0 gr. 50 cent.
Belladone (Extrait)	0 gr. 01 cent.
Ergotine.	0 gr. 50 cent.
Iodure de Potassium.	0 gr. 10 cent.
Noix vomique (Extrait aqueux).	0 gr. 05 cent.
Opium (Extrait)	0 gr. 025 mil.
Quinine (Sels)	0 gr. 25 cent.
Valériane (Extrait)	1 gr.
Valérianate d'ammoniaque, etc.	0 gr. 25 cent.

Anémie, chloro-anémie, tuberculose :

Suppositoires Chaumel au gaïacol.	0 gr. 10 cent.
Suppositoires Chaumel à la créosote . . 0 gr. 05 cent à	0 gr. 10 cent.
Suppositoires Chaumel au citrate de fer.	0 gr. 20 cent.
Suppositoires Chaumel à la caféine	0 gr. 10 cent.
Suppositoires Chaumel à l'extrait de quinquina. . . .	0 gr. 25 cent.
Suppositoires Chaumel au quinquina	0 gr. 50 cent.
Suppositoires Chaumel au valérianate de caféine . . .	0 gr. 25 cent.

et

Ovules à la créosote de hêtre.	0 gr. 25 cent.
Ovules emménagogues :	
Apiol	0 gr. 50 cent.
Apiol et cannelle	0 gr. 25 cent.

Le médecin traitant devra introduire tous les deux jours, dans l'utérus, en prenant toutes les précautions antiseptiques (injections au sublimé à $\frac{0,50}{1000}$ ou au permanganate à $\frac{1}{1000}$ des crayons médicamenteux qui provoqueront les contractions de l'utérus et faciliteront l'arrivée du flux menstruel).

Crayons Chaumel à l'acide borique.
— au dermatol.
— à l'ichthyol.

Crayons Chaumel :

à l'ichthyol . . . . } āā 0 gr. 10 cent.
et iodoforme . . . . }

Crayons Chaumel à l'iodure de potassium. . . . . 0 gr. 10 cent.

Atrésie du col. Ovarite :

Dilatation progressive du col avec les bougies de Hégar, suivie de l'application de crayons antiseptiques :

Crayons Chaumel à l'iodoforme 0 gr. 25 cent.
Crayons Chaumel au sublimé . 0 gr. 02 cent.

Appliquer ensuite un pessaire Chaumel au dermatol ou à l'*aristol*.

On introduira un crayon tous les deux jours.

Avant de pratiquer la dilatation du col, on devra pendant huit jours faire employer les ovules Chaumel à l'*ichthyol* ou à l'*aristol*, un tous les soirs au coucher.

Anaphrodisie.

Employer les suppositoires Chaumel à la *noix vomique*, 0,05 centigr.
et les ovules Chaumel :

Ovules à l'aloès . . . . à 1 gr.

Anesthésiques.

Ovules Chaumel :

Cocaïne . . . . 0 gr. 05 cent.
{ Cocaïne et Belladone. . . . . . . } āā 0 gr. 05 cent.

{ Cocaïne	0 gr.	10 cent
{ Extrait d'hamamelis	0 gr.	25 cent.
{ Cocaïne	0 gr.	10 cent.
{ et salol	0 gr.	50 cent.

Crayons Chaumel :

{ Belladone	0 gr.	05 cent.
{ et Morphine	0 gr.	01 cent.
Cocaïne	0 gr.	05 cent.
{ Cocaïne	0 gr.	025 mil.
{ et belladone	0 gr.	05 cent.
{ Cocaïne	0 gr.	05 cent.
{ et salol	0 gr.	50 cent.
{ Ichthyol	0 gr.	25 cent.
{ et cocaïne	0 gr.	05 cent.
{ Jusquiame (Extrait)	0 gr.	05 cent.
{ et résorcine	0 gr.	12 cent.
{ Opium	0 gr.	05 cent.
{ et camphre	0 gr.	25 cent.

Antéflexion de l'utérus.

Introduire dans l'utérus tous les deux jours un crayon Chaumel :

Crayon à la glycérine solidifiée.
— au salol.
— au dermatol.
— à l'iodoforme.
— au sublimé.
— à l'ichthyol.

Puis appliquer un pessaire Chaumel à la glycérine solidifiée ou à l'aristol.

Les jours intermédiaires, employer, le soir, en le plaçant dans le cul-de-sac postérieur, un ovule Chaumel :

Ovule Chaumel à l'ichthyol.
— à l'iodoforme.
— au salol.

Ovule Chaumel au dermatol à 0,50 gr.
— au camphre salolé à 0,50 gr.

Contre les douleurs menstruelles :

Suppositoires Chaumel :

Extrait thébaïque et belladone	ãã 0 gr. 025 mil.

ou :

Morphine (Chlorhydrate) . . .	0 gr. 01 cent.
et belladone	0 gr. 02 cent.

Antéversion.

(Même traitement.)

Antisepsie en gynécologie.

Ovules Chaumel antiseptiques dosés :

Acide borique.	1 gr.
Acide phénique	0 gr. 25 cent.
Acide salicylique	0 gr. 25 cent.
Aristol.	0 gr. 50 cent.
Bétol	0 gr. 50 cent.
Camphre Salolé	0 gr. 50 cent.
Chloral (hydrate)	0 gr. 25 cent.
Créoline Pearson.	0 gr. 25 cent.
Créosote de hêtre	0 gr. 25 cent.
Dermatol.	0 gr. 50 cent.
Iodoforme.	0 gr. 50 cent.
Eucalyptol	0 gr. 50 cent.
Ichthyol	0 gr. 50 cent.
Ichthyol et Iodoforme	ãã 0 gr. 25 cent.
Iodoforme	0 gr. 50 cent.
Iodoforme et ichthyol.	ãã 0 gr. 25 cent.
Iodoforme	0 gr. 25 cent.
et sublimé	0 gr. 005 mil.
Iodol	0 gr. 50 cent.
Microcidine.	0 gr. 10 cent.

Naphtol	0 gr. 25 cent.
Acide phénique	0 gr. 25 cent.
Acide phénique. . . . . ⎫	0 gr. 10 cent.
et iodoforme. . . . . ⎭	0 gr. 25 cent.
Résorcine , ...	0 gr. 50 cent.
Résorcine . . . . ⎫	0 gr. 25 cent.
et rétinol. . . . . ⎭	1 gr.
Acide salicylique	0 gr. 25 cent.
Salol	0 gr. 50 cent.
Salol. . . . . ⎫	0 gr. 50 cent.
et cocaïne . . . . ⎭	0 gr. 10 cent.
Sublimé	0 gr. 01 cent.
Sublimé . . . . ⎫	0 gr. 005 mil.
et iodoforme . . . . ⎭	0 gr. 25 cent.
Sulfate de cuivre	0 gr. 25 cent.
Sulfate de zinc	0 gr. 25 cent.
Tanin.	0 gr. 50 cent.
Tanin. . . . . ⎫	
Iodoforme . . . . ⎭	ãã 0 gr. 25 cent.
Thiol.	0 gr. 50 cent.
Thiol. . . . . ⎫	
Antipyrine . . . . ⎭	ãã 0 gr. 50 cent.
Thymol	0 gr. 25 cent.

Suppositoires.

Suppositoires Chaumel antiseptiques.

(Acide Borique, Salol et Extrait Thébaïque)

Adultes.	0,25	0,15	0,01
Enfants.	0,06	0,04	0,001

Autres suppositoires Chaumel antiseptiques aux médicaments suivants :

	Adultes.	
Aristol	0,25	centigr.
Bétol		
Borate de soude	0,25	—
Borique (acide)	0,25	—
Camphre	0,25	—
Cannelle (essence)	0,25	—
Chloral (hydrate)	0,10	—

	Adultes.	
Créoline.	0,01	centigr.
Créosote.	0,25	—
Dermatol	0,20	—
Eucalyptol.	0,50	—
Gaïacol	0,25	—
Ichthyol.	0,15	—
Ichthyol désodoré	0,15	—
Ichthyol-Belladone (extrait). .	0,15-0,05	
Ichthyol-Cocaïne.	0,15-0,05	
Iodoforme.	0,25	—
Iodoforme-Belladone (extrait).	0,25-0,05	
Iodoforme-Morphine.	0,25-0,01	
Iodoforme désodoré	0,25	—
Iodol	0,25	—
Microcidine	0,01	—
Naphtol (salicylate).	0,10	—
Naphtol camphré	0,10	—
Phénique (acide).	0.05	—
Résorcine.	0,10	—
Salicylate de bismuth.	0,20	—
Salicylate de soude	0,50	—
Salol	0,15	—
Salol-Belladone (extrait). . . .	0,15-0,05	
Salol-Cocaïne.	0,15-0,05	
Sublimé.	0,005	mil.
Thiol	0,15	centigr.
Thymol (acide thymique), etc.	0,10	—

Crayons antiseptiques :

Aristol.	0 gr. 25 cent.
Borique (acide).	0 gr. 50 cent.
Camphre.	0 gr. 50 cent.
Chlorure de zinc.	0 gr. 10 cent.
Créosote.	0 gr. 25 cent.
Gaïacol	0 gr. 25 cent.
Ichthyol	0 gr. 25 cent.
Ichthyol-Belladone.	0,25-0,10
Ichthyol-Iodoforme.	0,12-0,12
Ichthyol-Résorcine	0,12-0,05
Ichthyol-Sublimé	0,12-0,01

Ichthyol-Sulfate de zinc. . . .	0,12-0,12
Iode métallique.	0 gr. 10 cent.
Iodoforme	0 gr. 25 cent.
Iodoforme désodoré	0 gr. 25 cent.
Diiodoforme	0 gr. 25 cent.
Diiodoforme-Ichthyol	0,12-0,12
Iodoforme-Phénique (acide). .	0,12-0,05
Iodoforme-Sublimé.	0,12-0,01
Iodoforme-Tanin	0,12-0,25
Iodol.	0 gr. 25 cent.
Microcidine	0 gr. 05 cent.
Naphtol B	0 gr. 10 cent.
Phénique (acide)	0 gr. 10 cent.
Phénique-Iodoforme	0,05-0,12
Phénique-Tanin.	0,05-0,25
Phénol-Salol	0,05-0,50
Résorcine	0 gr. 10 cent.
Résorcine-Cocaïne	0,10-0,05
Résorcine-Ichthyol	0,05-0,12
Salicylate de Bismuth.	0 gr. 25 cent.
Salol	0 gr. 25 cent.
Salol-Antipyrine	0,25-0,25
Santal (essence)	0 gr. 25 cent.
Sublimé	0 gr. 02 cent.
Sublimé-Ichthyol	0,01-0,12
Sublimé-Iodoforme	0,01-0,12
Sulfate de cuivre.	0 gr. 25 cent.
Sulfate de cuivre-tanin	0,12-0,25
Sulfate de zinc.	0 gr. 25 cent.
Sulfate de zinc-tanin	0,12-0,25

Bougies Chaumel antiseptiques.

Aristol.	0 gr. 10 cent.
Borique (acide).	1 gr. 00 cent.
Borique-Phénique	1,00-0,025
Camphre-Opium (extrait). . .	0,20-0,025
Copahivate de soude	0 gr. 20 cent.
Copahu	0 gr. 25 cent.
Dermatol	0 gr. 25 cent.
Ichthyol.	0 gr. 25 cent.
Ichthyol désodoré	0 gr. 25 cent.

Ichthyol-Belladone (extrait). .	0,25-0,05
Ichthyol-Cocaïne	0,25-0,05
Ichthyol-Iodoforme	0,12-0,10
Ichthyol-Résorcine	0,15-0,10
Ichthyol-Sublimé.	0,12-0,001
Ichthyol-Sulfate de zinc . . .	0,12-0,01
Iodol	0 gr. 10 cent.
Iodoforme	0 gr. 20 cent.
Iodoforme désodoré	0 gr. 20 cent.
Iodoforme-Phénique	0,05-0,025
Diiodoforme	0 gr. 20 cent.
Phénique (acide).	0 gr. 05 cent.
Phénique-Iodoforme	0,02-0,05
Résorcine	0 gr. 15 cent.
Résorcine-Cocaïne	0,15-0,05
Salicylique (acide)	0 gr. 02 cent.
Salol	0 gr. 15 cent.
Salol-Belladone (extrait) . . .	0,15-0,05
Salol-Cocaïne	0,15-0,05
Salol-Santal	0,12-0,25
Sublimé	0,001
Sublimé-Iodoforme	0,001-0,10
Sulfate de cuivre.	0 gr. 01 cent.
Sulfate de zinc.	0 gr. 01 cent.
Sulfate de zinc et acétate de plomb	ââ 0 gr. 01 cent.
Sulfate de zinc-cocaïne. . . .	0,01-0,05
Sulfate de zinc-ichthyol. . . .	0,01-0,12
Thymol (acide thymique) . . .	0 gr. 02 cent.

Antisepsie obstétricale.

Aristol.	0 gr. 50 cent.
Borade de soude	1 gr.
Borique-phénique.	0,50-0,12
Chloral.	0 gr. 10 cent.
Chlorure de zinc.	0 gr. 10 cent.
Créoline	0 gr. 10 cent.
Créosote	0 gr. 50 cent.
Dermatol.	0 gr. 50 cent.
Eucalyptol	0 gr. 50 cent.
Ichthyol	0 gr. 50 cent.

Ichthyol désodoré. . . . . 0 gr. 50 cent.
Ichthyol-Belladone (extrait) . . 0,50-0,10
Ichthyol-Cocaïne 0,50-0,10
Ichthyol-Sublimé. 0,25-0,005
Iodoforme . . . . 1 gr.
Iodoforme désodoré. . . . . . . 1 gr.
Iodoforme-Belladone (extrait) . 1,00-0,10
Iodoforme-Sublimé. 0,50-0.005
Diiodoforme . . . . 0 gr. 50 cent.
Iodol. . . . . 0 gr. 50 cent.
Microcidine . . . . 0 gr. 05 cent.
Naphtol (salicylate). . . . . . 0 gr. 25 cent.
Acide phénique. . . . . 0 gr. 25 cent.
Résorcine . . . . 0 gr. 50 cent.
Acide salicylique. . . . . 0 gr. 10 cent.
Salol. . . . . 0 gr. 50 cent.
Salol-Belladone (extrait) . . . 0,50-0,10
Salol-Cocaïne. 0,50-0,10
Sublimé ($HgCl^2$) . . . . 0 gr. 01 cent.
Sublimé-Belladone (extrait). . 0,01-0,10
Sulfate de cuivre. . . . . 0 gr. 25 cent.
Thymol (acide thymique) . . . 0 gr. 10 cent.

Anus (fissure à l').

Employer le soir un suppositoire antiseptique et calmant sédatif :

Antipyrine . . . . 0 gr. 50 cent.
Cocaïne. . . . . 0 gr. 05 cent.
Iodoforme. . . . . / 0 gr. 25 cent.
Cocaïne . . . . \ 0 gr. 05 cent.
Aristol . . . . 0 gr. 25 cent.
Ratanhia (Extrait) . . . . 0 gr. 10 cent.
Sulfate de zinc . . . . 0.025 milligr.
Tanin. . . . . / 0 gr. 05 cent.
Cocaïne . . . . \ 0 gr. 05 cent.

Anus (fistules à l').

Les suppositoires antiseptiques Chaumel à base d'iodoforme et de créosote de hêtre sont indiqués :

Iodoforme.	0 gr. 25 cent.
Aristol	0 gr. 25 cent.
Salol	0 gr. 25 cent.
Extrait de ratanhia	0 gr. 10 cent.
Salol . . . . }	0 gr. 25 cent.
Cocaïne . . . . }	0 gr. 05 cent.
Sulfate de zinc.	0 gr. 05 cent.

Aphrodisie.

Employer le soir le suppositoire :

Bromure de potassium. . . .	0 gr. 30 cent.

ou :

Ovule à l'extrait thébaïque. .	0 gr. 10 cent.
Camphre	1 gr.
Belladone	0 gr. 10 cent.

Atrésie du col.

Avant les règles, les 8 jours qui précèdent l'époque présumée :

Ovules à la glycérine solidifiée,

ou :

Morphine . . . . }	0 gr. 25 cent.
Belladone . . . . }	0 gr. 05 cent.
Résorcine . . . . }	0 gr. 25 cent.
Cocaïne . . . . }	0 gr. 10 cent.

Pendant les règles (douleurs vives) :

Suppositoire :

Camphre . . . . }	0 gr. 25 cent.
Opium (Extrait) . . . . }	0,025 milligr.
Antipyrine.	0 gr. 50 cent.
Apiol	0 gr. 50 cent.

Emménagogues { Apiol. Essence de cannelle. Extrait thébaïque.

Avortement.

Pour l'éviter.

Prescrire l'extrait thébaïque, la morphine.

Suppositoires :

Morphine	0 gr. 01 cent.
Morphine . . . . ⎫	0,005 milligr.
Belladone . . . . ⎭	0,025 milligr.

Après avoir fait des lavages, injections chaudes au sublimé à $\frac{0,50}{1000}$, employer :

Ovules :

Ergotine	0 gr. 50 cent.
Hamamelis	0 gr. 25 cent.
Cocaïne . . . . ⎫	0 gr. 10 cent.
Salol . . . . ⎭	0 gr. 50 cent.
Cocaïne . . . . ⎫	0 gr. 10 cent.
Résorcine . . . . ⎭	0 gr. 50 cent.
Opium . . . . ⎫ Belladone (Extrait). . . . . . ⎭	ãã 0 gr. 05 cent.

Contre les hémorragies :

Après injections chaudes antiseptiques, employer des ovules à l'*ergotine* dosés à 0,50.

Si l'avortement est inévitable :

Ovules antiseptiques :

Aristol	0 gr. 50 cent.

Ovules emménagogues :

⎧ Apiol	0 gr. 50 cent.
⎩ Cannelle	0 gr. 25 cent.

Ovules :

Iodoforme.	0 gr. 50 cent.
Iodoforme. . . . . ⎫	0 gr. 25 cent.
Sublimé. . . . . ⎭	0,005 milligr.
Rétinol	2 gr.
Créoline.	0 gr. 25 cent.

Si collapsus :

Suppositoire :

Caféine	0 gr. 25 cent.
Caféine . . . . ⎫	0 gr. 25 cent.
Quinquina. . . . . ⎭	0 gr. 50 cent.

Blennorrhagie.

Uréthrite blennorrhagique aiguë :

Emploi des bougies Chaumel :

Aristol	0 gr. 10 cent.
Iodoforme.	0 gr. 10 cent.
Cocaïne	0 gr. 05 cent.
Résorcine	0 gr. 25 cent.
Sulfate de zinc	0 gr. 02 cent.
Alun	0 gr. 05 cent.

Bougies Chaumel sédatives calmantes :

Belladone (Extrait).	0 gr. 05 cent.
Belladone-Salol	0,05-0,15
Chloral hydraté	0 gr. 02 cent.
Camphre-Opium (Extrait) . .	0,20-0,025
Cocaïne (HCL).	0 gr. 05 cent.
Cocaïne-Acétate de plomb . .	0,05-0,02
Cocaïne-Belladone (Extrait). .	0,025-0,025
Cocaïne-Ichthyol.	0.05-0,25
Cocaïne-Résorcine	0,05-0,15
Cocaïne-Sulfate de zinc. . . .	0,05-0,01
Cocaïne-Salol	0,05-0,15
Ichthyol et ses composés.	
Morphine (Chlorhydrate) . . .	0 gr. 01 cent.
Opium (Extrait)	0 gr. 05 cent.
Opium (Extrait)-Iodure de potassium	0,05-0,02

Uréthrite chronique :

Bougies Chaumel :

Nitrate d'argent	0 gr. 01 cent.
Chlorure de zinc.	0 gr. 01 cent.
Cocaïne	0 gr. 05 cent.
Acétate de plomb	0 gr. 02 cent.
Copahivate de soude.	0 gr. 20 cent.
Iodoforme.	0 gr. 05 cent.
Sulfate de cuivre.	0 gr. 02 cent.

Résorcine	0 gr. 10 cent.
Ichthyol.	0 gr. 10 cent.
Santal	0 gr. 25 cent.
Salol	0 gr. 10 cent.
Sulfate de zinc	0 gr. 02 cent.
Alun	0 gr. 05 cent.
Sulfate de zinc	0 gr. 05 cent.
Cocaïne	0 gr. 05 cent.

Vaginite blennorrhagique aiguë.

Employer les ovules Chaumel antiseptiques et les topiques pessaires Chaumel :

Savonnages des organes génitaux avec le savon antiseptique Delabarre.

Matin et soir, prendre une injection antiseptique de sublimé à $\frac{0,50}{1000}$ ou au permanganate de potasse à $\frac{1}{1000}$; immédiatement après l'injection appliquer sur le col de l'utérus un des ovules suivants :

Aristol	0 gr. 50 cent.
Borate de soude	1 gr.
Borique-Phénique (Acides) . .	1-0.25
Chloral	0 gr. 25 cent.
Chlorure de zinc.	0 gr. 10 cent.
Créoline.	0 gr. 25 cent.
Créosote	0 gr. 25 cent.
Eucalyptol	0 gr. 50 cent.
Ichthyol.	0 gr. 50 cent.
Ichthyol désodoré	0 gr. 50 cent.
Ichthyol-Belladone.	0,50-0,10
Ichthyol-Cocaïne.	0,50-0,10
Ichthyol-Sublimé	0,25-0,005
Iodoforme.	0 gr. 50 cent.
Iodoforme désodoré.	0 gr. 50 cent.
Iodoforme-Belladone.	0,50-0,10
Iodoforme-Sublimé	0,50-0,005
Iodol	0 gr. 50 cent.
Microcidine	0 gr. 10 cent.

Naphtol (Salicylate)	0 gr. 25 cent.
Acide phénique	0 gr. 25 cent.
Résorcine	0 gr. 25 cent.
Acide salicylique.	0 gr. 25 cent.
Salol	0 gr. 50 cent.
Salol-Belladone	0,50-0,10
Salol-Cocaïne	0,50-0,10
Sublimé ($HgCl^2$).	0 gr. 01 cent.
Sublimé-Belladone.	0,005-0,05
Sulfate de cuivre	0 gr. 25 cent.
Thymol (Acide thymique) . .	0 gr. 25 cent.

Les topiques pessaires Chaumel ont la même formule, la forme seule diffère.

Contre les *douleurs abdominales* de la vaginite aiguë, employer les suppositoires Chaumel :

Aconit (extrait)	0 gr. 05 cent.
Antipyrine	0 gr. 50 cent.
Asa fœtida	0 gr. 50 cent.
Atropine	0 gr. 001 mill.
Bromure de camphre	0 gr. 25 cent.
Bromure de potassium.	0 gr. 50 cent.
Camphre	0 gr. 25 cent.
Chloral (hydrate)	0 gr. 10 cent.
Cocaïne (HCl).	0 gr. 05 cent.
Digitale (extrait)	0 gr. 025 mill.
Laudanum de Sydenham . . .	0 gr. 25 cent.
Morphine-belladone (extrait). .	0,005-0,025
Opium (extrait)	0 gr. 25 cent.
Opium-belladone (extraits). . .	0,025-0,025
Oxyde de zinc.	0 gr. 20 cent.
Quinine (bromydrate, chlorhydrate ou sulfate).	0 gr. 25 cent.
Sous-nitrate de bismuth	0 gr. 20 cent.
Sulfonal.	0 gr. 25 cent.
Trional	0 gr. 50 cent.
Valérianate d'ammoniaque . . .	0 gr. 25 cent.
Valérianate de caféine.	0 gr. 25 cent.
Valérianate de quinine	0 gr. 25 cent.
Valériane (extrait).	0 gr. 50 cent.

Métrite blennorrhagique :

Injections antiseptiques au *sublimé*, au *permanganate de potasse* ou au *naphtol*.

Le médecin appliquera dans l'utérus, tous les deux jours, avec toutes les précautions et soins antiseptiques un crayon Chaumel à l'un des médicaments suivants :

Aristol	0 gr. 25 cent.
Chlorure de zinc.	0 gr. 10 cent.
Créosote.	0 gr. 25 cent.
Gaïacol	0 gr. 25 cent.
Ichthyol.	0 gr. 25 cent.
Ichthyol-belladone	0,25-0,10
Ichthyol-iodoforme.	0,12-0,12
Ichthyol-résorcine	0,12-0,05
Ichthyol-sublimé.	0,12-0,01
Ichthyol-sulfate de zinc.	0,12-0,12
Iodoforme.	0 gr. 25 cent.
Iodoforme désodoré	0 gr. 25 cent.
Diiodoforme.	0 gr. 25 cent.
Diioforme-ichthyol.	0,12-0,12
Iodoforme-sublimé.	0,12-0,01
Iodoforme-tanin	0,12-0,25
Iodol	0 gr. 25 cent.
Microcidine	0 gr. 05 cent.
Naphtol B.	0 gr. 10 cent.
Phénique (acide).	0 gr. 10 cent.
Phénique-iodoforme	0,05-0,12
Phénol-salol.	0,05-0,50
Résorcine.	0 gr. 10 cent.
Résorcine-cocaïne	0,10-0,05
Résorcine-ichthyol.	0,05-0,12
Salicylate de bismuth	0 gr. 25 cent.
Salol	0 gr. 25 cent.
Salol-antipyrine	0,25-0,25
Santal (essence).	0 gr. 25 cent.
Sublimé.	0 gr. 02 cent.
Sublimé-iodoforme.	0,01-0,12
Sulfate de cuivre	0 gr. 25 cent.

Sulfate de cuivre-tanin.	0,12-0,25
Sulfate de zinc.	0 gr. 25 cent.
Sulfate de zinc-tanin.	0.12-0,25

Après l'application du crayon dans la cavité utérine il faudra faire un pansement vaginal avec le *pessaire porte-topiques* Chaumel à l'*ichthyol* ou à l'*iodoforme*.

Dans l'intervalle, l'emploi des ovules médicamenteux de Chaumel devra être fait régulièrement :

Aristol	0 gr. 50 cent.
Borate de soude.	1 gr.
Chloral.	0 gr. 10 cent.
Chlorure de zinc.	0 gr. 10 cent.
Créoline.	0 gr. 10 cent.
Dermatol	0 gr. 50 cent.
Eucalyptol.	0 gr. 50 cent.
Ichthyol.	0 gr. 50 cent.
Ichthyol-belladone (extrait). . .	0,50-0,10
Ichthyol-cocaïne	0,50-0,10
Ichthyol-sublimé.	0,25-0,005
Iodoforme désodoré	1 gr.
Iodoforme-belladone (extrait). .	1,00-0,10
Iodoforme-sublimé.	0,05-0,005
Diiodoforme.	0 gr. 50 cent.
Microcidine	0 gr. 05 cent.
Naphtol (salicylate)	0 gr. 25 cent.
Résorcine.	0 gr. 50 cent.
Acide salicylique.	0 gr. 10 cent.
Salol	0 gr. 50 cent.
Salol-belladone (extrait)	0,50-0,10
Sublimé ($HgCl^2$).	0 gr. 01 cent.
Sublimé-belladone (extrait). . .	0.01-0,10
Sulfate de cuivre . . . . . . : .	0 gr. 25 cent.
Thymol (acide thymique). . . .	0 gr. 10 cent.

S'il y a des *douleurs abdominales* très vives, il faudra employer les ovules Chaumel sédatifs, calmants :

Antipyrine	0 gr. 50 cent.
Belladone (extrait).	0 gr. 10 cent.
Bromure de potassium.	0 gr. 50 cent.
Camphre	1 gr.
Cocaïne (HCl)	0 gr. 10 cent.
Ichthyol	0 gr. 50 cent.
Jusquiame (extrait)	0 gr. 10 cent.
Morphine (HCl)	0 gr. 05 cent.
Opium (extrait)	0 gr. 10 cent.
Quinine (sels)	0 gr. 50 cent.
Valériane (extrait).	0 gr. 50 cent.
Valérianate d'ammoniaque . . .	0 gr. 25 cent.

Si, après avoir suivi pendant plusieurs jours ce traitement les phénomènes douloureux de la métrite se produisent, il faudra, sans hésiter, pratiquer le curettage de la cavité utérine et employer ensuite, vingt jours après l'opération, les *crayons* Chaumel antiseptiques formulés ci-dessus.

Cancer du col de l'utérus et du corps de l'utérus.

Traitement sédatif, palliatif.

Après les injections antiseptiques (sublimé, permanganate, monol, naphtol) appliquer chaque soir un ovule Chaumel antiseptique :

Aristol	0 gr. 50 cent.
Borique-phénique	0,50-0,12
Chloral	0 gr. 10 cent.
Chlorure de zinc	0 gr. 10 cent.
Dermatol	0 gr. 50 cent.
Eucalyptol	0 gr. 50 cent.
Iodoforme.	1 gr.
Iodoforme désodoré	1 gr.
Iodoforme-belladone (extrait). .	1,00-0,10
Iodoforme-sublimé	0,50-0,005
Diiodoforme.	0 gr. 50 cent.

Iodol	0 gr. 50 cent.
Microcidine	0 gr. 05 cent.
Naphtol (salicylate).	0 gr. 25 cent.
Acide phénique	0 gr. 25 cent.
Résorcine	0 gr. 50 cent.
Acide salicylique	0 gr. 10 cent.
Salol	0 gr. 50 cent.
Salol-belladone (extrait)	0,50-0,10
Salol-cocaïne	0,50-0,10
Sublimé ($HgCl^2$)	0 gr. 01 cent.
Sublimé-belladone (extrait) . . .	0,01-0,10 cent.

S'il y a des hémorragies, employer les *ovules Chaumel* astringents :

Ergotine	0 gr. 50 cent.
Hamamélis (extrait fluide) . .	0 gr. 25 cent.
Hydrastis (extrait fluide) . . .	0 gr. 25 cent.
Perchlorure de fer liquide . .	0 gr. 50 cent.
Ratanhia (extrait)	0 gr. 25 cent.
Sulfate de zinc.	0 gr. 20 cent.
Tanin.	0 gr. 30 cent.
Tanin-belladone (extrait). . .	0,30-0,10
Rétinol	1 gr.

Contre les *douleurs vives* que les injections de morphine ne calment pas toujours et qui sont souvent dangereuses, il sera bon de prescrire les *suppositoires Chaumel :*

Antipyrine.	0 gr. 50 cent.
Atropine	0,001 milligr.
Bromure de camphre	0 gr. 25 cent.
Bromure de potassium	0 gr. 50 cent.
Camphre	0 gr. 25 cent.
Chloral (hydrate)	0 gr. 10 cent.
Cocaïne (HCL).	0 gr. 05 cent.
Laudanum de Sydenham. . .	0 gr. 25 cent.
Morphine-belladone (extrait) .	0,005-0,025
Opium (extrait)	0,025 milligr.

Opium-belladone (extraits) . .	0,025-0,025
Quinine (bromhydrate, chlorhydrate ou sulfate).	0 gr. 25 cent.
Sulfonal.	0 gr. 25 cent.
Trional	0 gr. 50 cent.
Valérianate d'ammoniaque . .	0 gr. 25 cent.
Valérianate de quinine. . . .	0 gr. 25 cent.

Traitement général tonique (suppositoires toniques) :

Caféine	0 gr. 25 cent.
Citrate de fer	0 gr. 20 cent.
Quinine (sels)	0 gr. 25 cent.
Quinquina (extrait sec.) . . .	0 gr. 50 cent.

Chancre mou vulvaire.

Pansement local (iodoforme, aristol, calomel).

Emploi des ovules Chaumel antiseptiques (voir *Métrite blennorrhagique*).

Chancre du vagin.

Employer les ovules Chaumel antiseptiques à l'un des médicaments suivants :

Aristol	0 gr. 50 cent.
Chloral	0 gr. 10 cent.
Chlorure de zinc.	0 gr. 10 cent.
Dermatol	0 gr. 50 cent.
Iodoforme.	1 gr.
Iodoforme désodoré	1 gr.
Iodoforme-belladone (extrait) .	1,00-0,10 cent.
Iodoforme-sublimé	0,50-0,005 mill.
Diiodoforme.	0 gr. 50 cent.
Iodol	0 gr. 50 cent.
Microcidine	0 gr. 05 cent.
Naphtol (salicylate)	0 gr. 25 cent.
Acide phénique	0 gr. 25 cent.

Résorcine	0 gr. 50 cent.
Acide salicylique.	0 gr. 10 cent.
Salol	0 gr. 50 cent.
Salol-belladone (extrait) . . .	0,50-0,10 cent.
Salol-cocaïne	0,50-0,10 cent.
Sublimé ($HgCl^2$)	0 gr. 01 cent.
Sublimé-belladone (extrait). .	0,01-0,10 cent.
Sulfate de cuivre	0 gr. 25 cent.
Thymol (acide thymique). . .	0 gr. 10 cent.

Chorée et hystérie dans la grossesse.

Les suppositoires névrosthéniques devront être prescrits à la dose d'un suppositoire le soir au coucher, ou d'un matin et soir si l'état nerveux est très surexcitable :

Antipyrine.	0 gr. 50 cent.
Asa fœtida.	0 gr. 50 cent.
Atropine.	0 gr. 001 mil.
Bromure de camphre.	0 gr. 25 cent.
Bromure de potassium. . . .	0 gr. 50 cent.
Camphre.	0 gr. 25 cent.
Chloral (hydrate).	0 gr. 10 cent.
Digitale (extrait)	0 gr. 025 mil.
Laudanum de Sydenham. . .	0 gr. 25 cent.
Morphine-Belladone (extrait) .	0,005-0,025
Opium (extrait)	0 gr. 025 mil.
Opium-Belladone (extraits) . .	0,025-0,025
Oxyde de zinc.	0 gr. 20 cent.
Quinine (bromhydrate, chlorhydrate ou sulfate)	0 gr. 25 cent.
Sous-Nitrate de bismuth . . .	0 gr. 20 cent.
Sulfonal	0 gr. 25 cent.
Trional	0 gr. 50 cent.
Valérianate d'ammoniaque . .	0 gr. 25 cent.
Valérianate de caféine	0 gr. 25 cent.
Valérianate de quinine	0 gr. 25 cent.
Valériane (extrait)	0 gr. 50 cent.

Contre l'insomnie, employer les suppositoires Chaumel à :

Extrait d'opium	0 gr. 025 mil.
Morphine	0 gr. 005 mil.
Belladone	0 gr. 025 mil.
Sulfonal	0 gr. 50 cent.

Constipation.

Quand les lavements ne produisent plus d'effet et fatiguent l'intestin, l'emploi des suppositoires Chaumel est indiqué à la dose suivante :

	Adultes	Enfants
Aloès	0,20	0,05
Belladone et Podophyllin.	0,01-0,01	0,001-0,002
Cascara sagrada (extrait).	0,25	0,06
Émétique	0,05	0,001
Gomme-Gutte	0,20	0,05
Huile de ricin	0,50	0,12
Rhubarbe (Extrait)	0,10	0,025

Glycérine simple *chimiquement pure*.

Cystite.

Aiguë.

Les suppositoires Chaumel calmants sont indiqués :

Antipyrine	0 gr. 50 cent.
Chloral	0 gr. 10 cent.
Morphine	0 gr. 005 mil.
Belladone	0 gr. 025 mil.
Opium (extrait)	0 gr. 025 mil.
Laudanum de Sydenham . . .	0 gr. 25 cent.
Sulfonal	0 gr. 25 cent.

Chronique.

Emploi des bougies antiseptiques Chaumel : introduire dans le canal, tous les deux jours, une bougie :

Aristol	0 gr. 10 cent.
Borique (acide)	1 gr.
Camphre-opium (extrait) . . .	0,20-0,025 mil.
Copahivate de soude.	0 gr. 20 cent.
Copahu	0 gr. 25 cent.
Dermatol	0 gr. 25 cent.
Ichthyol désodoré	0 gr. 25 cent.
Ichthyol-belladone (extrait) .	0,25-0,05 cent.
Ichthyol-résorcine	0,15-0,10 cent.
Ichthyol-sulfate de zinc . . .	0,10-0,01 cent.
Iodol	0 gr. 10 cent.
Iodoforme.	0 gr 20 cent.
Iodoforme désodoré	0 gr. 20 cent.
Diiodoforme.	0 gr. 20 cent.
Résorcine	0 gr. 15 cent.
Résorcine-cocaïne	0,15-0,05 cent.
Salicylique (acide)	0 gr. 02 cent.
Salol	0 gr. 15 cent.
Salol-belladone (extrait) . . .	0,15-0,05 cent.
Salol-cocaïne	0,15-0,05 cent.
Salol-santal	0,12-0,25 cent.
Sublimé.	0,001 milligr.
Sublimé-iodoforme.	0,001-0,10 cent.
Sulfate de cuivre	0 gr. 01 cent.
Sulfate de zinc.	0 gr. 01 cent.
Sulfate de zinc-cocaïne. . . .	0,01-0,05 cent.
Sulfate de zinc-ichthyol. . . .	0,01-0,12 cent.
Thymol (acide thymique). . .	0 gr. 02 cent.

Contre les douleurs vives avec spasme vésical et hémorragie, les bougies astringentes et sédatives rendront de grands services :

Acétate de plomb	0 gr. 02 cent.
Acétate de plomb et cocaïne .	0,02-0,05 cent.
Acétate de plomb et sulfate de zinc.	0,01-0,01 cent.
Ergotine	0 gr. 50 cent.

Perchlorure de fer liquide . .	0 gr. 025 mil.
Ratanhia (extrait sec)	0 gr. 10 cent.
Tanin.	0 gr. 10 cent.

Bougies sédatives :

Belladone (extrait).	0 gr. 05 cent.
Camphre-opium (extrait) . . .	0.20-0,025 mil.
Cocaïne (HCL).	0 gr. 05 cent.
Cocaïne-acétate de plomb. .	0,05-0,02 cent.
Cocaïne-belladone (extrait) . .	0,025-0.025
Cocaïne-ichthyol	0,05-0,25 cent.
Cocaïne-résorcine	0,05-0,15 cent.
Cocaïne-sulfate de zinc. . . .	0,05-0,01 cent.
Cocaïne-salol.	0,05-0,15 cent.
Morphine (chlorhydrate) . . .	0 gr. 01 cent.
Opium (extrait)	0 gr. 05 cent.
Opium (extrait)-iodure de potassium	0,05-0,02 cent.

Diarrhée.

Employer le suppositoire Chaumel anti-diarrhéique :

Hamamélis (extrait fluide) . . .	0 gr. 10 cent.
Hydrastis (extrait fluide)	0 gr. 25 cent.
Morphine (HCl)	0 gr. 01 cent.
Opium (extrait).	0 gr. 025 mill.
Opium-belladone (extraits). . .	0,025-0,025
Sous-nitrate de bismuth	0 gr. 20 cent.
Tanin.	0 gr. 10 cent.

Donner d'abord un purgatif (huile de ricin, sulfate de soude); puis recourir aux opiacés (Suppositoires Chaumel anti-diarrhéiques au salicylate de bismuth et à l'extrait d'opium).

Dysménorrhée.

Les cinq jours qui précéderont l'époque des règles, employer tous les jours un ovule Chaumel emménagogue :

Absinthe (extrait)	0 gr. 50 cent.
Acétate d'ammoniaque	1 gr.
Aconit (extrait)	0 gr. 10 cent.
Aloès.	1 gr.
Apiol.	0 gr. 50 cent.
Armoise (extrait)	0 gr. 50 cent.
Asa fœtida	1 gr.
Acide borique.	1 gr.
Ergotine.	0 gr. 50 cent.
Noix vomique (extrait)	0 gr. 10 cent.
Quinine (sulfate).	0 gr. 50 cent.

Pendant les règles, douleurs vives dysménorrhéiques, névropathies, prescrire les suppositoires Chaumel sédatifs :

Antipyrine.	0 gr. 50 cent.
Atropine.	0 gr. 003 mill.
Belladone (extrait)	0 gr. 10 cent.
Bromure de potassium	0 gr. 50 cent.
Camphre.	1 gr.
Cocaïne (HCl)	0 gr. 10 cent.
Ichthyol	0 gr. 50 cent.
Jusquiame (extrait).	0 gr. 10 cent.
Laudanum de Sydenham . . .	0 gr. 50 cent.
Morphine (HCl).	0 gr. 05 cent.
Opium (extrait).	0 gr. 10 cent.
Oxyde de zinc	0 gr. 50 cent.
Valériane (extrait)	0 gr. 50 cent.
Valérianate d'ammoniaque . .	0 gr. 25 cent.

Pour calmer les douleurs, ovules Chaumel à l'antipyrine; suppositoire Chaumel à l'opium et au camphre, ou bien à l'opium et à l'extrait de valériane, ou bien encore au chlorhydrate de morphine.

Contre l'impressionnabilité nerveuse, prescrire

le sirop Berthé à la codéine lauro-cérasée : c'est le calmant par excellence.

Pour favoriser l'apparition des règles, prescrire tous les jours, pendant quelques jours avant l'époque présumée des règles, et suivant les cas, un ovule Chaumel stimulant (apiol et cannelle) ou un ovule Chaumel sédatif (belladone, morphine, valériane, etc.), ou bien un suppositoire Chaumel à la belladone et morphine, à la valériane.

Fibrome de l'utérus.

Traitement symptomatique.

Suppositoires calmants résolutifs :

Arséniate de soude	0 gr. 005 mill.
Bichlorure d'hydrargyre. . . .	0 gr. 05 cent.
Hydrargyriques(mercure divisé)	0 gr. 25 cent.
Ichthyol	0 gr. 15 cent.
Iode métallique.	0 gr. 02 cent.
Iodure de plomb	0 gr. 25 cent.
Iodure de potassium	0 gr. 10 cent.

Employer deux fois par semaine les crayons Chaumel résolutifs qui seront introduits dans l'utérus avec les précautions antiseptiques les plus rigoureuses :

Ichthyol et ses composés. . . .	
Iode métallique	0 gr. 10 cent.
Iodure de potassium	0 gr. 10 cent.
Iodure de potassium-opium. . .	0.10-0,05

Les topiques Chaumel (iodoforme, ichthyol) seront appliqués plusieurs fois par semaine, comme pansement antiseptique redressant l'utérus.

Contre les hémorragies :

Appliquer, après curettage, un crayon Chaumel

astringent et *hémostatique*, et faire la même application tous les trois jours :

Antipyrine	0 gr. 25 cent.
Antipyrine-salol.	0,25-0,25
Dermatol	0 gr. 20 cent.
Ergotine	0 gr. 25 cent.
Perchlorure de fer liquide . . .	0 gr. 10 cent.
Salol-antipyrine.	0,25-0,25 cent.
Tanin.	0 gr. 50 cent.
Tanin-iodoforme	0,25-0,12
Tanin-phénique.	0,25-0,05
Tanin-sulfate de cuivre.	0,25-0,12

Les ovules Chaumel calmants et antiseptiques (voir ci-dessus) seront d'un emploi courant pour la malade.

Fistule à l'anus.

Pour supprimer la douleur au moment de la défécation et combattre la constipation, faire introduire tous les matins un suppositoire Chaumel belladoné.

Après la défécation, si les douleurs sont vives, on les combattra par l'application d'un suppositoire Chaumel à la cocaïne, à l'opium ou à la morphine.

On traitera la fistule avec des suppositoires astringents et hémostatiques :

Chlorure de zinc	0 gr. 025 mill.
Cocaïne (HCl)	0 gr. 05 cent.
Digitale (extrait)	0 gr. 025 mill.
Ergotine.	0 gr. 50 cent.
Hamamélis (extrait fluide) . . .	0 gr. 10 cent.

et par des suppositoires antiseptiques :

Iodoforme désodoré.	0 gr. 25 cent.
Iodol.	0 gr. 25 cent.
Microcidine.	0 gr. 01 cent.

Naphtol (salicylate)	0 gr. 10 cent.
Naphtol camphré	0 gr. 10 cent.
Phénique (acide)	0 gr. 05 cent.
Résorcine.	0 gr. 10 cent.

Contre la constipation :

L'emploi du suppositoire Chaumel simple, comme moyen habituel d'évacuation intestinale, est absolument indiqué.

Hémorroïdes.

Faire disparaître la cause qui les entretient : constipation, nourriture trop abondante, surtout trop épicée, vie sédentaire et manque d'exercice.

Contre la constipation, on emploiera l'électricité et le massage, répétés deux à trois fois par semaine, et les laxatifs.

Localement, les applications de suppositoires au ratanhia, à l'iodoforme, à l'alun, associés au besoin avec un calmant (morphine ou cocaïne), amèneront de l'amélioration.

a. *Décongestionner* (hamamelis, ergotine).

b. *Supprimer la douleur* (cocaïne, antipyrine, belladone).

c. *Combattre la constipation*, suppositoires Chaumel anti-hémorroïdaux :

	Adultes.	Enfants.
Chrysarobine.	0,25	0,06
Cocaïne (HCl)	0,05	0,005
Ergotine	0,50	0,05
Hamamélis (extrait fluide)	0,10	0,025
Opium (extrait).	0,025	0,002
Opium-camphre.	0,025-0,25	0,002-0,06
Perchlorure de fer liquide	0,10	0,02
Simples (glycérine). . .	4,00	1,00

Le meilleur suppositoire est le suppositoire à l'hamamélis et à l'antipyrine.

	Extrait d'Hamamelis et	*Antipyrine.*
Adultes. .	0,25	0,25
Enfants. .	0,06	0,06

Leucorrhée.

(Voir *Métrites, Vaginites.*)

Métrites.

Métrite aiguë.

Pansements calmants avec les ovules Chaumel à l'opium, à la belladone et morphine, à la jusquiame, à la cocaïne, associés ou non aux agents antiseptiques.

Antipyrine	0 gr. 50 cent.
Belladone (extrait).	0 gr. 10 cent.
Bromure de potassium.	0 gr. 50 cent.
Camphre	1 gr.
Cocaïne (HCl)	0 gr. 10 cent.
Ichthyol	0 gr. 50 cent.
Jusquiame (extrait)	0 gr. 10 cent.
Laudanum de Sydenham. . . .	0 gr. 50 cent.
Morphine (HCl)	0 gr. 05 cent.
Opium (extrait)	0 gr. 10 cent.
Quinine (sels).	0 gr. 50 cent.
Valériane (extrait).	0 gr. 50 cent.
Valérianate d'ammoniaque. . .	0 gr. 25 cent.

Ovules antiseptiques Chaumel :

Aristol.	0 gr. 50 cent.
Borate de soude.	1 gr.
Chloral.	0 gr 10 cent.
Créoline	0 gr. 10 cent.
Créosote	0 gr. 50 cent.

Dermatol.	0 gr. 50 cent.
Ichthyol désodoré.	0 gr. 50 cent.
Ichthyol-belladone (extrait). . .	0,50-0,10
Ichthyol-cocaïne.	0,50-0,10
Ichthyol-sublimé.	0,25-0,005
Iodoforme.	1 gr.
Diiodoforme.	0 gr. 50 cent.
Naphtol (salicylate)	0 gr. 25 cent.
Résorcine.	0 gr. 50 cent.
Acide salicylique	0 gr. 10 cent.
Salol-Belladone (extrait)	0,50-0,10
Salol-Cocaïne	0,50-0,10
Sublimé ($HgCl^2$).	0 gr. 01 cent.

Médication rectale par les suppositoires Chaumel simples. — 1° Pour débarrasser complètement le gros intestin et pour diminuer la congestion; 2° pour faire absorber des principes calmants par la muqueuse rectale (suppositoires Chaumel à l'opium, à la belladone, à la cocaïne, etc.); 3° pour combattre les hémorroïdes (suppositoires Chaumel à l'hamamélis et antipyrine, au tanin, à la belladone, etc.).

Suppositoires Chaumel sédatifs :

Antipyrine	0 gr. 50 cent.
Bromure de camphre . . .	0 gr. 25 cent.
Bromure de potassium. . .	0 gr. 50 cent.
Cocaïne (HCL).	0 gr. 05 cent.
Laudanum de Sydenham. .	0 gr. 25 cent.
Morphine-Belladone (extrait)	0,005-0,025
Opium-belladone (extraits) .	0,025-0,025
Quinine (bromhydrate, chlorhydrate ou sulfate) . . .	0 gr. 25 cent.
Sulfonal.	0 gr. 25 cent.
Valérianate d'ammoniaque .	0 gr. 25 cent.
Valérianate de Quinine . .	0 gr. 25 cent.

Pansements intra-utérins avec les crayons Chaumel, non caustiques au chlorure de zinc, à l'ichthyol à l'iodoforme, au sulfate de cuivre, au tanin :

Aristol	0 gr. 25 cent.
Borique (acide)	0 gr. 50 cent.
Chlorure de zinc.	0 gr. 10 cent.
Créosote	0 gr. 25 cent.
Gaïacol	0 gr. 25 cent.
Ichthyol	0 gr. 25 cent.
Iode métallique	0 gr. 10 cent.
Iodoforme.	0 gr. 25 cent.
Iodoforme désodoré	0 gr. 25 cent.
Diiodoforme.	0 gr. 25 cent.
Microcidine	0 gr. 05 cent.
Naphtol B.	0 gr. 10 cent.
Résorcine.	0 gr. 10 cent.
Résorcine-Cocaïne.	0,10, 0.05
Résorcine-Ichthyol	0.05-0,12
Salicylate de Bismuth . . .	0 gr. 25 cent.
Salol	0 gr. 25 cent.
Salol-antipyrine	0.25-0,25
Sublimé.	0 gr. 02 cent.
Sulfate de zinc.	0 gr. 25 cent.
Sulfate de zinc-tanin. . . .	0.12-0,25

Métrite blennorrhagique.

(Voir *Blennorrhagie*.)

Métrite parenchymateuse

Pansements intra-utérins avec les crayons Chaumel qui sont préparés d'avance à tout médicament : crayons Chaumel à l'iodoforme, à l'ichthyol et au sublimé, au sublimé, au chlorure de zinc, au sulfate de cuivre, à l'acide phénique, etc. (Voir ci-dessus.)

Pour les pansements antiseptiques intra-vaginaux, les ovules Chaumel qui sont préparés d'avance à tous les médicaments : ovules Chaumel simples à la glycérine, à l'iodoforme; au tanin, au sulfate de zinc, à l'acide phénique, à l'acide borique, à l'ichthyol, etc.

La révulsion intestinale dans les affections utérines consiste à faire appliquer plusieurs fois par semaine un suppositoire Chaumel à l'un des médicaments suivants : aloès, scammonée, podophyllin, ipéca, etc.

Les douleurs occasionnées par les métrites seront calmées par les ovules et les suppositoires Chaumel à l'opium, à l'antipyrine ou à la cocaïne, etc. En fait de médicament interne, on ne saurait trop recommander l'usage du Sirop Berthé à la codéine et à l'essence de laurier-cerise.

Rectite.

Lavements émollients. Bains de siège.

Avoir recours aux suppositoires Chaumel, qui aideront d'une part à entretenir la liberté du ventre (suppositoires Chaumel à la glycérine) ou bien combattront la douleur et l'irritation : suppositoires à l'*opium*, à la *morphine*, à l'*opium* et *belladone*, à la *cocaïne* voir ci-dessus *Hémorroïde*).

Les suppositoires Chaumel offrent une véritable échelle thérapeutique qui permet de traiter toutes les phases de l'affection. S'il y a lieu d'exercer une action astringente, on aura recours aux suppositoires Chaumel à base d'*alun*, de *tanin*, de *ratanhia*, etc. Si l'on veut combattre le flux hémorroïdaire, on prescrira des suppositoires à l'*hamamélis*, à l'*ergotine*. Dans le plus grand nombre des cas on emploiera les suppositoires Chaumel à l'*iodo-*

forme qui agissent à la fois comme fondants et antiseptiques :

Chrysarobine	0 gr. 25 cent.
Cocaïne (HCL).	0 gr. 05 cent.
Ergotine	0 gr. 50 cent.
Hamamélis (extrait fluide) .	0 gr. 10 cent.
Opium (extrait)	0,025 mill.
Opium-Camphre	0,025-0,25
Perchlorure de fer liquide.	0 gr. 10 cent.
Simples (Glycérine)	4 gr.

Salpingite chronique.

Repos absolu. Antisepsie de l'utérus obtenue par l'introduction des crayons Chaumel :

Aristol	0 gr. 25 cent.
Borique (acide)	0 gr. 50 cent.
Chlorure de zinc.	0 gr. 10 cent.
Créosote	0 gr. 25 cent.
Gaiacol	0 gr. 25 cent.
Iode métallique	0 gr. 10 cent.
Iodoforme désodoré	0 gr. 25 cent.
Iodol	0 gr. 25 cent.
Phénique (acide).	0 gr. 10 cent.
Phénique-Iodoforme	0,005-012
Résorcine.	0 gr. 10 cent.
Résorcine-Cocaïne.	0,10-0,05
Résorcine-Ichthyol.	0,05-0,12
Salol	0 gr. 25 cent.
Salol-Antipyrine.	0,25-0,25
Sublimé.	0 gr. 02 cent.
Sulfate de zinc.	0 gr. 25 cent.

Emploi des ovules Chaumel à la *glycérine solidifiée*, qui, outre une action décongestive, peuvent avoir une action sédative, résolutive ou astringente suivant qu'on leur associe divers médicaments appropriés (sublimé, ichthyol, résorcine). (Voir *Métrite.*)

Contre les douleurs des coliques salpingiennes, avoir recours aux ovules Chaumel composés avec des médicaments susceptibles de combattre ces divers états, tels par exemple que les ovules Chaumel simples à la *glycérine*, destinés à décongestionner l'utérus et les annexes; à l'*iode* ou à l'*iodure de potassium* (25 centigr.) agissant comme résolutifs dans les salpingites; à l'*opium* (0,10) ou à la *morphine* (0,05), à la *cocaïne* (10 centigr.), au *bromure de potassium*, au *sulfate de quinine* (0,50 gr.), qui calmeront l'élément douleur quelle qu'en soit l'origine.

Stérilité.

Indications causales (sténose, atrésie du col, vaginisme, prolapsus, métrite, aménorrhée).

Emploi des ovules Chaumel à la glycérine solidifiée, à l'ichthyol, au bicarbonate de soude.

Topiques Chaumel à l'ichthyol.

Si névropathie :

Suppositoires Chaumel au *bromure de potassium*, à l'*antipyrine*, au *valérianate d'ammoniaque*, au *bromure de camphre*.

Syphilis.

Période primaire.

Pansement du chancre avec : calomel, iodoforme, dermatol, aristol.

Lavages avec le savon antiseptique Delabarre.

Antisepsie de la bouche (eau orientale Delabarre) et des voies digestives (globules Fumouze au *salol*). Ovules Chaumel à l'iodoforme, si le chancre est vulvaire ou bien vaginal.

Période secondaire.

Prendre des capsules Raquin *hydrargyriques*, au *bichlorure*, au *protoiodure*, au *biiodure d'hydrargyre*, au *salicylate d'hydrargyre* (1 à 3 par jour). Ces capsules sans opium, sont toujours très bien tolérées.
Commencer l'*iodure de potassium*, employer les suppositoires Chaumel, si l'estomac ne le supporte pas.

Période tertiaire.

Frictions à l'onguent napolitain. Suppositoires Chaumel au *calomel*. Donner l'iodure de potassium. Faire l'antisepsie des voies digestives (globules Fumouze au *salol*, au *naphtol*). Tonifier le malade, lui donner du *fer*, de l'*arsenic* (en suppositoires Chaumel ou en pilules).

Vaginisme.

Le traitement dépend de la cause (métrite, vulvite, vaginite, névropathie, grossesse).
Les ovules Chaumel antispasmodiques, employés le soir, sont d'excellents calmants d'une application facile (cocaïne, morphine, belladone, etc.).

Antipyrine	0 gr. 50 cent.
Atropine	0 gr. 003 mill.
Belladone (Extrait).	0 gr. 10 cent.
Bromure de potassium. . .	0 gr. 50 cent.
Camphre	1 gr.
Cocaïne (HCL)	0 gr. 10 cent.

Jusquiame (Extrait)	0 gr. 10 cent.
Laudanum de Sydenham. .	0 gr. 50 cent.
Morphine (HCL).	0 gr. 05 cent.
Opium (Extrait)	0 gr. 10 cent.
Oxyde de zinc.	0 gr. 50 cent.
Valériane (Extrait).	0 gr. 50 cent.
Valérianate d'ammoniaque.	0 gr. 25 cent.

Les suppositoires Chaumel névrosthéniques (bromure de potassium, opium, valérianate d'ammoniaque, etc.) seront aussi employés quand les ovules n'auront pas calmé les douleurs :

Aconit (Extrait)	0 gr. 05 cent.
Antipyrine	0 gr. 50 cent.
Asa fœtida	0 gr. 50 cent.
Atropine	0 gr. 001 mill.
Sulfonal.	0 gr. 25 cent.
Trional	0 gr. 50 cent.
Valérianate d'ammoniaque .	0 gr. 25 cent.
Valérianate de caféine . . .	0 gr. 25 cent.
Valérianate de quinine. . .	0 gr. 25 cent
Valériane (Extrait), etc . .	0 gr. 50 cent.

Grands bains. Injections émollientes. Hydrothérapie.

Vaginite.

Vaginite blennorrhagique (voir *Blennorrhagie*).

Vaginite aiguë.

Lotions, injections émollientes et antiseptiques.

Appliquer tous les 2 jours un ovule Chaumel antiseptique et sédatif :

Ichthyol désodoré	0 gr. 50 cent.
Ichthyol-belladone (Extrait)	0,50-0,10
Ichthyol-cocaïne	0,50-0,10
Ichthyol-sublimé.	0,25-0,005

Iodoforme.	1 gr.
Salol	0 gr. 50 cent.
Salol-belladone (extrait) . .	0,50-0,02 cent.
Salol-cocaïne	0,30-0,01 cent.
Sublimé ($HgCl^2$).	0 gr. 01 cent.
Sublimé-belladone (extrait).	0,01-0,02 cent.

Lavages savonneux avec le savon antiseptique de Delabarre.

Contre les douleurs, ténesme, prurit, employer les suppositoires sédatifs de Chaumel (voir ci-dessus).

Vaginite chronique:

Employer les ovules Chaumel astringents et antiseptiques, un tous les deux jours, après les injections chaudes astringentes.

Vomissements incoercibles dans la grossesse.

Il sera bon d'employer les suppositoires Chaumel sédatifs tous les deux jours (*bromure de potassium, camphre, valériane, asa fœtida, morphine, belladone, oxalate de cérium*) :

Aconit (Extrait)	0 gr. 05 cent.
Antipyrine	0 gr. 50 cent.
Asa fœtida	0 gr. 50 cent.
Atropine	0 gr. 001 mill.
Bromure de camphre . . .	0 gr. 25 cent.
Bromure de potassium. . .	0 gr. 50 cent.
Camphre	0 gr. 25 cent.
Chloral (Hydrate)	0 gr. 10 cent.
Cocaïne (HCL).	0 gr. 05 cent.
Laudanum de Sydenham. .	0 gr. 25 cent.

Morphine-belladone (Extr.)	0,005-0,025
Opium (Extrait)	0 gr. 025
Opium-belladone (Extraits) .	0,025-0,025

L'emploi des pessaires topiques Chaumel donnera aussi de bons résultats dans les cas de déviation de l'utérus (*ichthyol*, *iodoforme*, *aristol*, etc.).

ÉVREUX, IMPRIMERIE DE CHARLES HÉRISSEY

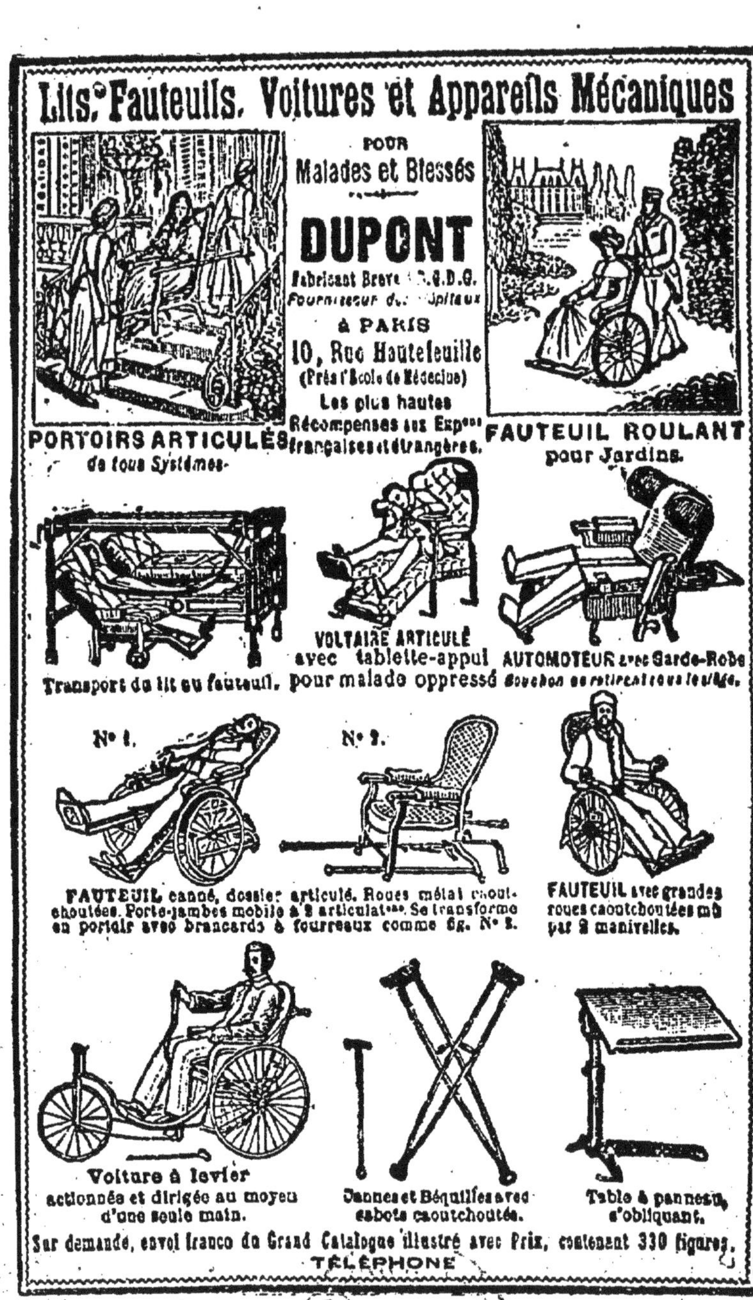
Lits, Fauteuils, Voitures et Appareils Mécaniques
POUR
Malades et Blessés
DUPONT
À PARIS
10, Rue Hautefeuille
(Près l'École de Médecine)
Les plus hautes
Récompenses aux Exp^ons
françaises et étrangères.
PORTOIRS ARTICULÉS
de tous Systèmes.
FAUTEUIL ROULANT
pour Jardins.
Transport du lit au fauteuil.
VOLTAIRE ARTICULÉ
avec tablette-appui
pour malade oppressé
AUTOMOTEUR avec Garde-Robe
N° 1.
N° 2.
FAUTEUIL canné, dossier articulé. Roues métal caoutchoutées. Porte-jambes mobile à 2 articulat^ons. Se transforme en portoir avec brancards à fourreaux comme fig. N° 2.
FAUTEUIL avec grandes roues caoutchoutées mû par 2 manivelles.
Voiture à levier
actionnée et dirigée au moyen d'une seule main.
Cannes et Béquilles avec sabots caoutchoutés.
Table à panneau s'obliquant.
Sur demande, envoi franco du Grand Catalogue illustré avec Prix, contenant 330 figures.
TÉLÉPHONE

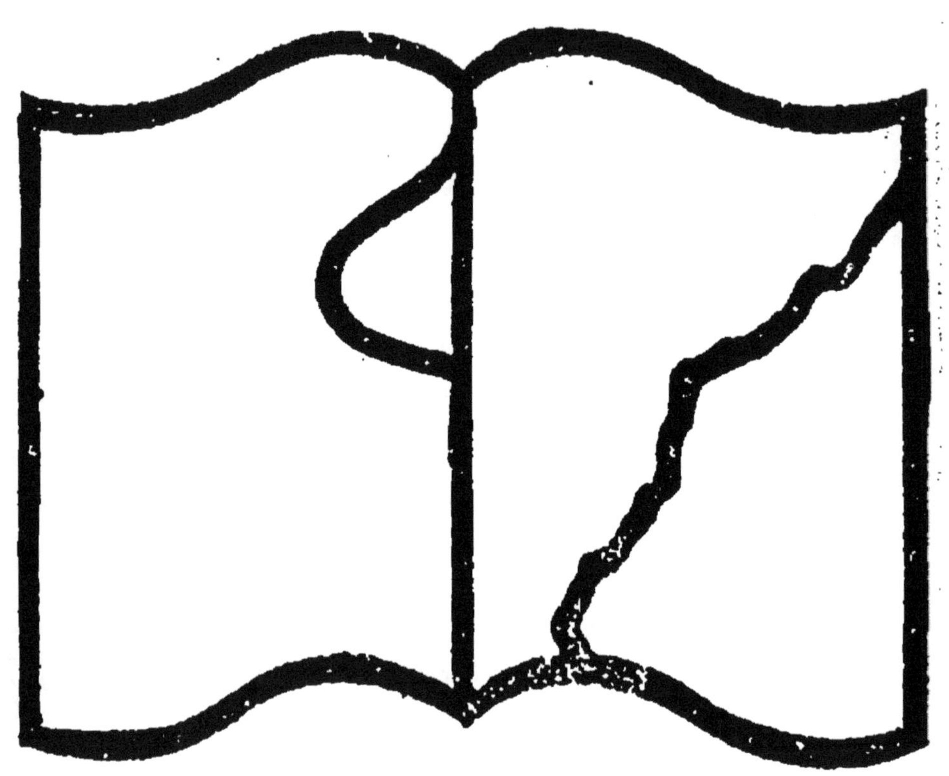

Texte détérioré — reliure défectueuse

NF Z 43-120-11

www.ingramcontent.com/pod-product-compliance
Ingram Content Group UK Ltd.
Pitfield, Milton Keynes, MK11 3LW, UK
UKHW020126220726
13923UKWH00001B/16

9 782016 138380